Kohlhammer

Die Autoren

Bernhard Sabel ist Diplom-Psychologe (1982, Uni Düsseldorf) und promovierte 1984 in biologischer Psychologie (Clark University, Worcester, USA). Nach Forschungsaufenthalten am Massachusetts Institute of Technology (M.I.T.) in Cambridge (USA) und an der Ludwig-Maximilians-Universität München (LMU) ist er seit 1992 Professor für Medizinische Psychologie, Medizinischen Fakultät, Otto-v.-Guericke Universität Magdeburg (emeritiert seit 2023). Internationale Gastprofessuren hatte er an der Harvard Medical School (Boston, USA) und der Princeton University (Princeton, USA), an der Beijng Central University Medical School und am Institut of Automation der Chinese Academy of Sciences (Beijing, China). Seine Forschung zur Plastizität des Gehirns und Rehabilitation von Sehbehinderungen ist in über 300 wissenschaftlichen Publikationen und 11 Büchern niedergelegt. Prof. Sabel war Sekretär und Vize-Präsident der „International Society for Low Vision Research and Rehabilitation" und ist Aufsichtsrat der „International Brain Injury Association (IBIA)" sowie Vorsitzender des Landesverbands Sachsen-Anhalt im Deutschen Hochschulverband (DHV). Sabel war 27 Jahre Herausgeber einer internationalen Neurologie-Fachzeitschrift und ist Preisträger des Wettbewerbs „Jugend forscht", des „Cinquegrani-Award" der Europäischen Gemeinschaft (Italien), des „Leonardo da Vinci International Award" (USA), des „High-tech start-up-Award" des Bundeswirtschaftsministeriums, des „Hai-ju Overseas Talent-Award" der Stadt Beijing (China), des „Gusi Peace Prize" (Manila, Philippines) und des „EMA Award" der European Medical Association. Seit 2021 erforscht er das Phänomen des Wissenschaftsbetrugs durch Fake-Publikationen.

Armin Fuhrer war mehr als 25 Jahre bei überregionalen Medien wie WELT und FOCUS, unter anderem als Parlamentskorrespondent und Investigativreporter, tätig. Seit 2016 arbeitet er als selbständiger Journalist und Buchautor. Fuhrer hat rund 20 Bücher zu zeitgeschichtlichen, politischen und gesellschaftlichen Themen veröffentlicht. Er lebt und arbeitet in Berlin.

Bernhard A. Sabel

Fake-Mafia in der Wissenschaft

KI, Gier und Betrug in der Forschung

Unter Mitarbeit von Armin Fuhrer

Verlag W. Kohlhammer

Dieses Werk einschließlich aller seiner Teile ist urheberrechtlich geschützt. Jede Verwendung außerhalb der engen Grenzen des Urheberrechts ist ohne Zustimmung des Verlags unzulässig und strafbar. Das gilt insbesondere für Vervielfältigungen, Übersetzungen, Mikroverfilmungen und für die Einspeicherung und Verarbeitung in elektronischen Systemen.

Pharmakologische Daten, d. h. u. a. Angaben von Medikamenten, ihren Dosierungen und Applikationen, verändern sich fortlaufend durch klinische Erfahrung, pharmakologische Forschung und Änderung von Produktionsverfahren. Verlag und Autoren haben große Sorgfalt darauf gelegt, dass alle in diesem Buch gemachten Angaben dem derzeitigen Wissensstand entsprechen. Da jedoch die Medizin als Wissenschaft ständig im Fluss ist, da menschliche Irrtümer und Druckfehler nie völlig auszuschließen sind, können Verlag und Autoren hierfür jedoch keine Gewähr und Haftung übernehmen. Jeder Benutzer ist daher dringend angehalten, die gemachten Angaben, insbesondere in Hinsicht auf Arzneimittelnamen, enthaltene Wirkstoffe, spezifische Anwendungsbereiche und Dosierungen anhand des Medikamentenbeipackzettels und der entsprechenden Fachinformationen zu überprüfen und in eigener Verantwortung im Bereich der Patientenversorgung zu handeln. Aufgrund der Auswahl häufig angewendeter Arzneimittel besteht kein Anspruch auf Vollständigkeit.

Die Wiedergabe von Warenbezeichnungen, Handelsnamen und sonstigen Kennzeichen in diesem Buch berechtigt nicht zu der Annahme, dass diese von jedermann frei benutzt werden dürfen. Vielmehr kann es sich auch dann um eingetragene Warenzeichen oder sonstige geschützte Kennzeichen handeln, wenn sie nicht eigens als solche gekennzeichnet sind.

Es konnten nicht alle Rechtsinhaber von Abbildungen ermittelt werden. Sollte dem Verlag gegenüber der Nachweis der Rechtsinhaberschaft geführt werden, wird das branchenübliche Honorar nachträglich gezahlt.

Dieses Werk enthält Hinweise/Links zu externen Websites Dritter, auf deren Inhalt der Verlag keinen Einfluss hat und die der Haftung der jeweiligen Seitenanbieter oder -betreiber unterliegen. Zum Zeitpunkt der Verlinkung wurden die externen Websites auf mögliche Rechtsverstöße überprüft und dabei keine Rechtsverletzung festgestellt. Ohne konkrete Hinweise auf eine solche Rechtsverletzung ist eine permanente inhaltliche Kontrolle der verlinkten Seiten nicht zumutbar. Sollten jedoch Rechtsverletzungen bekannt werden, werden die betroffenen externen Links soweit möglich unverzüglich entfernt.

1. Auflage 2024

Alle Rechte vorbehalten
© W. Kohlhammer GmbH, Stuttgart
Gesamtherstellung: W. Kohlhammer GmbH, Stuttgart

Print:
ISBN 978-3-17-045557-3

E-Book-Formate:
pdf: ISBN 978-3-17-045558-0
epub: ISBN 978-3-17-045559-7

Für Conny

Sapere aude – (lat. „Wage es, weise zu sein").

Immanuel Kant (Königsberg, Preußen, 1784)

Es gibt dreierlei Wege klug zu handeln:
erstens durch Nachdenken, das ist der edelste,
zweitens durch Nachahmen, das ist der leichteste,
und drittens durch Erfahrung, das ist der bitterste.

Konfuzius (China, ca. 500 v. Chr.)

Inhalt

1　Wa(h)re Wissenschaft: Der größte Wissenschaftsbetrug aller Zeiten 9

2　Fälschungen in der Wissenschaft seit der Antike 25

3　Ein Schrei im Weltall 45

4　Das Uhrwerk der Wissenschaft 59

5　Doping durch Fake-Publikationen: Keine Grenzen des Wachstums 75

6　Papiermühlen – Fälscherwerkstätten mit Lust zur List 91

7　Mehr Schein als Sein: Merkmale der Fakes 101

8　Künstliche Intelligenz behindert die wahre Intelligenz der Wissenschaft ... 123

9　Raubjournale: Piraten der Wissenschaft 143

10　Wissenschaftsverlage: Transportunternehmen „blinder" Passagiere 151

11　China, Indien, Russland & Co.: Die Aufholjagd autokratischer Länder 169

12　Lobby-Gruppen der Verlage und ihre maximale Halbherzigkeit 197

13　Folgeschäden des Angriffs auf das Weltwissen 209

14　Call-to-Action: Reformation des wissenschaftlichen Publizierens 223

Worte des Dankes 245

Ausgewählte Literatur und Quellen zur vertiefenden Lektüre 247

Referenzen 251

1 Wa(h)re Wissenschaft: Der größte Wissenschaftsbetrug aller Zeiten

Es geht um die größte Wissenschaftskrise aller Zeiten: die massenweise, ja industrielle Produktion wissenschaftlicher „Fake-Publikationen", die uns lawinenartig überrollt. Dieses Buch ist ein Weckruf an die wissensbasierte Gesellschaft, um auf die weitreichenden Folgen dieser betrügerischen Veröffentlichungen für alle Wissenschaften, für Gesundheit, Wirtschaft, Umwelt, Technologie und nationale Sicherheit aufmerksam zu machen.[1]

Die wahre Wissenschaft wird zur „Ware" Wissenschaft, denn ein Gespenst geht um – das Gespenst der sog. Papiermühlen (auch „Paper Mills" genannt), getarnt als „Editing service"-Agenturen oder dreister Weise offen als „Ghostwriters". Sie erstellen im Auftrag von Wissenschaftlern[*] in industriellem Maßstab und automatisiert Fake-Publikationen und schieben sie den Wissenschaftsverlagen unter. Täuschen und Verschleiern gehören eigentlich zum Standard-Repertoire des Militärs und der Geheimdienste, aber hier sind Akteure einer betrügerischen neuen Welt am Werk, eine Mafia der anderen Art, die sich entgegen den Werten der modernen Wissenschaft auf ein Geschäftsmodell spezialisiert haben, das unser globales „Wissen" verseucht. Sie sind die Herrscher einer industriellen Fälschungsindustrie, die mit Lug, Trug und künstlicher Intelligenz und mit Hilfe von ahnungslosen, nachlässigen, oder käuflich korrupten Wissenschaftlern und Wissenschaftsverlagen ein sehr profitables Geschäftsmodell einer auskömmlichen „Schattenwirtschaft" betreiben. Sie liefern das „Dope" zur „Leistungssteigerung" von Wissenschaftlern, Institutionen und Nationen, das so zu Erfolg und Ansehen verhelfen soll. Nur Schein – kein Sein.

---

[*] Zugunsten einer besseren Lesbarkeit des Textes haben sich die Autoren für die Verwendung des generischen Maskulinums entschieden. Sie sprechen damit stets Leser aller Geschlechtsformen (m/w/d) an.

Es ist ein Mafia-ähnliches Netzwerk, ein bandenmäßiges Geflecht von Fake-Akteuren. Der Begriff „Mafia" ist keine reißerische Übertreibung. Ihre Auftraggeber sind gewissenlose Wissenschaftler, die Fake-Publikationen bei diesen hochspezialisierten Fake-Agenturen bestellen (sog. „Papiermühlen"), um sich durch gedopte „Erfolge" materielle Vorteile zu verschaffen (Gehaltserhöhung, Bonuszahlungen, Aufstieg in der beruflichen Rangordnung), oder weil sie angstgetrieben persönliche Nachteile befürchten (Gehaltskürzungen, Kündigung). Die Papiermühlen (Auftragnehmer) wiederum werden unterstützt von redaktionellen Zulieferern (Fake-Reviewern und Fake-Redakteuren), und sie kooperieren mit bestochenen (oder oft auch unwissenden) Herausgebern von Zeitschriften sowie mit manchen Raub-Verlagen, und sie manipulieren eine wesentliche Erfolgsmetrik der Wissenschaft: den sog. „Journal Impact Factor" (dazu später mehr). Diese Fake-Netzwerke sind professionell organisiert. So berichtet Matt Hodgkinson vom UK Research Integrity Office von einem Verlag, der 300 Redakteure wegen manipulativen Verhaltens entlassen musste: „Das sind organisierte Verbrecherringe, die Betrug im großen Stil begehen."[2] Deren Akteure sind wie die organisierte Kriminalität weltweit bestens vernetzt und agieren verdeckt durch Diebstahl, Betrug, Lügen, Erpressung, Täuschung, Verschleierung und Korruption. All das, was auch die Kriminalität ausmacht, finden wir heute im wissenschaftlichen Publikationswesen. Um Missverständnissen vorzubeugen: Abgesehen von den o.g. Raub-Verlagen zähle ich die hierin involvierte Verlagsbranche nicht pauschal zu dieser „Wissenschafts-Mafia", denn viele von ihnen sind in der Regel nur die Transportunternehmen, die die Manuskripte von Herausgebern zur Veröffentlichung zugeliefert bekommen, die jedoch selbst nicht leicht erkennen können, ob es sich bei dem jeweiligen Manuskript um echte, seriöse Wissenschaft oder aber um Fake und Fiktion handelt.

Dieses Buch ist eine Mahnung, ein Aufruf, denn dieses „Doping des Wissens" bedroht die Integrität der Wissenschaft ernsthaft – und diskreditiert sie schlechthin, verfälscht das Weltwissen, die Methoden und die Instrumente, von denen wir alle als Gesellschaft und Individuen profitieren. Wissenschaft soll technischen und medizinischen Fortschritt bringen, Wirtschaft und Politik inspirieren und vielleicht sogar die Menschheit retten – Stichwort Kampf gegen Pandemien,

· Wa(h)re Wissenschaft ·

Klimawandel & Co. Doch jetzt ist sie selbst bedroht. Die Gefahr geht aus von einem Phänomen, dessen Anfänge etwa 15 bis 20 Jahre zurückgehen und das sich seit einigen Jahren in der Welt der Wissenschaft rasant ausbreitet: Fälschungsagenturen oder „Papiermühlen". Es sind Agenturen, die mit Hilfe von Künstlicher Intelligenz (KI), gefälschten oder plagiierten Daten, Abbildungen und Texten gewerbsmäßig und professionell erscheinende Texte für wissenschaftliche Zeitschriften aus dem Nichts erstellen – und zwar ohne jegliche Experimente oder Forschungsleistungen und unter dem vollständigen Verzicht auf seriöse Daten. Diese Texte werden an Wissenschaftler verkauft oder direkt im Auftrag der Wissenschaftler Redaktionen und Verlagen gegen Zahlung eines Honorars zur Veröffentlichung angedient. Damit begehen sie einen Betrug, der inzwischen weltweit ein gigantisches Ausmaß erreicht hat. Wissenschaftliche Fake-Publikationen dienen nicht dem Zweck, „Weltwissen" zu mehren. Ihr Ziel – wie das Doping im Sport – ist vielmehr, wissenschaftliche „Leistung" vorzutäuschen und im Wissenschaftswettbewerb den „Erfolg" von Wissenschaftlern und ihren Institutionen auf künstliche und betrügerische Weise zu garantieren.

Hier spielen professionelle Fälschungsagenturen eine zentrale Rolle, die über ihre Mafia-ähnlichen Strukturen mit ihren wissenschaftlichen Fake-Publikationen mehrere einschneidende Probleme schaffen: Sie sind nicht nur wissenschaftlich wertlos – sie können sogar gefährlich werden. Denn diese häufig völlig frei erfundenen oder aus anderen Texten zusammengestückelten „Ergebnisse" gehen in das Weltwissen ein und befallen bzw. verseuchen allmählich den „Permanent Scientific Record" (PSR), so wie ein bösartiger Tumor sich im Körper eines Menschen ausbreitet. PSR ist ein Sammelbegriff für die gesamte wissenschaftliche Literatur von der Antike bis heute – das zeigt die Größe der Herausforderung. Die Fälschungsagenturen sind also eine große Gefährdung für die Wissenschaft und damit für uns alle. Um diese Gefahr zu beschreiben, können wir einen Vergleich aus der Medizin heranziehen. Was ein Tumor bedeutet, der zu spät entdeckt und bekämpft wird, weiß ein jeder. Im Gegensatz zu einem erkrankten Menschen betrifft die Verseuchung der Fake-Publikationen aber nicht einzelne Personen, sondern sie stellt eine Bedrohung für die moderne, wissensbasierte Gesellschaft und das „Weltwissen" schlechthin dar.

Welche Akteure an Produktion und Vertrieb dieser Fake-Texte beteiligt sind, wie sie eine gewollte Inflation ihrer Verbreitung durch manipulierte Zitierungen erzeugen und welch große Gefahren von diesem Wissenschaftsdoping ausgehen, davon handelt dieses Buch. Wenn Fake-Publikationen die Welt der Wissenschaft mit wissenschaftlich wertlosen, weil frei erfundenen „Erkenntnissen" infiltrieren, führen sie zu einer enormen Verschwendung von Forschungs- und Entwicklungskosten nicht reproduzierbarer Experimente. Dies begründet falsche Entscheidungen in Wissenschaft, Wirtschaft, Gesundheit, Politik und in der nationalen Sicherheit. Es ist ein Angriff auf das Weltwissen mit dem Potential, enorme Schäden in vielen gesellschaftlichen Bereichen anzurichten, wie zum Beispiel Verzögerungen bei der Entwicklung neuer Medikamente, konkrete Behandlungsfehler oder fehlerhafte wirtschaftliche Entscheidungen, deren Schäden derzeit noch nicht absehbar oder bezifferbar sind.

Ein Beispiel: Nach einem Vortrag zum Thema „Falschpublikationen", den ich auf dem Kongress „Academic Publishing in Europe" (APE 2022) in Berlin hielt, sprach mich eine junge Frau an und fragte, wie man denn eigentlich solche Fake-Publikationen erkennen könne. Sie betreibe eine kleine Beratungsfirma, die Regierungsorganisationen in Ländern der Dritten Welt bei der Frage unterstützt, welche Düngemittel für ihre Ackerböden geeignet seien. Doch immer wieder, so gestand sie ein, habe sie Zweifel, ob bestimmte wissenschaftliche Arbeiten, die sie in ihre Empfehlungen einbeziehe, wirklich glaubwürdig seien. Die Folgen einer auf solchen unglaubwürdigen Arbeiten beruhenden Empfehlung aber könnten katastrophal sein und zu schlimmen Hungersnöten in den betroffenen Regionen führen. Im schlimmsten Fall könnten hunderttausende Menschen leiden – oder gar ihr Leben verlieren.

Damit nicht genug. Wir riskieren auch den Vertrauensverlust bei denjenigen, für die Wissenschaft tätig ist: die Bevölkerung, und das sind wir alle. Die Biomedizin ist das Hauptopfer der Schwindler und Fälscher, da sie allein etwa die Hälfte aller manipulierten Publikationen ausmacht. Betroffen jedoch sind auch andere akademische Disziplinen wie die Genetik, Pharmakologie, Informatik (Computer

Science), Mikrobiologie, Kristallographie, Technik (Engineering), Wirtschafts- und Finanzwesen, Psychologie, Erziehungswissenschaft, Soziologie, Business/Management, Geologie, und Botanik[3] sowie Mathematik und Philosophie.
Das ist eine besorgniserregende Entwicklung, zumal die Wissenschaft – bzw. ihre verzerrte Kommunikation durch Werbung und öffentliche Medienarbeit – heute immer häufiger und stärker in der Gesellschaft einer Kritik und grundsätzlichen Zweifeln ausgesetzt ist, wie die Covid-Pandemie gerade erst sehr deutlich gemacht hat. Jegliche Wissenschaft, auch eine integren, höchsten ethischen Standards genügende, ist nicht davor gefeit, Irrtümern aufzusitzen und Fehlern zu unterliegen. Dies liegt in der Natur der Sache. Menschen, Unternehmen und Institutionen, die sich auf dem Feld der Wissenschaften jedoch unlauterer und krimineller Machenschaften bedienen, gießen in besonderem Maße Öl in das Feuer der wachsenden Zahl von Wissenschaftsskeptikern, die zum Teil als Verschwörungstheoretiker, ideologische oder religiöse Fanatiker den Erkenntnissen aller wissenschaftlichen Forschung *grundsätzlich* ihre Berechtigung und Relevanz absprechen.

Umso dramatischer ist die Entwicklung, die wir in diesem Buch beschreiben. Wir werden zeigen, dass sich das Papiermühlen-Virus bereits weltweit stark ausgebreitet hat, gefördert von inflationären Belohnungssystemen der Wissenschaft, einer regelrechten Reputationsökonomie, die die Wahrheitsfindung verzerrt und bislang weithin unbemerkt von der Öffentlichkeit wirksam ist. Die Entwicklung erinnert an den Film „Alien", in dem sich der außerirdische Parasit zuerst im Körper eines Mitglieds der Crew des Raumschiffes „Nostromo" ernährt und heranwächst, ehe er ausbricht und alle Mitglieder der Besatzung tötet. Oder fast alle: Sigourney Weaver überlebt nach einem harten Kampf um Leben und Tod. Das lässt hoffen, auch wenn die Verluste der Crew sehr groß sind. Und wie wir wissen: Die Geschichte geht nach dem ersten Teil weiter, die Gefahr ist trotz des hart erkämpften Sieges keineswegs gebannt.

Denn klar ist: Die Arbeit dieser Papiermühlen und deren Inflation der Publikationsmengen nebst Manipulation der Erfolgsmetriken des Journal Impact Factors (JIF) – auch Scientific Impact Factor genannt – sind schon jetzt der größte Wissenschaftsbetrug in der Geschichte – Ausgang ungewiss. Der JIF spielt eine große Rolle bei der Bewertung wissenschaftlicher Journale, denn er gibt an, wie oft eine wissenschaftliche Publikation im Durchschnitt pro Jahr zitiert wurde.

Geht es nicht vielleicht eine Nummer kleiner, werden sich jetzt manche Leser fragen. Unsere Antwort ist eindeutig: Nein, das geht es nicht. Vor allem, weil Fälschungsagenturen und auch manche Verlage auf geschickte Art die neuen Möglichkeiten der KI nutzen, die ein Segen für die Menschheit sein *kann*, aber gleichzeitig auch ein böser Fluch *ist*. Das Wirken der Fälschungsagenturen ist deshalb so hochgefährlich, weil es nicht nur die Welt der Wissenschaft, sondern alle Lebensbereiche der gesamten Menschheit zu befallen droht. Eine Haltung des Ignorierens, Verharmlosens oder Nichtstuns kann demgegenüber definitiv keine Option sein!

Die Welt der Wissenschaft(ler) ist immer noch eine etwas naive und gutgläubige Welt, in der Werte wie Idealismus, Freiheit, Ehrlichkeit, Zuverlässigkeit und grundsätzliches Vertrauen gefühlter Konsens sind. Die Motivation von Wissenschaftlern ist der Erkenntnisgewinn – oder allgemeiner ausgedrückt – die Suche nach einem Stückchen „Wahrheit" oder der Entdeckung von Gesetzmäßigkeiten oder Naturgesetzen. Wissenschaftsbetrügereien seien zwar ärgerliche Einzelfälle, ebenso wie gewollte Verzerrung von Wissenschaftsergebnissen in den Medien durch „Nudging", also das subtile „Schubsen" von Meinungen in eine gewünschte Richtung, und zwar mit oder ohne ökonomische Anreize, Druck oder Zwang. Dennoch, so die geläufige Annahme, seien zumindest wissenschaftliche Publikationen immer noch „objektiv", mit einem fast mystischen Gefühl von „ewiger Wahrheit". Das war gestern. Aus diesem idealistischen Traum erwachen wir jetzt.

Zwei eher lustig wirkende Beispiele können verdeutlichen, wie leicht gefälschte Publikationen alle Kontrollschranken überwinden, in die Öffentlichkeit gelangen und sich so weiterverbreiten können. Im März 2020, also zu Beginn der Covid-Pandemie, folgten Autoren des alteingesessenen US-amerikanischen Verlags John Wiley & Sons (im Folgenden: Wiley), der weltweit zu den Top Fünf der Wissenschaftsbranche zählt, einer alten Tradition und verfassten Scherzartikel für den 1. April zu wissenschaftlichen Themen, in diesem Fall zu Corona. Diese Artikel waren niemals zur Veröffentlichung bestimmt, aber einer gelangte durch dumme Zufälle schließlich doch auf die Website des Verlags und konnte dort gelesen und für weitere Arbeiten verwendet werden. Mehr als drei Jahre lang, denn erst dann flog die ungewollte Fälschung auf. Warum es so lange dauerte, bis der Artikel zurückgezogen wurde, konnte der Verlag nicht erklären.[4]

Spätestens beim zweiten Beispiel bleibt einem das Lachen aber doch im Halse stecken. Es spielt im Zentrum der Macht, in Washington. Im Juli 2022 berichtete das Mitglied des US-Repräsentantenhauses Bill Foster bei einer Anhörung des Ausschusses für Wissenschaft, Raumfahrt und Technologie des US-Repräsentantenhauses zum Thema Papiermühlen darüber, wie er mit seinem Kollegen Ed Perlmutter einen zur Publikation vorgesehenen Text zur Prüfung an den Generalinspektor der National Science Foundation (NSF) geschickt hatte, eine Regierungsbehörde, die Forschung und Bildung auf allen Feldern der Wissenschaften (außer der Medizin) finanziell fördert.[5] Die beiden Politiker hatten diesen Text zuvor durch zwei renommierte Plagiatsprüfungsprogramme laufen lassen. „Jeder der Gutachter [des NSF, *Anmerkung des Autors*] stellte fest, dass das Paper – ich zitiere – zu 100 Prozent einzigartig und zu null Prozent ein Plagiat' sei", berichtete Foster. Er und Perlmutter waren erstaunt, denn bei ihrem Manuskript handelte es sich um eine nur sehr leicht abgeänderte Version einer bahnbrechenden Arbeit mit dem Titel „Neutron Production and Absorption in Uranium" des italienischen Physikers und Nobelpreisträgers Enrico Fermi, die 1939 in der renommierten Wissenschaftszeitschrift „Physical Review" veröffentlicht worden war und die wissenschaftliche Grundlage für den Bau der Atombombe schaffte. Diese Publikation ist so bekannt, dass sie von Wissenschaftlern vom Fach ohne Probleme sofort erkannt werden sollte. Doch bei dem „billigen Abklatsch" des Artikels, den die beiden Abgeordneten einreichten, versagten alle Gutachter und Prüfprogramme vollständig, ein desaströses Ergebnis.

Die Kontrollmechanismen waren offensichtlich denkbar einfach auszutricksen, wie Foster halb belustigt, halb erschreckt feststellte. Die beiden Abgeordneten jagten den Originaltext zuerst durch einen kostenlosen Online-Textgenerator, der Künstliche Intelligenz einsetzt, um Plagiate zu verschleiern. Dafür benötigten sie 15 Sekunden. Der zweite Schritt dauerte ein bisschen länger, nämlich fünf Minuten. Diesmal veränderten sie einige Sätze. Foster war sich sicher: „Jeder echte Physiker, der eine Zeitschrift oder ein Stipendium der NSF begutachtet, würde sofort bemerken, dass in diesem Papier alberner Fachjargon verwendet wird und dass es ein Plagiat aus einem berühmten anderen Papier ist. Sie würden es auch ungewöhnlich finden, dass der Bericht von zwei Abgeordneten verfasst wurde und eine Danksagung an das ranghöchste Mitglied Jay Obernolte enthält." Nicht so die NSF und die Plagiatsprüfprogramme – sie winkten das Papier einfach zur Veröffentlichung durch.

Man könne sich anhand des kleinen, so erschreckend erfolgreichen Versuchs leicht vorstellen, so Foster, wie böswillige Akteure Werkzeuge einsetzen könnten, wie er und Perlmutter sie benutzt hatten, um plagiierte Inhalte an den Redakteuren und Gutachtern von Zeitschriften vorbeizuschmuggeln und zur Veröffentlichung zu bringen. Das KI-gestützte Plagiatstool, das Foster und sein Kollege zur Erstellung der gefälschten Arbeit verwendet hatten, sei nur eines von vielen im Arsenal der Papiermühlen, so Foster.[6]

Dass KI stark auf dem Vormarsch ist, wussten wir natürlich auch schon vor Fosters und Perlmutters kleinem Experiment. KI sollte weder kritiklos bejubelt noch verdammt und verteufelt werden. Welche Chancen und Gefahren mit ihr verbunden sind, sollte jedem spätestens klar sein, nachdem Ende 2022 die Welt durch das KI-Programm ChatGPT aufgerüttelt wurde, das der Anfang einer neuen Entwicklungsstufe des menschlichen Lebens und Arbeitens sein dürfte, die wir noch gar nicht abschätzen können. Von den einen begeistert aufgenommen, warnen viele Wissenschaftler davor, die Künstliche Intelligenz vorbehaltlos zu entwickeln und in unser alltägliches Leben eindringen zu lassen. Im Frühjahr 2023 forderten mehr als 1.000 Experten aus Forschung, Wissenschaft und Tech-Branche, darunter auch Elon Musk, Apple-Mitgründer Steve Wozniak und Pioniere der KI-Entwicklung wie Stuart Russel und Yoshua Bengio, eine Pause bei der Entwicklung der Künstlichen Intelligenz einzulegen. Die Zeit solle genutzt werden, um Regeln und Sicherheitsstandards für die neue Technologie zu entwickeln. Auf diese Weise sollen mögliche Schäden durch die riskante KI-Technologie abgewendet werden. „KI-Systeme mit einer Intelligenz, die Menschen Konkurrenz macht, können große Risiken für Gesellschaft und Menschheit bergen", heißt es in dem Aufruf. Und weiter: „Leistungsstarke KI-Systeme sollten erst dann entwickelt werden, wenn wir sicher sind, dass ihre Auswirkungen positiv und ihre Risiken überschaubar sind." Die Forderung nach einer Entwicklungspause bezieht sich auf die KI der nächsten Generation, die noch mächtiger sein werde als das im Frühjahr 2023 vorgestellte GPT-4. Ihre Entwickler sollten ihre Arbeit nachprüfbar unterbrechen. Geschehe dies nicht, müssten die Regierungen eingreifen und ein Moratorium anordnen, forderten die Unterzeichner.[7]

Wohlgemerkt: Es handelt sich bei den Unterzeichnern nicht um Verschwörungstheoretiker oder Fortschrittskritiker, sondern um Experten, die selbst führend an der Entwicklung der KI bis zum heutigen Stand beteiligt waren und zum Teil damit sehr viel Geld verdienten und verdienen. Andere warnten sogar schon früher. Wie zum Beispiel der 2018 verstorbene Astrophysiker Stephen Hawking, der vier Jahre vor seinem Tod befürchtete, dass Künstliche Intelligenz „uns alle überlisten könnte". Sie könne „in nicht allzu ferner Zukunft zu einer echten Gefahr" werden, wenn sie in der Lage wäre, Verbesserungen an sich selbst zu entwickeln. Die Gentechnik werde es uns ermöglichen, die Komplexität unserer DNA zu erhöhen und „die Menschheit zu verbessern", sagte er damals der „Financial Times". Aber er fügte hinzu, dass es ein langsamer Prozess sein und es etwa 18 Jahre dauern werde, bis die Menschen einen der Vorteile erkennen. „Im Gegensatz dazu verdoppeln Computer nach dem Mooreschen Gesetz alle 18 Monate ihre Geschwindigkeit und Speicherkapazität. Das Risiko besteht darin, dass Computer Intelligenz entwickeln und Entscheidungen eigenständig übernehmen. Der Mensch, der durch die langsame biologische Evolution eingeschränkt ist, könnte nicht mithalten und würde verdrängt werden", sagte Hawking.[8] Sein Alarmruf wurde weltweit gehört, blieb aber ohne Folgen.

Es geht *nicht* darum, die Entwicklung von KI zu hemmen, so wie im 18. Jahrhundert die Maschinenstürmer neue Maschinen zerstörten, weil sie befürchteten, sie könnten ihre Arbeitsplätze vernichten. KI kann für viele Probleme der Menschen im Alltag und der Menschheit in ihrer Gesamtheit wichtige neue Lösungen bringen. Es geht aber darum, diese Entwicklung in kontrollierte Bahnen zu lenken und unter die Aufsicht dafür Berufener zu stellen; ihr einen allgemein akzeptierten und transparenten Rahmen zu geben. Letztlich muss sichergestellt werden, so auch die offizielle Philosophie des KI-Unternehmens OpenAI, dass KI nicht allein kommerziellen Interessen einiger weniger dient, sondern auch die Werte und Interessen der Menschen insgesamt berücksichtigt.

Die Folgen einer ungehemmten Entwicklung von KI, besonders wenn sich Fake-„Wissenschaftler" ihrer bedienen, können ebenso dramatisch wie vielfältig sein. Was droht, wenn die Kontrolle in einem bestimmten, sehr wichtigen Bereich versagt – darüber informiert dieses Buch. Es ist die Arbeit der Fälschungsagenturen, ihr industrieller Ausstoß von teilweise oder komplett gefälschten „wissenschaftlichen" Texten, die ohne KI in dem Umfang nicht möglich wäre. Aber auch nicht ohne diejenigen, die von der Gefahr nichts wissen wollen und ihre Augen davor verschließen oder selbst wissentlich oder ahnungslos mitmachen und profitieren – bis das ganze System kollabiert. Es ist wie mit der Demokratie: Die größte Gefahr stellen nicht die Akteure dar, die sie angreifen, sondern die, die sie nicht effektiv und vehement verteidigen, weil sie die Bedrohung nicht erkennen oder sich nicht bzw. nicht energisch genug dafür interessieren.

Die Folgen dieser Entwicklung können für die Menschheit schnell eine fundamentale Bedrohung werden; für die Wissenschaft, die Wirtschaft, das Gesundheitssystem oder für die Umwelt und das Klima. Warum das so ist, werde ich in diesem Buch erklären. Es ist also dringend an der Zeit, aufzuwachen. Aufwachen muss die Welt der Wissenschaft, in der zurzeit viele hoffen, das Problem werde einfach wieder vergehen. Aufwachen muss die Politik, die aufgerufen ist, die Integrität der Wissenschaft zu schützen, die aber bislang noch tief den Schlaf der Ahnungslosen schläft. Aufwachen müssen auch die Wirtschaft und die Gesellschaft – also wir alle, jeder Einzelne von uns. Wir müssen uns auf Wissenschaft und Politik verlassen können – aber um das zu gewährleisten, müssen wir wachsam sein. Die Grundlage dafür ist eine Gesellschaft, die sich der Gefahren bewusst ist, eine Gesellschaft, die das nötige Wissen hat, um Kontrolle auszuüben. Oder um es mit Immanuel Kant, einem der geistigen Väter der Aufklärung, zu sagen: Sapere aude – Habe Mut, dich deines eigenen Verstandes zu bedienen.

Es geht in diesem Buch nicht darum, die seriöse Wissenschaft im Allgemeinen anzuprangern. Ganz im Gegenteil: wir wollen sie schützen, nicht unsere Augen verschließen vor der Gefahr oder das Problem nur verdrängen, bewusst oder unbewusst. Es geht vielmehr darum, das Scheinwerferlicht auf die Akteure im Verborgenen zu richten, die eine große Gefahr für die seriöse Wissenschaft und unseren Fortschritt darstellen. Denn Fake-Publikationen sind ein Angriff auf die

Integrität der Wissenschaft schlechthin, und diese Integrität wird zunehmend in Frage gestellt.

Die Integrität der Wissenschaft ist fundamental für ihre Glaubwürdigkeit und Akzeptanz in Politik und Gesellschaft. Grundlage wissenschaftlicher Integrität ist die Verantwortung der Wissenschaftler für die Glaubwürdigkeit ihrer Arbeit. Dazu gehören selbstkritisches, sorgfältiges, verlässliches, unabhängiges, ethisches und ehrliches Forschen. Das bedeutet, dass das Ziel oder die Ziele der Forschung und die damit verbundene Absicht transparent dargelegt werden; das gleiche gilt für die Wahl und die Begründung der Forschungsmethoden. Sorgfältiges Erheben und Evaluieren von Daten ist ebenso eine Grundlage wissenschaftlichen Arbeitens, wie die sorgfältige und gut nachvollziehbare Dokumentation und Verbreitung durch Wissenschaftsverlage. Und nicht zuletzt ist auch die Kommunikation der eigenen Forschungsergebnisse an die Wissenschaftsgemeinschaft und auf verständliche Weise an die allgemeine Öffentlichkeit der Wahrheit verpflichtet, die nicht durch Falschinformation oder statistische Verzerrungen den öffentlichen Diskurs manipulieren darf.

Genau diese Grundsätze werden von den Fälschungsagenturen und ihren Fake-Publikationen in einer Haltung völliger Verantwortungslosigkeit unterlaufen, aus Gründen der Geldgier oder, so lässt sich fragen, – noch schlimmer – sogar zu dem Zweck der Desinformation, um Wissenschaft, Wirtschaft, Politik oder Öffentlichkeit bewusst in die Irre zu führen? Doch in welchem Ausmaß wird die wissenschaftliche Integrität durch das Wirken der betrügerischen Fälschungsagenturen beeinträchtigt? Ist das Problem wirklich so relevant, die Herausforderung so groß? Stellt es tatsächlich eine Gefahr für die Wissenschaft dar und damit letztlich für uns alle?

Um das Ausmaß des Problems gefakter Texte zu untersuchen, habe ich zusammen mit meinem Team an der Otto-von-Guericke Universität Magdeburg zusammen mit Gerd Gigerenzer vom Max-Planck-Institut für Bildungsforschung eine Studie durchgeführt, die weltweit im Jahr 2020 veröffentlichte Texte zu biomedizinischen Themen untersucht[9]. Ihre in diesem Umfang bislang einmaligen Erkenntnisse und Methoden werden im Einzelnen an späteren Stellen dieses Buches vorgestellt. Die wichtigsten Ergebnisse der Studie sollen bereits hier das Ausmaß des Problems verdeutlichen. Bei unserer Studie wurde eine fundierte Stichprobe mit 16.200 Artikeln untersucht – angesichts der allein 2023 laut „SCImago" weltweit in wissenschaftlichen Zeitschriften erschienenen rund fünf Mio. Publikationen aller Wissenschaften wäre es anders gar nicht möglich. SCImago publiziert, erhebt und bewertet durch den „Journal Rank-Indikator" (SCImagoJR) ein Maß, mit dem das Prestige wissenschaftlicher Zeitschriften gemessen wird, indem sowohl die Anzahl der von einer Zeitschrift erhaltenen Zitierungen als auch das Prestige der Zeitschriften berücksichtigt werden, aus denen die Zitierungen stammen.

Als ich mich an meine Arbeit machte, das Treiben der Fake-Publikationen zu studieren, ahnte ich, dass ich auf etwas stoßen könnte. Aber das Ausmaß der verdächtigen oder nachgewiesenen Fälschungen hat mich sehr überrascht. Zusammen mit meinem Team ermittelte ich, dass hochgerechnet auf den weltweiten Output biomedizinischer Artikel allein im Jahr 2023 rund 245.000 Artikel gefälscht oder zumindest verdächtig sind, eine Quote von 16,3 %. Diese Größenordnung wird durch die 10–13 % eingereichter Manuskripte indirekt bestätigt, die der Verlag Wiley nunmehr – auch KI-unterstützt – einer näheren Überprüfung zuführt.[10]

Von solch gefälschten Artikeln profitieren mindestens 1.000 Papiermühlen weltweit, und in den vergangenen Jahren hat sich daraus ein Markt entwickelt, an dem die Fälscher und darüber hinaus die beteiligten Verlage prächtig verdienen. Ich kam zu dem Ergebnis, dass die Fälscher mit ihren geschätzten 245.000 verdächtigen Publikationen und Einnahmen von EUR 10.000,- pro Veröffentlichung im Jahr 2023 insgesamt bis zu EUR 2,4 Mrd. allein im Bereich der Biomedizin umgesetzt haben könnten. In 2023 sind etwa fünf Mio. SCI-gelistete Publikationen weltweit in allen akademischen Disziplinen erschienen. Angenommen alle Disziplinen haben eine ähnliche Fake-Verseuchungsrate von 16,3 %, so lägen die Erträge der Fake-Agenturen bei über EUR 5 Mrd. Nimmt man ferner an, dass Wissenschaftsverlage durchschnittlich Publikationsgebühren im Umfang von EUR 2.000,- pro Arbeit kassieren („Article Processing Charge"; APC), würde deren Umsatz aus dem Fake-Geschäft bis zu einer Mrd. Euro betragen; macht zusammen über 6 Mrd. Euro. Darin nicht enthalten: Publikationen, die in Zeitschriften erscheinen, die nicht SCI-gelistet sind (zum Beispiel Raubjournale), Abonnement- und Download-Gebühren von Open Access-Publikationen.

Schaut man sich an, aus welchen Ländern die Artikel stammen, so ergeben sich klare regionale Schwerpunkte. Einsam an der Spitze bei der Anzahl verdächtiger Artikel liegt nach meiner Recherche China (▷ Kap. 5). In den beiden Jahren 2020/2023 publizierten China (42,3 %) und Indien (33,0 %) die meisten verdächtigen Arbeiten weltweit (< 10 %), was auch daran liegt, dass dort besonders viel publiziert wird. Die Länder mit dem höchsten relativen Anteil an Verdachtsfällen im Jahr 2023 sind Indien (54.2 %), China (38,7 %), Iran (29,6 %) und die Türkei (20,8 %). So aufrüttelnd und erschreckend diese Zahlen auch sind – sie sind nur eine erste Annäherung an eine neue Geißel der Wissenschafts-Welt, eine „Fake-Info-Pandemie". Das Phänomen industrieller Großproduktion von Fälschungen ist relativ neu und kaum erforscht, und es verbreite sich besonders seit etwa 15 Jahren ungehindert und von der Öffentlichkeit kaum bemerkt. Es sei eine Verseuchung des Weltwissens, verursacht vor allem durch Papiermühlen, die sich zu einer weltweiten Schattenwirtschaft entwickelt haben, die von Außenstehenden kaum verstanden werde, meinen zum Beispiel die beiden Expertinnen Jana Christoph und Jennifer A. Byrne.[11]

Ein Beweis, wie Fake-Publikationen auch Wissenschaftsverlage selbst schädigen können, ist der Rückzug von 8.000 publizierten Arbeiten des Verlags Hindawi Publishing Corporation (im Folgenden: Hindawi) im Jahr 2023.[12] Peinlich für den großen amerikanischen Wissenschaftsverlag Wiley, der 2021 Hindawi übernommen hatte, woraufhin sich Wiley-Aktionäre zunächst über den formidablen Aktienkurs freuen konnten (66 US-Dollar, Stand August 2022). Der Sause folgte die bittere Ernüchterung: Nach dem massiven Rückzug der Hindawi-Artikel stürzte der Aktienkurs auf 28,8 US-Dollar, halbierte also Wileys Börsenwert (Stand Januar 2023).

Die Wissenschaftsverlage sind gewarnt. Sie wachen nun endlich auf und geben, wenn auch weder proaktiv noch gerne, öffentlich zu, durch Fake-Publikationen ein Integritäts-Problem zu haben.

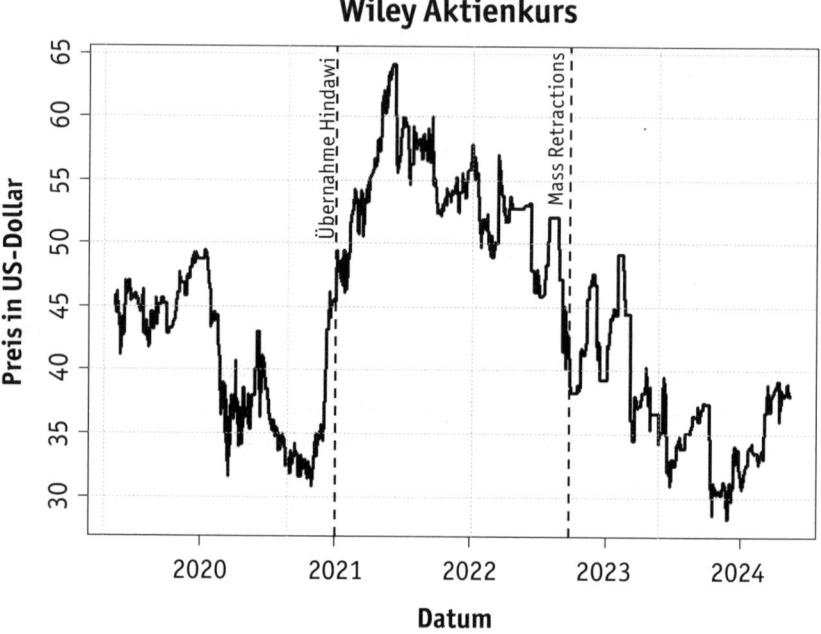

Abb. 1: Der Aktienkurs des Wissenschaftsverlags John Wiley & Sons an der New York Stock Exchange, Mai 2019 bis Mai 2024.[13] Die beiden Datumslinien zeigen die öffentliche Bekanntgabe der Übernahme von Hindawi und die erste Welle des Rückzugs von 500 Artikeln sowie der anschließenden weiteren Talfahrt des Aktienkurses angesichts der weiteren tausenden zurückgezogenen Publikationen.[14]

Gefühlt hat die Wissenschaft heute damit ihre Unschuld verloren. Publikationen in namhaften Wissenschaftsjournalen fühlten sich früher für die meisten Zeitgenossen wie elaborierte Unikate oder „Kunstwerke" an, auf deren Individualität man stolz sein konnte. Doch in den vergangenen beiden Jahrzehnten beobachten wir einen rasanten Anstieg der Zahl veröffentlichter Artikel auf inzwischen über etwa fünf Mio. pro Jahr. Sie sind zu einer Massenware geworden. Wahre Wissenschaft wird zunehmend zur „Ware" Wissenschaft degradiert, gerade jetzt in datenhungrigen Zeiten Künstlicher Intelligenz (KI). Die ethischen Standards und damit die Wahrhaftigkeit und Glaubwürdigkeit wissenschaftlichen Publizierens stehen durch die steigende Zahl von Fake-Publikationen zur Disposition und als Menschen, die selbst wissenschaftlich aktiv sind oder auch „nur" auf deren Erkenntnisse angewiesen sind, wissen wir nicht mehr genau, worauf wir uns verlassen sollen, um richtige Entscheidungen treffen zu können.

Klar ist: Jede einzelne Fälschung ist eine zu viel. Aber klar ist auch, dass Fälschungen in der Wissenschaft keine Erfindung der Gegenwart mit ihren besonderen technologischen Möglichkeiten der Künstlichen Intelligenz sind. Tatsächlich gibt es sie schon so lange, wie es die Wissenschaft selbst gibt. Manchmal mit recht kuriosen Ergebnissen.

2 Fälschungen
in der Wissenschaft seit der Antike

Dass auch manche Wissenschaftler schwindeln und betrügen, mag nur auf den ersten Blick verwundern. Denn Wissenschaftler mögen kluge Leute sein, aber sie sind und bleiben Menschen, und Menschen haben ihre Fehler und Schwächen. Ob Eitelkeit, Sehnsucht nach Anerkennung, Sichtbarkeit oder Ruhm, Konkurrenzdruck oder Gier – es gibt eine ganze Reihe menschlicher Eigenschaften und Bedürfnisse, die Wissenschaftler dazu verleiten können, ihre Forschungsergebnisse zu „massieren" oder zu fälschen. Die Frage, seit wann es Wissenschaftsfälschungen gibt, ist schon deshalb nicht präzise zu beantworten, weil wir gar nicht exakt wissen, seit wann genau es die Wissenschaft selbst eigentlich gibt. Aber sicher ist: schon seit Jahrtausenden. Bereits die Ägypter, Chinesen und Griechen wollten wissen, was eigentlich so am Himmel und auf Erden los ist, welchen Gesetzen die Natur folgt, warum der Mensch so denkt und fühlt, wie er eben denkt und fühlt. Also betrieben sie Astronomie, Physik, Mathematik, medizinische Forschung, Philosophie und Geschichte. Das Ziel war es, Wissen zu schaffen. Dass die Menschen, die dieser Aufgabe nachgehen, sich redlich an die Fakten halten müssen, forderte schon Thales von Milet (um 620–545 v. Chr.), der als Begründer von Astronomie, Geografie und Naturphilosophie gilt. Er stellte die Forderung auf, dass Wissenschaft beweisbar und zweckfrei sein müsse. Thales war nicht nur ein kluger Mann, sondern auch nicht weltfremd, denn allein die Tatsache, dass er an diesen Grundsatz dachte, zeigt, dass er ganz offenbar einen Anlass dafür sah und manche Kollegen verdächtigte, mit unlautereren Mitteln ihre Ergebnisse zu fälschen.

Doch was bezeichnen wir eigentlich als Fälschung, und wie gehen Fälscher vor? Der britische Mathematiker, Philosoph und Ökonom Charles Babbage hat für die Einschätzung eines wissenschaftlichen Ergebnisses als Fälschung bereits 1830 drei Kategorien eingeführt, die im Grundsatz bis heute allgemein als gültig angesehen werden. Er nannte das pure Erfinden von Ergebnissen (Forging), die bewusste Manipulation von Messwerten (Trimming) sowie das bewusste Ausblenden von Ergebnissen, die dem intendierten Gesamtergebnis widersprechen (Cooking).

Von Ptolemäus bis in die Neuzeit: Ausgewählte Stationen einer langen Tradition wissenschaftlicher Fälschungen

Die erste heute bekannte Fälschung der Wissenschaftsgeschichte stammt vermutlich von einem der ganz Großen der frühen Zeit: Claudius Ptolemäus (etwa 100–170 n. Chr.). Ptolemäus, der in Alexandria lebte, war ein ziemlich umtriebiger Typ, der sich auf einer Reihe von Wissenschaftsgebieten tummelte – Mathematik, Geografie, Philosophie, Musiktheorie, Philosophie und Astronomie. Seine Beiträge zur Sternenkunde waren es, die ihm schon im 18. Jahrhundert den Vorwurf einbrachten, mit unsauberen Mitteln gearbeitet zu haben. 1977 erhärtete dann der US-amerikanische Physiker und Astronom Robert Russell Newton den Vorwurf. Newton, Abteilungsleiter des Applied Physics Laboratory an der Johns Hopkins University in Baltimore, USA, warf Ptolemäus in seinem Buch „The Crime of Claudius Ptolemäus" vor, der vermeintlich „erfolgreichste Betrüger in der Geschichte der Wissenschaft" zu sein. Denn er sei auf die in seinem Hauptwerk „Almagest" geschilderten astronomischen Erkenntnisse vorwiegend durch Berechnungen gekommen, nicht jedoch, wie er behauptet habe, durch Beobachtungen.[15] Der Vorwurf ist harter Tobak und endgültig konnte der Beweis der Fälschung auch nicht erbracht werden. Das System des Peer Review, also die unabhängige Begutachtung wissenschaftlicher Artikel vor ihrer Veröffentlichung durch andere Experten (sog. Peer-Reviewer), gab es damals noch nicht. Und heute, rund 2.000 Jahre später, ist es kaum möglich nachzuvollziehen, wie Ptolemäus tatsächlich gearbeitet hat. Die Vorwürfe haben sein Renommee nicht ernsthaft erschüttert.

Andere berühmte Männer folgten ihm. Galileo Galilei (1564–1642) zum Beispiel, der gleichwohl zwei seiner berühmtesten Experimente wohl kaum tatsächlich durchgeführt hat – nämlich das Experiment mit dem Schiff, das dem sog. galileischen Relativitätsprinzip zugrunde liegt und das belegt, dass sich physikalische Phänomene an Land in derselben Weise vollziehen wie auf einem Schiff, das sich auf See befindet. Galilei verheimlichte seine Fälschung nicht einmal, sondern bekannte sich in unverhohlener Arroganz dazu, wie der italienische Wissenschaftshistoriker Federico di Trocchio (1949–2013) schrieb, denn der große Mann fand das gar nicht durchgeführte Experiment nach eigenen Worten schlicht nutzlos.[16] Das gleiche gilt für sein wohl berühmtestes Experiment auf dem schiefen Turm von Pisa. Es sollte die Theorie von Aristoteles widerlegen, nach der Objekte mit einer Geschwindigkeit fallen, die proportional zu ihrem Gewicht sind. Aristoteles hatte angenommen, dass ein doppeltes Gewicht auch doppelt so schnell fallen müsse. Galileis Schüler Vincenzo Viviani (1622–1703) beschrieb, wie sein Chef auf den schiefen Turm gestiegen sei und das Experiment durchgeführt habe. Doch das war ganz offensichtlich eine Lüge, meinte der Wissenschaftshistoriker Lane Cooper, der sich intensiv mit dem angeblichen Ereignis in der italienischen Stadt beschäftigte und 1935 das Buch „Aristotle, Galileo, And The Tower of Pisa" veröffentlichte.

Wenn wir von „Wissenschaft" sprechen, sollte kurz erwähnt werden, dass es einen einheitlichen Wissenschaftsbegriff gar nicht gibt. Jedes einzelne wissenschaftliche Fachgebiet hat seine eigenen Regeln der Forschung, der Analyse, der Überprüfung der Ergebnisse und der Entwicklung von Naturgesetzten bzw. Gesetzmäßigkeiten und Einsichten. Grundsätzlich kann man die verschiedenen Wissenschaftsgebiete je nach ihrer Herangehensweise zum Beispiel in theoretische Wissenschaft (Grundlagenforschung und Methodenlehre) und praktisch-angewandte Wissenschaft unterteilen. Sehr geläufig ist eine Einteilung in naturwissenschaftlich-technische, soziologisch/geisteswissenschaftliche und medizinische Wissenschaft. Ein Ziel ist ihnen allen gemeinsam: der fortschreitende und überprüfbare Erkenntnisgewinn und die Formulierung von Gesetzmäßigkeiten mit dem Ziel der Wahrheitsfindung. Das bedeutet auch, dass Pseudowissenschaften wie Astrologie und Spiritismus nicht unter die Kategorie „Wissenschaft" fallen.

· Fälschungen in der Wissenschaft seit der Antike ·

So unterschiedlich die Felder der verschiedenen Wissenschaftsgebiete beackert werden, so unterschiedlich sind auch die Versuche und Möglichkeiten, Fälschungen durchzuführen. Das Kaleidoskop möglicher Methoden und Folgen des Wissenschaftsbetruges ist bunt und vielfältig. Ich möchte das an einem kleinen Vergleich erläutern. Wenn historische Fakten, sagen wir zur Geschichte des Nationalsozialismus, zur französischen Revolution oder zum amerikanischen Bürgerkrieg gefälscht werden, kann das Folgen für die Bewertung dieser Ereignisse haben; dass die Nationalsozialisten in Europa sechs Mio. Juden ermordeten, dass die Jakobiner ihren Terror in Frankreich verbreiteten und dass die Nord- und Südstaaten der USA Krieg gegeneinander führten, steht dennoch außer Frage. Verfälschende „Fakten" und Narrative („Die Juden sind an allem schuld") spielten in der Geschichte eine bedeutende Rolle und tun das auch in der Gegenwart sogar wieder vermehrt. Aus solchen bewussten Falschdarstellungen sind Kriege entstanden, sie waren der Anlass für zahllose Morde. Sie können also einen direkten Einfluss auf das Leben ganzer Völker, Bevölkerungsgruppen oder auf den Einzelnen haben.

Von besonderer Tragweite stellen sich Fälschungen vor allem in der (Bio-) Medizin sowie in Biologie oder Chemie dar. Wenn etwa eine Studie zur Krebstherapie gefälscht wird, kann das Mediziner bei ihrer Therapie oder Forscher und Pharmaindustrie bei der Entwicklung neuer Medikamente auf eine falsche Spur leiten – mit möglicherweise schlimmen Folgen für an Krebs erkrankte Menschen, die weltweit sehnlich auf neue Mittel und Heilungsmethoden gegen diese noch immer oft tödliche Krankheit warten. Dieses Beispiel ließe sich leicht auf viele andere Krankheiten übertragen. Ich komme darauf zurück.

Mein Buch stellt neue und inzwischen erschreckend weit verbreitete Methoden zur Fälschung und Verbreitung gefälschter wissenschaftlicher Ergebnisse in den Mittelpunkt. Würde der alte Grieche Thales ahnen, dass heutzutage eine industriell-automatisierte Produktion von Fake-Publikationen der Wissenschaft durch sehr profitable Agenturen, sog. „Papiermühlen", kommerziell betrieben wird, dann würde er sich sicherlich vor Scham im Grabe umdrehen.

Ich konzentriere mich auf den Bereich der Medizin, da hier die Folgen für den Einzelnen und für die Gesellschaft insgesamt besonders weitreichend sind. Zunächst jedoch soll ein kleiner Überblick über die jüngere Geschichte wissenschaftlicher Fälschungen und Wissenschaftsbetrugs zeigen, wie weit verbreitet solche Fälle sind. Dass ich nicht die Wissenschaft als solche mit meiner Auflistung angreifen möchte, liegt auf der Hand. Daher gebe ich zunächst ein paar stichpunktartige Einblicke in Wissenschaftsbereiche wie Geschichte, Archäologie, Biologie, bevor ich mich dem Bereich zuwende, um den es in diesem Buch in besonderem Maße geht: der Medizin. Die folgenden Ausführungen zeigen, wie erschreckend leicht sich Wissenschaftler, Politik und Öffentlichkeit in die Irre führen lassen.

Sogar Nazi-Fälschungen haben immer wieder Konjunktur. Der deutsch-polnische Historiker Bogdan Musial beispielsweise spürte in geradezu detektivischer Recherchearbeit einem vermeintlichen Sensationsfund nach und konnte ihn als Fälschung entlarven: den angeblichen Tagebüchern eines jüdischen Medizinprofessors aus Budapest, der darin erzählte, wie er im Vernichtungslager Auschwitz an Josef Mengeles widerwärtigen medizinischen Experimenten an lebenden Menschen teilgenommen und dadurch sein eigenes Leben gerettet habe. Seine angeblichen Aufzeichnungen aus der Zeit mit dem „Todesengel von Auschwitz" lagerten in einem Banksafe in Zürich und waren im Besitz seiner angeblichen Enkelin Magdolna K. Die Frau war eine große Nummer in der Münchner Bussi-Bussi-Schickeria und galt als eingeheiratete ungarische Gräfin, die es nach eigenen Angaben sogar bis zur Leibärztin von Papst Johannes Paul II. und seinem Nachfolger Benedikt XVI. gebracht hatte. Aufgrund ihres vermeintlich großen Renommees ergaunerte sich K. große Summen für angebliche Sozialprojekte in Afrika und wollte schließlich auch die Tagebücher ihres angeblichen Großvaters für viel Geld verhökern. Doch der findige Historiker Bogdan Musial kam ihr auf die Schliche und enttarnte die Tagebücher als dreiste Fälschung. Im Zuge der weiteren Ermittlungen stellte sich heraus, dass an K. alles ein Fake war – sie war keine Gräfin, hatte keinen jüdischen Großvater, der in Auschwitz gewesen war, es gab keine Sozialprojekte in Afrika und natürlich war sie auch niemals Leibärztin zweier Päpste gewesen. K. wurde zu einer mehrjährigen Gefängnisstrafe verurteilt.[17]

Während Magdolna K. in einer leichtgläubigen Gesellschaft der Reichen und Schönen agierte, hielt sich ein anderer historischer Fake in aller Öffentlichkeit über einen erstaunlich langen Zeitraum. Mindestens 15 Jahre war seit 2004 auf der englischsprachigen Wikipedia ein Artikel über ein Nazi-Vernichtungslager in Warschau zu lesen, in dem ab dem 17. Oktober 1943 insgesamt rund 212.000 Menschen, zumeist Polen, ermordet worden sein sollen – und zwar mit Gas. Auch in anderssprachigen Wikipedia-Einträgen fanden sich Hinweise auf dieses KZ. Erst die israelische Zeitung „Haaretz" deckte 2019 auf, dass es sich bei diesem Eintrag um eine plumpe Fälschung – Fake-News – handelte. Zwar gab es in Warschau für eine kurze Zeit ein Konzentrations-, aber kein Vernichtungslager, und Menschen wurden dort auch nicht mit Gas ermordet. Das angebliche Vernichtungslager Warschau ist die Fälschung, die sich vermutlich am längsten auf Wikipedia halten konnte, urteilte das deutsche Magazin „Der Spiegel".[18]

Von der Hand Gottes,
einem gefälschten Riesen, skurrilem Schädel
und vermeintlich indischen Fossilien

Auch Forscher der Anthropologie, Archäologie und Geologie ließen sich immer wieder zu Fälschungen verleiten. So wurde als „Hand Gottes" Ende des 20. Jahrhunderts der japanische Archäologe Shin'ichi Fujimura in seinem Heimatland berühmt. Er nahm an rund 200 Ausgrabungen teil und buddelte zahllose Artefakte aus der Steinzeit aus. Erstaunlich war, dass diese Funde immer älter wurden, umso mehr die „Hand Gottes" grub. Schließlich zauberte er bis zu 700.000 Jahre alte Artefakte hervor. Japans Archäologen standen Kopf und auch die Öffentlichkeit war begeistert, schien Fujimura doch der Wissenschaft faszinierende neue Einblicke und Erkenntnisse in die sehr frühe Vergangenheit des Landes zu bieten. Doch dann fotografierte ein misstrauisch gewordener Zeitungsfotograf Fujimura, als er gerade ein zuvor an einer anderen Stelle gefundenes Artefakt unter einem Stein versteckte, um es anschließend wieder „entdecken" zu können. Der Skandal war perfekt, Fujimura gestand Ende 2000, dass er am betroffenen Ausgrabungsort 61 der 65 Fundstücke zuvor selbst platziert hatte. Eine eigens eingesetzt Kommission fand heraus, dass die „Hand Gottes" in Wahrheit fast alle Funde gefälscht hatte. Für die japanische Archäologie hatte das gravierende Folgen, denn sie musste eine ganze Reihe von Erkenntnissen, die sie aufgrund von Fujimuras Behauptungen aufgestellt hatte, revidieren – ein schwerer Rückschlag.[19]

Gegen Fujimura wirkt der Betrug von George Hull geradezu belustigend, wiewohl auch er zu den größten Fälschungen der Archäologe gezählt wird. Hull war gar kein Wissenschaftler, sondern ein Tabakpflanzer aus dem Städtchen Cardiff im US-Bundesstaat New York. Er kam 1868 auf die Idee, einen vorzeitlichen Riesen aus der Erde auszubuddeln, ihn auszustellen und viel Geld damit zu verdienen. Hull wollte ihn als archäologische Sensation präsentieren, die beweisen sollte, dass es in frühen Urzeiten Riesen gegeben habe. Weil aber erst einmal ein solcher Riese hermusste, besorgte er sich eine ausreichende Menge Gips und beauftragte den deutschen Steinmetz Edward Burghardt damit, eine entsprechende Figur zu schaffen und sie so herzurichten, dass sie sehr alt wirken sollte. Nach der Fertigstellung vergrub Hull den Riesen bei Cardiff auf dem Gelände eines Verwandten, der in die Sache eingeweiht war, und behauptete dann, er sei zufällig bei der Grabung eines Brunnens entdeckt worden. Als er ihn schließlich ausstellte und gegen ein Eintrittsgeld zur Besichtigung freigab, strömte das begeisterte Publikum in großen Scharen herbei. Das galt selbst noch, nachdem Archäologen den Riesen aus der Vergangenheit als das identifiziert hatte, was er tatsächlich war: eine Fälschung. Noch heute kann man ihn in einem Museum in der Stadt Cooperstown besichtigen.[20]

Auch der Piltdown-Mensch, der 1912 im südenglischen Piltdown gefunden wurde, erwies sich als Täuschung. Der Archäologe Charles Dawson, auch er ein Amateur und kein ausgebildeter Wissenschaftler, behauptete, der Schädel, den er in einer Kiesgrube gefunden habe, gehöre zu einem Frühmenschen mit einem Alter zwischen 200.000 und 500.000 Jahren. Öffentlichkeit und Wissenschaft waren begeistert, denn der Fund hätte nichts weniger bewiesen, als dass die britische Insel die Wiege der Menschheit ist. Erst in den 1950er Jahren wurde nachgewiesen, dass der Schädel nur rund 550 Jahre alt war und aus den Knochen eines Mittelalter-Menschen und eines Orang-Utans und den Zähnen eines Schimpansen zusammengesetzt wurde. Obwohl Dawson der Hauptverdächtige für diese Fälschung ist, ist seine Urheberschaft bis heute nicht endgültig nachgewiesen.[21]

Von anderem Gewicht war ein berühmter Fälschungsfall aus der Geologie, der sich Ende des 20. Jahrhunderts in Indien ereignete. Die Hauptrolle spielt ein Archäologe der Panjab University, Viswa Jit Gupta (1942–2022). Diesmal handelte es sich also um einen echten Wissenschaftler. Er konnte auf eine beeindruckende

Liste von Veröffentlichungen zu seinen Funden im Himalaya-Gebirge und an anderen Orten verweisen. Immer wieder hatte Gupta Fossilien freigelegt, die weiterführende Hinweise auf die Geschichte Indiens zu geben schienen. Doch der australische Geologe John Talent konnte Gupta schließlich nachweisen, dass ein angeblich in Indien gefundenes Fossil bereits bekannt war – und aus der Nähe von New York stammte. Gupta, der auch anderer Fehlhandlungen überführt wurde, verlor seine Reputation. Er wollte sich damit aber nicht zufriedengeben und drohte Talent nach dessen Angaben mit der Ermordung. Ein Mitarbeiter des Australiers, der ankündigte, weitere Einzelheiten des Betruges bekannt zu machen, starb bei einem mysteriösen Autounfall mit Fahrerflucht.[22]

Wenn die Chemie nicht stimmt – Wissenschaftlicher Schwindel in Naturwissenschaften und Medizin

Die Naturwissenschaften bleiben ebenfalls nicht von Fälschungen verschont, im Gegenteil. Schlimme Folgen für die Erforschung des gefährlichen Dengue-Fiebers hatte, um die Jahrtausendwende, eine Fälschung des Kristallographen H.M. Krishna Murthy von der University of Alabama. Die US-Kontrollbehörde Office of Research Integrity (ORI) kam nach eingehenden Untersuchungen 2009 zu dem Schluss, dass Murthy röntgenkristallographische Daten für elf Proteinstrukturen gefälscht bzw. selbst fabriziert hatte, die in Wahrheit von bereits bekannten Proteinen abgeleitet worden waren[23] – die „Erfindung" eines nichtexistierenden Moleküls. Ein Artikel, der bereits zehn Jahre zuvor im „Journal of Biological Chemistry" erschienen war und Forscher bei ihren darauf aufbauenden Arbeiten auf ein falsches Gleis setzte, musste zurückgezogen werden, was die Protein Data Bank der USA seit ihrem Bestehen erstmals nötigte, einen Datensatz zu entfernen.[24]

Für alle, die sich ein langes Leben wünschen, war die Aufdeckung der Fälschung von Ergebnissen des südkoreanischen Biowissenschaftlers Kim Tae-kook vom Korea Advanced Intitute of Science and Technology 2006 eine große Enttäuschung. Kim Tae-kook hatte zuvor in zwei Artikeln in „Science" und in „Nature Chemical Biology" behauptet, er und seine Kollegen hätten ein Molekül entdeckt, das die Lebensdauer von Säugetierzellen verlängern könnte. Doch die scheinbare Sensation, die als bedeutender Durchbruch der Wissenschaft der Lebensverlängerung gefeiert wurde, erwies sich als Fake. Es stellte sich nämlich heraus, dass Kim die Vergrößerung von mikroskopischen Fotos manipuliert hatte, um seine Forschungsergebnisse ordentlich aufzupeppen.[25]

In den Mittelpunkt eines großen Fälschungsskandals rückte auch Dipak Kumar Das (1947–2013), Direktor des Herz-Kreislaufzentrums der amerikanischen Universität Connecticut in Farmington. Er hatte Aufmerksamkeit mit einer Arbeit erregt, in der er behauptete, das im Rotwein enthaltene Resveratrol wirke sich positiv auf die Gesundheit aus. Um zu diesem Ergebnis zu gelangen, verfälschte er Daten in 23 Publikationen. Eine umfassende Untersuchung aus mehr als 60.000 Seiten veranlasste Anfang des Jahres 2012 die Universität, Benachrichtigungen an elf wissenschaftliche Zeitschriften zu schicken, die Studien von Das oder von Kollegen, die auf der Basis seiner Arbeit geschrieben und veröffentlicht hatten, zurückzuziehen.[26]

2016 machte eine Studie der schwedischen Ökologen Oona Lönnstedt und Peter Eklöv von der Universität Uppsala, veröffentlicht in „Science", weltweit die Runde, nach der berichtet wurde, dass Mikroplastik in den Ozeanen das Fressverhalten von Fischlarven verändere. Das Material sende einen starken Fressreiz aus und die Tiere würden statt ihrem normalen Futter den Kunststoff fressen und infolge daran sterben. Zudem ignorierten sie alle Signale, die sie normalerweise im Fall einer Gefahr in die Flucht treiben. Anderen Forschern, die die Arbeit der beiden gut beurteilen konnten, fielen eine ganze Reihe von Merkwürdigkeiten auf und schließlich kam das schwedische Zentrale Ethische Gutachtergremium CEPN, dessen Aufgabe es ist, Betrügereien in der Wissenschaft aufzudecken, zu dem Ergebnis, die Studie sei ein Fake. Die zwei Forscher hätten „bewusst unredlich gehandelt". Zudem empfanden es die Gutachter als „bemerkenswert", dass das renommierte Wissenschaftsjournal die Arbeit mit ihren Mängeln überhaupt angenommen und veröffentlicht habe.[27] „Science" zog den Artikel zurück.

Erfundene Daten, enttäuschte Hoffnungen

In den USA sorgte schon 1965 der Fall des Biochemikers George Webster für Aufsehen. Webster, ein anerkannter Wissenschaftler der American Heart Association, hatte einen Artikel über oxidative Phosphorylierung veröffentlicht. Aber seine Daten konnten einer wissenschaftlichen Überprüfung nicht standhalten, sondern erwiesen sich zum Teil als pure Erfindung, zum Teil als manipuliert.[28]

Knapp 20 Jahre später erregte der Fall des Psychologen Stephen Breuning Aufsehen, der an der Universität von Illinois (USA) Studien zum Verhalten von geistig-retardierten hyperaktiven Kindern durchgeführt hatte. Doch der Direktor des Institute of Child Development der Universität entdeckte auffällige Datenreihen in Breunings Forschungsergebnissen. Schließlich wurde festgestellt, dass der Wissenschaftler, der als eine Art Jungstar seiner Zunft galt, den größten Teil seiner Ergebnisse gefälscht, Daten manipuliert oder frei erfunden hatte. Da die gefälschten Ergebnisse zu einer Änderung bei der Behandlung geistig retardierter Kinder führten, machte der Fall Schlagzeilen und wurde vom späteren US-Vizepräsidenten Al Gore sogar zum Anlass für Anhörungen im US-Kongress über die Integrität der Wissenschaft genommen.[29]

Bis in die großen Zeitungen des Landes schaffte es in den 1980er-Jahren ebenso der Kardiologe John Roland Darsee. Auch er galt als junges, vielversprechendes Talent, und seine Ergebnisse zu ischämischen Myokardarealen an der Harvard Universität beeindruckten die Experten. Zudem war der junge Mann außerordentlich produktiv und veröffentlichte in den ersten 15 Monaten seiner Tätigkeit in Harvard fünf vielbeachtete Artikel. Das kam allerdings einigen seiner Kollegen merkwürdig vor und so überprüfte schließlich sein Laborleiter einige der Ergebnisse – mit dem Resultat, dass Darsee mehrere unlautere „Abkürzungen" in seiner Arbeit genommen hatte, um sie schneller veröffentlichen zu können. Statt der behaupteten mehreren Wochen basierten sie nur auf Untersuchungen, die ein paar Stunden gedauert hatten. Darsees Chef sah jedoch keinen Grund, die National Institutes of Health (NIH) zu informieren, was eigentlich dringend angebracht gewesen wäre. Das geschah erst, als kurze Zeit später Diskrepanzen zwischen Darsees Ergebnissen und denen anderer Institute, die ebenfalls an den

Forschungsreihen beteiligt wurden, auffielen. Nun führten die NIH eine eingehende Untersuchung durch und das Ergebnis war niederschmetternd: Darsee hatte große Datenmengen schlicht fabriziert, also erfunden. Im weiteren Verlauf wurden ihm auch Manipulationen nachgewiesen, die er bereits als Student durchgeführt hatte – seine ganze, so beeindruckend erscheinende wissenschaftliche Karriere war auf Betrug errichtet.[30] Darsee entschuldigte sich zwar in einem Artikel im „New England Journal of Medicine", gab aber an, sich nicht daran erinnern zu können, betrogen zu haben.[31] Später wurde ihm die Approbation als Arzt entzogen.[32]

Ein Fall aus Norwegen zeigt, wie mit gefälschten Daten Hoffnungen bei Medizinern und Ärzten auf eine Heilung einer schlimmen Krankheit, in diesem Fall Mundkrebs, geweckt werden können und dann in sich zusammenfallen. Der norwegische Krebsforscher Jon Sudbø hatte im Jahr 2001 in „The Lancet" und dem „New England Journal of Medicine" Artikel veröffentlicht, in denen er über Studien berichtete, die belegen sollten, dass durch die Einnahme von Schmerzmitteln des Typs NSAID das Risiko von Mundkrebs gesenkt werden könne. Sudbø, leitender Arzt am Osloer Radiumhospital, behauptete in seinem Artikel in „The Lancet": „Wir haben eine verschachtelte Kontrollstudie durchgeführt, um Daten aus einer populationsbasierten Datenbank (Cohort of Norway; CONOR) zu analysieren, die aus prospektiv erhaltenen Gesundheitsdaten aus allen Regionen Norwegens besteht." Beim Fälschen der Daten stellte sich Sudbø allerdings ziemlich ungeschickt an, denn es stellte sich heraus, dass lediglich Mitarbeiter der norwegischen Regierung Zugriff auf die Datenbank hatten, so dass der Mediziner gar keine Daten daraus hatte verwenden können. Anderen Forschern war aufgefallen, dass für rund 220 der gut 900 angeblichen Patienten dasselbe Geburtsdatum angegeben war. Offizielle Vertreter des Radiumhospitalet kamen daraufhin zu dem Ergebnis, dass die Daten nicht manipuliert, sondern schlicht frei erfunden waren. Zudem stellte sich bei einer genaueren Überprüfung zweier Bilder heraus, dass es sich dabei nicht um zwei Abbildungen verschiedener Patienten und Stadien der oralen Epiteldysplasie handelte, sondern um unterschiedliche Vergrößerungen derselben Mikrofotografie. Sudbø gab die Fälschung zu, die entsprechenden Artikel wurden von den Zeitschriften zurückgezogen.[33]

Einer der größten einzelnen Wissenschaftsbetrüge überhaupt fand 2005 in Südkorea statt. In dessen Mittelpunkt stand der Tiermediziner Hwang Woo-suk, der zum nationalen Helden aufstieg, nachdem seine zwei Studien zum Klonen von Stammzellen als bahnbrechend gefeiert wurden. Die Forschungen von Hwangs Team schienen die Hoffnungen vieler Forscher zu bestätigen, durch das sog. therapeutische Klonen embryonale Stammzellen herstellen zu können, um damit zerstörte Organe zu ersetzen. Hwang war bei seinen Forschungen mit rund 34,5 Mio. US-Dollar von der südkoreanischen Regierung unterstützt worden. Er hatte innerhalb kurzer Zeit in der renommierten amerikanischen Fachzeitschrift „Science", das sich gerne mit den Artikeln schmückte, zwei Studien veröffentlicht, in denen er behauptete, als weltweit erster Forscher menschliche Stammzellen aus geklonten Embryonen gewonnen und maßgeschneiderte Stammzellen für Patienten hergestellt zu haben. Doch die Mitglieder einer Kommission der Nationalen Universität Seoul fanden heraus, dass beide Tests gefälscht waren. Die weltweite Forschergemeinde sah in diesen Fälschungen einen herben Rückschlag auf dem Weg zum Klonen menschlicher Stammzellen. Laurie Zoloth, Direktorin des Zentrums für Bioethik, Wissenschaft und Gesellschaft an der Northwestern University im US-Bundesstaat Illinois sah in der aufgedeckten Fälschung eine „tragische Wendung" und fragte sich, ob das gesamte Gebäude der Stammzellenforschung auf Sand gebaut sei.[34] Und der deutsche Stammzellenforscher Jürgen Hescheler von der Universität zu Köln kritisierte nach der Aufdeckung des Klonskandals, Hwang habe „der gesamten embryonalen und adulten Stammzellenforschung einen Bärendienst erwiesen." Den größten Schaden habe er angerichtet bei den Patienten, die auf eine baldige Therapie gehofft hatten.[35]

Ein Fall aus Deutschland: Im Oktober 2010 musste die amerikanische Zeitschrift „Anasthesia & Analgesia" einen Artikel des Chefarztes der Anästhesiologie am Klinikum Ludwigshafen, Joachim Boldt, zurückziehen. Boldt hatte in dem Artikel aus dem Vorjahr, für den er als Hauptautor zeichnete, über den Einsatz kolloidaler Infusionslösungen bei Herzoperationen unter dem Einsatz einer Herz-Lungen-Maschine berichtet. Er behauptete, es sei bei den Patienten zu schwächer ausgeprägten entzündlichen Reaktionen und milderen Störungen der Nierenfunktionen gekommen. Doch nachdem Kritik von anderen Experten an den Laborwerten aufgekommen war, führte die Landesärztekammer eine Untersuchung durch und kam zu dem Ergebnis, dass die Vorwürfe zutrafen. Es stellte sich heraus, dass die angegebenen Laborparameter frei erfunden waren – dass die Studie darüber hinaus nie offiziell genehmigt worden war, steht auf einem anderen Blatt. Ebenso wurde bekannt, dass Boldt Unterschriften von Co-Autoren gefälscht hatte. „Anasthesia & Analgesia" zog den Artikel daraufhin zurück. Später folgten weitere 16 internationale Fachzeitschriften, weil sich herausstellte, dass Boldt für 89 von 102 Studien keine Genehmigungen der Ethikkommission vorlegen konnte. Der Blog „Retraction Watch", der Fälschungen nachspürt, meldete: „Es ist offiziell: Joachim Boldt hält jetzt den Rekord für die meisten Widerrufe eines einzelnen Autors" – kurz zuvor waren alle 89 Artikel zu den Studien von den Fachzeitschriften zurückgezogen worden.[36]

Boldt wird jedoch von dem japanischen Anästhesisten Yoshitaka Fujii in den Schatten gestellt. Von Fujiis zwischen 1993 und Anfang 2012 veröffentlichten 249 Artikeln mussten 172 zurückgezogen werden, weil die Ergebnisse gefälscht oder in einigen Fällen sogar vollständig frei erfunden waren. Später stieg die Zahl noch auf mehr als 200 an[37]. Das sollen 7 % aller zwischen 1993 und 2011 zurückgezogenen Artikel sein, die allein auf Fujiis Konto gingen. Nur in drei Fällen, so urteilte eine Kommission der Japanischen Gesellschaft für Anästhesiologie, seien die Kriterien guten wissenschaftlichen Arbeitens erfüllt gewesen. Bei diesem Fall ist nicht nur die Dimension erschreckend, sondern auch die Tatsache, dass deutsche Anästhesiologen von der Julius-Maximilians-Universität Würzburg bereits im Jahr 2000 darauf hingewiesen hatten, dass Fujiis Ergebnisse unglaubwürdig seien – geschehen war indes nichts.

· Fälschungen in der Wissenschaft seit der Antike ·

Big Science,
big Abzocke

Die Zahl der Fälschungen in der Wissenschaft steigt seit spätestens der zweiten Hälfte des 19. Jahrhunderts kontinuierlich und immer schneller an. Das kann angesichts dessen, dass der Umfang des Wissens in den vergangenen gut 150 Jahren mit schwindelerregender Geschwindigkeit steigt und sich exponentiell vermehrt, nicht überraschen. Umso mehr Wissenschaft betrieben wird, umso mehr Projekte durchgeführt werden, umso mehr Forschungsgelder zu vergeben sind und umso mehr Zeitschriften Artikel veröffentlichen – umso größer wird auch die Zahl derjenigen Wissenschaftler, die fälschen und täuschen. Von dieser Entwicklung waren seit den 1970er-Jahren zunächst besonders die USA betroffen. Das Problem betraf und betrifft selbst Elite-Hochschulen und Kaderschmieden wie Harvard, Yale und die Columbia University. Bald jedoch zogen andere Länder wie Südkorea, Japan oder Deutschland nach – eine zweifelhafte Ehre. 2005 ergab eine Umfrage der University of Minnesota und der „HealthPartners Research Foundation", für die 3.247 Wissenschaftler befragt wurden, dass sich bis zu einem Drittel der befragten Wissenschaftler daran beteiligt hatten, Ergebnisse zu fälschen oder widersprüchliche Fakten zu ignorieren. Die im US-Wissenschaftsministerium angesiedelte Kontrollbehörde ORI (The Office of Research Integrity) führte 2008 ebenfalls eine Umfrage durch und verschickte Fragebögen an 4.300 von den National Institutes of Health (NIH) geförderte Wissenschaftler an 605 Forschungsinstituten. Von den 2.212 Forscher, die den Fragenbogen beantwortet zurückschickten, gaben 9 % an, in den vergangenen drei Jahren im eigenen Umfeld wissenschaftliches Fehlverhalten von Kollegen beobachtet oder belegbar festgestellt zu haben.

Die Experten der ORI errechneten einen Prozentsatz von 1,5 auf 100 Forscher, die mutmaßlich betrogen. Demnach hätte es unter den 155.000 von den NIH geförderten Wissenschaftlern jährlich 2.325 bekannte Fälle von Betrug geben müssen – gemeldet wurden der ORI allerdings nur etwa zwei Dutzend pro Jahr, also 1 % der vermuteten Fälle. Hinzu kam, dass die ORI-Experten merkwürdigerweise davon ausgingen, dass die Hälfte der befragten Personen, die sich nicht an der Umfrage beteiligt hatten, nichts von Betrug und Fälschung wüssten und daher als ehrliche Forscher in die Umfrageergebnisse eingingen.[38]

Auskunftsreicher ist die Auswertung von Fanelli (2009) zu wissenschaftlichem Fehlverhalten wie bewusst verzerrte Inhalte, gefakte/gefälschte oder abgeänderte Daten (Plagiate nicht mitgezählt). Seine Metaanalyse von Daten aus 21 publizierten Umfragen ergab, dass im Durchschnitt 2 % der befragten Wissenschaftler eigenes Fehlverhalten zugegeben hatten, 14 % der Befragten allerdings Fehlverhalten bei anderen Wissenschaftlern beobachtet hatten.[39] In China, dem größten Markt für Fake-Publikationen, räumen sogar mehr als 50 % der Ärzte wissenschaftliches Fehlverhalten ein wie den Kauf von Publikationen und Autorenschaften oder selbst das freie Erfinden von angeblicher „Daten".[40]

Auch in Deutschland ist das Problem der Fälschungen inzwischen erkannt worden und man bemüht sich, es in den Griff zu bekommen. Der 1999 eingeführte Ombudsmann der Deutschen Forschungsgesellschaft (DFG) hatte in seinem ersten Jahr sieben Kontaktaufnahmen wegen eines möglichen wissenschaftlichen Fehlverhaltens; 2021 waren es 202. Wirklich intensiv untersucht hat der Ombudsmann aber während eines Jahres nur 15 Fälle[41] – so viele Fake-Artikel produziert vermutlich eine einzige Papiermühle an einem einzigen Tag.

Von Einzelfällen der Fälschungen in China gibt es kaum Berichte. Dafür wächst jedoch der Schaden rasant, den die Papiermühlen anrichten, in Anbetracht einer scheinbar grenzenlosen Wissensrevolution der digitalen Neuzeit, besonders im Reich der Mitte. Derek John de Solla Price (1922–1983), dessen Aufgabe als Scientometriker es war, das Wissen der Welt zu „vermessen", hat bereits in den 1960er-Jahren ausgerechnet, dass sich das Wissen der Welt, zumindest das der Wissenschaft, seit dem Jahr 1700 alle 15 Jahre verdoppelt. Es ist wahrscheinlich, dass sich diese Entwicklung durch das Internet und Big Data nochmals gehörig beschleunigt hat. Kein Wunder: Gab es Anfang des 18. Jahrhundert weltweit etwa eine Mio. Menschen mit einer naturwissenschaftlich-technischen Ausbildung, so sind es heute 100-mal so viel. 2019 wurden global 2,5 Mio. naturwissenschaftlichtechnische Studien veröffentlicht, das waren 800.000 mehr als zehn Jahre zuvor. Klar ist, dass das Internet mit all seinen neuen Möglichkeiten bei der rasanten Ausbreitung von Wissen eine entscheidende Rolle spielt. Jahrtausende war der Zugang zu Wissen auf bestimmte soziale Schichten stark begrenzt und das

Wissen wurde in Bibliotheken gesammelt und aufbewahrt. Heute ist der Zugang dazu für Mrd. Menschen über ihren Computer oder ihr Smartphone spielend einfach. Big Data macht es möglich. Das US-Magazin „Forbes" hat ausgerechnet, dass der Mensch im Jahr 2020 im Internet mehr als 60 Zetabytes an digitalen Daten angehäuft hat – ein Zetabyte hat 21 Nullen. Das ist die gleiche Datenmenge, wie 150 Mrd. Ausgaben der Bibel (das Buch hat rund drei Mio. Buchstaben, was einer Datenmenge von etwa 400 Mio. Bytes gleichkommt.)[42]

Leonardo da Vinci lässt schön grüßen – aus einer versunkenen, weit entfernten Vergangenheit. Denn ein Universalgelehrter wie da Vinci wäre heute völlig undenkbar. Kein Mensch ist mehr in der Lage, auch nur ansatzweise das Wissen unserer Zeit zu überblicken. Umso weniger ist er in der Lage, Forschungsberichte und -ergebnisse ihm fremder wissenschaftlicher Bereiche nachzuvollziehen und kritisch zu hinterfragen und umso mehr muss er sich auf die Integrität seiner wissenschaftlichen Kollegen verlassen können.

Forging, Trimming, Cooking

Die von Charles Babbage 1830 vorgeschlagenen drei Fälschungsarten: pure Erfindungen (Forging), die bewusste Manipulation (Trimming) sowie das bewusste Ausblenden von Ergebnissen (Cooking) sind inzwischen ein Massenphänomen. Hier als erster Vorgeschmack eine kurze Erläuterung dieser Betrugsvarianten:

Forging – der Extremfall von Fälschung. Hier werden ganze Datensätze komplett aus dem Nichts erfunden, Texte plagiiert, Bilder künstlich erzeugt, kopiert oder leicht abgeändert als eigene Schöpfung verkauft. Den Vogel schießen hierbei Fake-Publikationen ab, bei denen der gesamte Inhalt gefälscht wird.

Trimming unterscheidet sich vom Forging dadurch, dass in Experimenten oder Tests konkrete Daten erhoben wurden und die Akteure zumindest (ursprünglich) die Absicht besaßen, den Pfad der Tugend zur Wahrheitssuche zu beschreiten. Da am Ende aber nicht genau das herauskam, was gewollt war, wurde in solchen Fällen etwas „nachgeholfen" oder „in Form" gebracht, um das Ergebnis passend und damit attraktiv zu trimmen. Das erinnert an einen Frisiersalon, nur mit dem Unterschied, dass hier nicht Haare, sondern Ergebnisse „frisiert" werden. Statistisch knappe oder gegenteilige Ergebnisse werden geschönt so wie Geheimratsecken, indem man einige Werte ändert, ergänzt oder streicht, damit das erwartete (meist mit einer Hypothese vorhergesagte) Ergebnis auch passt, etwa durch das Erreichen eines gewünschten statistischen Signifikanzniveaus.

Cooking ist quasi der reverse Fall von Trimming: Es wird nichts neu erfunden oder abgeändert, sondern es wird zielgerichtet „passend" gemacht, indem gekürzt, weggelassen oder der Zahlenkontext bewusst fehlinterpretiert wird. Die Methode des „cooking" wird leider sehr häufig angewandt, da negative oder Null-Ergebnisse als störend und für die Karriere als nicht zielführend empfunden werden. Leider werden oft die Zusammenfassungen (Abstracts) auch so geschrieben, dass ausschließlich die positiven, die Forschungshypothese stützenden Ergebnisse erwähnt werden, während solche negativer Natur unter den Tisch fallen (was zum Teil auch an den Umfangsvorgaben der Journals liegt). Diese selektive Ergebnisdarstellung wird auch als „Cherry picking" („Kirschen pflücken") bezeichnet.

Ein weiteres Beispiel ist der irreführende Umgang mit Zahlen, indem falsche Bezugsgrößen genannt werden. Diese Form des „cooking" tritt leider nicht nur in der Wissenschaft auf, sondern sie ist auch ein weit verbreitetes Problem in der universitären Ausbildung (zum Beispiel von Medizinstudenten), der öffentlichen Kommunikation (zum Beispiel Werbung, journalistische Berichterstattung etc.) und dem politischen Diskurs. Auf die Problematik dieser bewussten Irreführung des Zahlenkontextes (bzw. mangelnder Zahlenkompetenz) hat besonders der deutsche Wissenschaftler Gerd Gigerenzer wiederholt hingewiesen.[43]

Die besondere Dynamik von Internet und Künstlicher Intelligenz

Experten sind sich einig, dass sich das Wissen auch in Zukunft weiterhin explosionsartig vermehren wird, und damit auch die Zahl der Fälschungsdelikte. Das liegt vor allem an der Entwicklung des Internets und der Künstlichen Intelligenz (KI) mit ihren ganz neuen Möglichkeiten der Wissensschöpfung und -verbreitung. Big Data bedeutet also auch Big Science. Daten vermehren sich weltweit mit einem exponentiellen Wachstum. Darunter versteht man einen Änderungsprozess, bei dem sich ein Wert in gleichen zeitlichen Abständen stets um denselben Faktor verändert. Nehmen wir ein Beispiel, das nicht nur Freunde von „Die Nacht der lebenden Toten" oder von Michael Jacksons „Thriller"-Video verstehen – dem Wachstum bei einem Zombieausbruch. Am Anfang stolpert nur ein einzelner Zombie durch die nächtlichen Straßen einer Stadt. Aber Zombies haben die Angewohnheit, Menschen anzufallen und durch einen Biss zu infizieren. Gelingt es unserem ersten Zombie, pro Stunde zwei Menschen zu infizieren und dadurch zu Zombies zu machen, gibt es nach einer Stunde drei Zombies. Wenn seine neuen Genossen sich im selben Tempo durch die Stadt beißen, gibt es nach zwei Stunden neun Zombies; nach drei Stunden sind es bereits 27, nach fünf Stunden 243 – und nach zehn Stunden bereits 59.049 Zombies. Bis alle knapp 745 Mio. Bürger Europas infiziert wären, würde es, wenn jeder Zombie weiterhin zwei Menschen pro Stunde infiziert, gerade einmal 19 Stunden dauern.[44]

Was, wenn sich das Wissen (oder auch das Fake-Wissen) im selben Tempo vermehrt – oder sogar noch schneller? Das Internet hat bereits eine Wissensrevolution bewirkt mit schier endlosen Möglichkeiten, Wissen zu verbreiten. KI wird diesen Prozess noch beschleunigen. Im Guten wie im Schlechten. Denn diese Wissensexplosion ermöglicht auch eine Explosion von Fake-Wissen, von Wissenschaftsfälschungen und bewussten Irreführungen. Big Science, Big Data, Big Scam. Selbst, wenn sich das Fake-Wissen nur proportional zum echten Wissen verbreiten würde, würde das einem Erdbeben gleichkommen und unser „Weltwissen" erheblich verseuchen. Denn eine Folge dieser neuen technologischen und sich permanent weiter entwickelnden Möglichkeiten sind mit Künstlicher Intelligenz verfasste wissenschaftliche Fake-Artikel und die Möglichkeit, geradezu spielend leicht gefakte Texte zu erstellen: durch sog. Papiermühlen. Sie bieten gewissermaßen eine industrialisierte Form der Wissenschafts(ver)fälschung, die den Betrug auf ein ganz neues, zuvor undenkbar industrielles Level zieht. Es droht eine Entwicklung, in der der Betrug noch deutlich schneller wächst als das Wissen.

So sind die Schätzungen zum Anteil der KI-unterstützten, von Papiermühlen in Umlauf gebrachten Fake-Artikeln alleine in echten, oft renommierten wissenschaftlichen Zeitschriften oder in Raubjournalen erschreckend. Die Zahl der neuen Schätzungen lassen nur erahnen, mit welchem neuen und erschreckenden Problem es die Wissenschaft bereits *jetzt* zu tun hat – und damit auch die Politik, das Gesundheitssystem, die Wirtschaft und die Gesellschaft. Kurz: wir alle. Es ist wie ein bedrohlicher Meteoritenschwarm mit Kurs Richtung Erde: offensichtlich und messbar. Doch obwohl immer Alarm geschlagen wird, bleibt das Problem selbst in der Wissenschaft weitgehend unbemerkt.

3 Ein Schrei im Weltall

Im Juni 2017 schrillten bei den Mitarbeitern des angesehenen deutschen Leibniz-Instituts für Altersfragen die Alarmglocken. Was war geschehen? Ein Papier war eingereicht worden, dass Datenfehler und unsachgemäß bearbeitete oder duplizierte Teile von Bildern aufwies. Die Ermittler konnten keinen vorsätzlichen Betrug feststellen, aber der Chef der Institution, Karl Lenhard Rudolph, konnte keine Originaldaten vorlegen und so kamen sie zu dem Ergebnis, dass der Zellbiologe und Alternsforscher sein Institut nicht ausreichend beaufsichtigt hatte. Sie rügten Rudolph wegen „grob fahrlässigen wissenschaftlichen Verhaltens". Das war eine peinliche Angelegenheit für das 2004 gegründete Institut mit seinen 330 Mitarbeitern. Das Kuratorium beschloss einstimmig, den Chefposten neu zu besetzen.[45] Die Sache sorgte in internationalen Wissenschaftskreisen für Aufmerksamkeit, weil sie auf ein generelles Problem verwies – dass Wissenschaftler unter dem großen Publikations- und Forschungsdruck, dem sie ausgesetzt sind, zu unsauberen Arbeiten neigen können. Diskutiert wurde darüber, wie solche Vorkommnisse, aber auch vorsätzlicher Betrug, besser vermieden werden können und es boten sich einige Institutionen an, die professionell wissenschaftliche Texte zusätzlich zum normalen Peer Review vor ihrer Veröffentlichung zu überprüfen. Es gab allerdings auch Wissenschaftler, die sich gegen solche Prüfungen aussprachen, weil sie sich dadurch unter einen Generalverdacht gesetzt fühlten. Die Wissenschaftscommunity war in Aufruhr, und das, obwohl es zu diesem Zeitpunkt „nur" um bewusst gefälschte Texte einzelner Autoren ging. Die Affäre zeigt einmal mehr, dass das Thema Fälschungen schon vor dem massiven Erscheinen der Fälschungsagenturen auf der Bildfläche virulent war.

Zu dieser Zeit war das Problem massenhaft gefälschter Artikel, die von professionellen Agenturen verkauft werden, allerdings in China bereits seit Jahren ruchbar. Bis es in der westlichen Welt erstmals entdeckt wurde, vergingen jedoch noch weitere Jahre. Das Phänomen wissenschaftlicher Fälschungen ist so alt wie die

Wissenschaft selbst (▷ Kap. 2). Eine völlig neue Dimension kommt ihm jedoch durch die besonderen Möglichkeiten zu, die neue Publikationsformen wie „Open Access" und Künstliche Intelligenz mit sich bringen: Wissenschaftlern, die ganz bewusst den Pfad der wissenschaftlichen Redlichkeit und Tugend verlassen möchten, eröffnet sich mit ihnen geradezu ein neues Universum, ein Fälscher-Paradies. Doch die Welt der Wissenschaft blieb weitgehend ahnungslos und die Wissenschaftsverlage zogen es vor, das Problem zu ignorieren – „Einzelfälle" habe es ja schon immer gegeben. Es waren „no news". Und doch gab es Warnungen.

2005 ist das Jahr, in dem die Entwicklung Fahrt aufnahm. Zu dieser Zeit wurde die technische Grundlage der Fake-Publikationen gelegt. Zunächst in der eng begrenzten Sphäre der Wissenschaft machte eine Geschichte die Runde, die nur auf den ersten Blick lustig erscheint. Denn tatsächlich zeigte sie, ähnlich wie bei dem kleinen „Versuch" des weiter oben erwähnten US-amerikanischen Politikers Foster und seinem Kollegen Perlmutter, wie leicht das Publizieren wissenschaftlicher Fälschungen war (und ist) und wie leichtgläubig damals die Verantwortlichen in den wissenschaftlichen Verlagen waren. Genau das zu beweisen, war das Ziel von drei Studenten des Massachusetts Institute of Technology (MIT), eine der weltweit anerkanntesten Forschungseinrichtungen in Cambridge (USA). Die drei schrieben ein einfaches Computerprogramm, das wissenschaftlichen Unfug am laufenden Band produzieren konnte. Das war allerdings volle Absicht und die Nachwuchswissenschaftler hätten das sicher viel besser gekonnt, wenn sie gewollt hätten. Sie ließen dieses Programm ein Papier schreiben, das sie mit ihren echten Namen kennzeichneten und als wissenschaftliche Arbeit zu einer Konferenz schickten, mit der Bitte, es dort vorstellen zu dürfen. Die Prüfung der für die Veranstaltung Verantwortlichen kann kaum sehr intensiv gewesen sein – oder wahrscheinlicher: Sie fand offenbar überhaupt nicht statt. Anders ist es jedenfalls nicht zu erklären, dass diese Nonsens-Arbeit kritiklos angenommen wurde. Die drei jungen Männer verzichteten allerdings darauf, das Papier vor der versammelten Runde von Wissenschaftlern vorzustellen.[46]

Doch die drei setzten der ganzen Sache noch die Krone auf. Sie veröffentlichten ihr SGIgen-Programm (von Silicon Graphics International Corp.), mit dem sie ihr „Papier" geschrieben hatten und boten es anderen Wissenschaftlern kostenlos zur Benutzung an. Und was passierte? Zahlreiche Forscher luden es herunter, schrieben damit eigene Arbeiten und reichten sie bei wissenschaftlichen Verlagen ein. Später kam heraus, dass der deutsche Wissenschaftsverlag Springer Science Publishers (heute: Springer Nature) 16 dieser Arbeiten veröffentlicht hatte und das US-amerikanische Institute of Electrical and Electronic Engineers (IEEE) sogar mehr als 120. Einer breiten Öffentlichkeit wurde die Sache erst 2013 durch einen Artikel in der britischen Zeitung „The Guardian" bekannt.[47]

So gesehen war der Streich, den die drei Jungs vom MIT gespielt hatten, ein voller Erfolg, denn er deckte einen schweren Mangel im wissenschaftlichen Publikationsbetrieb auf. Maxwell Krohn, einer der drei MIT-Studenten, meinte: „Das sollte ein Schock für die Menschen sein." Sicher sprach er bewusst nicht nur von der Wissenschaft, den Verlagen oder von der Industrie – sondern von den „Menschen", also von uns allen, der breiten Öffentlichkeit. Denn Krohn, der später ein Unternehmen für Verschlüsselungen gründete, begriff die Dimension des Problems, das sich hinter dem Streich der Studenten andeutete. „Es gibt diese ganze akademische Schattenwelt, von der anscheinend alle profitieren, aber sie verschwenden Zeit und Geld und fügen der Wissenschaft nichts hinzu", meinte er damals.[48] Krohn hatte ein gutes Näschen, wie sich in den vergangenen Jahren auf dramatische Weise bewahrheitet hat. Der Streich der Schelme wurde zur Büchse der Pandora mit allen nur denkbaren Übeln für die Wissenschaft.

Allerdings: Der Weckruf, der die Aktion sein sollte, verhallte wie ein Schrei im Weltall. Kaum jemand schien sich wirklich für das Problem zu interessieren. Keiner wollte oder traute sich, es anzufassen, um nicht schlafende Hunde zu wecken. Krohn ahnte das schon damals, denn er sagte: „Diese Texte sind so lustig, man liest sie und kann nicht anders, als zu lachen. Sie sind totaler Bullshit. Und ich sehe nicht, dass sie verschwinden werden."[49] Es gibt nur einen wichtigen Unterschied zur heutigen Situation: Heute sind die Fake-Texte nicht mehr auf den ersten Blick als Bullshit zu erkennen. Heute wirken sie in vielen Fällen echt. Und genau darin liegt ihre große Gefahr. Ob sich Krohn damals das Ausmaß, dass das Problem inzwischen angenommen hat, vorstellen konnte, ist trotz seiner Voraussicht fraglich.

Es vergingen einige Jahre, bis das Thema erneut an die Oberfläche schwappte und doch immer wieder im Ozean des allgemeinen Desinteresses versank, wie die

Titanic nach ihrem Zusammenstoß mit einem Eisberg. Das Wrack lag irgendwo da unten am Meeresboden, aber keiner wollte eine genaue Ursachenforschung betreiben, die auch Schuldige zutage fördern würde oder solche, die an dem System gut verdienen und nicht gestört werden wollen. Das Interesse kam erst später. So war es auch mit den Fälschungen wissenschaftlicher Publikationen: Es gab Hinweise, aber sie verpufften. Und so konnte das System unbemerkt weiter wachsen zur Größe eines gefährlichen Eisbergs, dessen Spitze jetzt inzwischen weit sichtbar aus dem Wasser ragt, während er sich unter der Wasseroberfläche gefährlich breitmacht. Bis es zum großen Aufprall kommt.

Im Jahr 2010 warnte ein Forscherteam unter Leitung des damals an der chinesischen Universität Wuhan arbeitenden Informatikers Yang Shen vor Webseiten, die gegen Geld Artikel für Wissenschaftler über fiktive Forschung verfassen und das reguläre, auf eine Qualitätssicherung ausgerichtete Peer Review-System umgehen.[50] Damals sahen sich die Redakteure der im Vereinigten Königreich erscheinenden Zeitschrift „Acta Crystallographica Section E" gezwungen, 70 Artikel zurückzuziehen, die ihrer Meinung nach von Forschern der Jinggangshan-Universität in der Provinz Jiangxi gefälscht worden waren. Die Alarmsignale setzen ein: Immerhin stammte die Hälfte der, in den fünf Jahren zuvor in der Zeitschrift veröffentlichten, rund 200.000 Artikel über Kristallstrukturen von Wissenschaftlern aus China.

Die Studie der Experten von der Wuhan-Universität konstatierte, dass Fehlverhalten in vielen Bereichen weit verbreitet sein könnte. Das Team unter der Leitung von Yang Shen analysierte Webseiten und experimentelle Untersuchungen, um zu ermitteln, wie breit das Spektrum zweifelhafter Veröffentlichungen sein konnte. Dazu gehörten Ghostwriting von Dissertationen und akademischen Arbeiten über fiktive Forschung, Umgehung der Peer-Review-Verfahren und das Anfertigen gefälschter Kopien legitimer chinesischer oder internationaler Fachzeitschriften.

Die Forscher analysierten die beliebtesten 800 Webseiten (!), die an solchen Aktivitäten beteiligt waren und die zusammen 210.000 Zugriffe pro Tag verzeichneten. Sie fanden heraus, dass die Kosten für jede Produktion eines pseudowissenschaftlichen Textes bis zu 12.000 chinesische Renminbi (rund 1.500 EUR) betrugen. Drei Viertel der Nachfrage kamen von Universitäten und Institutionen.

Das Ergebnis der Untersuchung lautete, dass es offenbar eine riesige Produktionskette für den gesamten Publikationsprozess gab. Schließlich waren ja auch 800 hierauf spezialisierte Webseiten kein Pappenstiel.

Unbekannt war das Problem also schon damals in Wissenschaftskreisen nicht. Die Zeitschrift „Nature" beschrieb im Januar 2010 den Hintergrund: „Chinesische Universitäten vergeben oft Geldpreise, Wohnbeihilfen oder andere Vergünstigungen auf der Grundlage von hochkarätigen Veröffentlichungen, und der Druck zur Veröffentlichung scheint zu wachsen."[51] Klar, dass die von diesem Druck betroffenen Wissenschaftler nach Wegen und Mitteln Ausschau hielten, um ihn zu lindern. Und kein Wunder, dass sich solche Wege fanden, solange damit nur gutes Geld zu verdienen war.

Der Untersuchung der Universität Wuhan zufolge lag der Umsatz der Papiermühlen (der Begriff wurde noch nicht verwendet, man sprach noch von „Ghostwriting von Arbeiten über nichtexistierende Forschungsergebnisse") im Jahr 2009 in China bei 1 Mrd. Renminbi (150 Mio. US-Dollar) – fünfmal so hoch wie nur zwei Jahre zuvor. In diesen Jahren von 2007 bis 2009 scheint es also einen enormen Entwicklungsschub gegeben zu haben, der das Fake-System zu seiner vollen Entfaltung brachte.

Wie weit sich der bösartige Tumor bereits ausgebreitet hatte, wurde deutlich, als Forscher an großen Universitäten und Forschungseinrichtungen, zugaben, Plagiate oder Fälschungen von Daten veröffentlicht zu haben. Und es gab erste mahnende Stimmen. „Das Ausmaß des Fehlverhaltens ist beunruhigend", wurde Nicholas Hans Steneck, Direktor des Research Ethics and Integrity Program an der University of Michigan in Ann Arbor, im oben erwähnten „Nature"-Artikel zitiert. Es mache deutlich, vor welchen Herausforderungen China stehe, wenn es darum kämpft, die Forschungskapazität eines sehr großen Systems – mit erheblichen Qualitätsunterschieden – rasch zu verbessern, um in der Wissenschaft zur Weltspitze aufzuschließen. Doch trotz solch mahnender Worte und obwohl „Nature" ausdrücklich davon sprach, dass es sich bei dem aufgedeckten Skandal nur um den jüngsten in einer Reihe vergleichbarer Fälle handelte – es geschah *nichts*.[52]

Der Wissenschafts-Blog Retraction Watch berichtete später, dass auch andere Zeitschriften eine Reihe von Artikeln zurückziehen mussten, nachdem sie aufgrund von Manipulationen aufgefallen waren. Wer mit professionellem Blick etwas genauer hinschaute, konnte feststellen, dass es offenbar bereits einen Hotspot für Fake-Artikel gab: China. Das Reich der Mitte entwickelte sich spätestens seit etwa 2010 allmählich zum Reich der Fälschungsagenturen mit stetig steigender Zahl von „gelungenen" Fake-Publikationen. Und 2019 ist das Jahr, in dem China die USA in der Zahl wissenschaftlicher Zeitschriftenpublikation überholte; 2023 war es bereits mit einem großen Abstand der Gewinner des Wettbewerbs um Sichtbarkeit (USA: 609.674, China 1.018.423 Publikationen). Allerdings: Das rasante Wachstum von Chinas Publikationszahl war und ist nicht mehr „natürlich" und kaum über einen echten, regulären Fortschritt der wissenschaftlichen Aktivität zu erklären. Während die Zahl wissenschaftlicher Publikationen von Ländern mit mehr als 10.000 Publikationen von 1996 bis zum Jahr 2023 weltweit um das Fünffache stieg, sind für drei asiatische Länder exorbitante Wachstumsraten festzustellen, die alle anderen Länder der Welt weit übertreffen: China (32-fach), Indien (12-fach) und Süd-Korea (10-fach). Die Frage ist, in welchem Maße dieses exponentielle Wachstum auf Fake-Publikationen gründet. Ein Schelm, wer sich Böses dabei denkt.

Nicht alle schliefen den Schlaf der Gerechten bzw. der Nichtinteressierten. Einige Wächter der Wahrheit harrten im Dunkeln bei Nacht, um zu entdecken, was sich da in der Wissenschaft zusammenbraute. So machte sich im Jahr 2013 die amerikanische China-Korrespondentin von „Science", Mara Hvistendahl, nachdem sie entsprechende Hinweise bekommen hatte, an die Arbeit und tat das, was eine investigative Journalistin eben tut, wenn sie ihre Aufgabe ernst nimmt: Sie recherchierte intensiv und fundiert. Nach fünf Monaten Arbeit, während der sie in die Fälscher-Szene eingetaucht war und undercover Kontakte zu Fälschern geknüpft hatte, veröffentlichte sie einen Artikel unter dem Titel „China`s Publication Bazaar"[53]. Hvistendahl berichtete über einen wissenschaftlichen Artikel zu Krebstherapien, der von der Zeitschrift „The International Journal of Biochemistry & Cell Biology" aus dem Verlag Elsevier, der zu den wichtigsten seriösen Verlagen weltweit gehört, veröffentlicht worden war. Die Journalistin hatte eine verdeckte Operation gestartet, um die Praxis des Verkaufs der Autorenschaft von Artikeln aufzudecken. Die angeblichen Autoren hatten dafür den Recherchen zufolge 90.000 Yuan (heute rund EUR 11.000) bezahlt. Nach ihrer fünfmonatigen Recherche kam Hvistendahl zu dem Ergebnis, dass dieses Vorgehen in China weit verbreitet sei. Ihre Nachforschungen hatten einen florierenden akademischen Schwarzmarkt mit dunklen Agenten, korrupten Wissenschaftlern und kompromittierten Verlegern offenbart. Es waren demnach also alle Seiten beteiligt – auch die Verlage. Die an die betrügerischen „Autoren" gezahlten Preise pro Fake-Artikel lagen zwischen 1.600 und 26.300 US-Dollar. Die größere Summe entsprach etwa dem Jahresgehalt eines chinesischen Assistenzprofessors.

Im folgenden Jahr 2014 beschäftigten sich die Betreiber des Wissenschafts-Blogs Retraction Watch mit dem Problem, das seitdem für sie zu einem Dauerthema geworden ist. Bei Retraction Watch handelt es sich um einen Blog, der im August 2010 von den beiden Wissenschaftlern Ivan Oransky und Adam Marcus unter dem Dach des Center for Scientific Integrity online gestellt wurde. Die Blogger haben es sich unter anderem zur Aufgabe gemacht, über Texte, die aus Zeitschriften zurückgezogen werden mussten, zu berichten und machen sich sogar den Spaß, Top-Ten-Listen der Autorennamen mit den meisten zurückgezogenen Artikeln und den am häufigsten zitierten Artikeln, die aufgrund von Fake-Informationen zurückgezogen werden mussten, zu führen.[54] Retraction Watch hatte zuvor bereits über eine Reihe von Fällen berichtet, in denen Autoren ihre eigenen Artikel selbst durch das Einreichen selbstverfasster Peer-Reviews „überprüft" hatten, indem sie gefälschte-E-Mail-Adressen empfohlener Gutachter verwendeten. Doch neuerdings, so die Vermutung, reichten Manuskriptvorbereitungsdienste direkt gefälschte Peer-Reviews ein – eine neue Dimension, fand die Redaktion.

Veranlasst zu dem Alarmruf wurde Retraction Watch unter anderem durch das Aufdecken von mindestens 50 Fake-Texten in Journalen des Verlags BioMed Central, einem wissenschaftlichen Verlag aus Großbritannien, den Springer Nature wenige Jahre zuvor aufgekauft hatte. BioMed Central stellt alle Texte seiner mehr als 200 Publikationsorgane kostenlos als „Open Access" online zur Verfügung, finanziert über Gebühren, die sie von den einreichenden Autoren kassierten. Der Verlag teilte mit, man habe nach einer ausgiebigen Untersuchung Hinweise dafür gefunden, dass einige Drittagenturen möglicherweise Dienstleistungen anböten, die gefälschte Kontaktdaten für Peer-Reviewer während des Einreichungsprozesses enthielten und Bewertungen von diesen gefälschten Adressen lieferten.

Das Virus der Fälschungen hatte zu diesem Zeitpunkt bereits die Welt der Wissenschaft infiziert und breitete sich aus wie eine Pandemie. Eine wahre „Infodemie". Es gab erste, eindeutige Symptome, aber sie waren offenbar noch nicht schmerzhaft genug, um eine integre, wahrhafte Wissenschaft besorgte Personen und Institutionen zu einem konzertierten Vorgehen zu animieren.

Wie ein Eisberg im Nebel

Seit spätestens 2019/20 gehören Nachrichten über das Zurückziehen von Artikeln, die als Fakes sicher identifiziert wurden oder in dringendem Verdacht stehen, solche zu sein, geradezu zum Alltag der Wissenschaftsnachrichten. Ich habe dazu ein paar Beispiele herausgesucht, die keinesfalls vollständig sind. Wenn „Nature" beispielsweise berichtete, dass zwischen Januar 2020 und März 2021 (nur) 370 Artikel aus wissenschaftlichen Zeitschriften zurückgezogen werden mussten, handelt es sich bei dieser Zahl zweifellos lediglich um einen Bruchteil der tatsächlich gefälschten und veröffentlichten Artikel.[55]

Zu den Betroffenen gehören viele Verlage, die sich darauf spezialisiert haben, wissenschaftliche Texte zu veröffentlichen. Erstaunlich ist, dass unter diesen auch ganz große und bedeutende der Branche anzutreffen sind. Betroffen von dieser „Infodemie" sind dabei wissenschaftliche Zeitschriften aller Kategorien; Renommee schützt keinesfalls davor, befallen zu werden. Vielsagend und heikel zugleich, dass die Reaktionen bei den großen und bekannten Zeitschriften kaum anders als bei den kleineren und unbedeutenderen ausfallen: Niemand möchte sich nachsagen lassen, Artikel zurückziehen zu müssen, weil sie sich als Fälschungen entpuppt haben. Darauf verwies bei der Anhörung des Ausschusses für Wissenschaft, Raumfahrt und Technologie des US-Repräsentantenhauses im

Juli 2022 der Neurowissenschaftler Brandon Stell vom französischen Nationalen Zentrum für wissenschaftliche Forschung (CNRS), als er sagte: „Es ist uns klar geworden, dass das Renommee einer Zeitschrift keine Garantie für die Qualität der Forschung ist, und dass die Reaktionen der Zeitschriften und Institutionen im Durchschnitt sehr ineffektiv und ineffizient sind, selbst wenn offensichtliche Probleme öffentlich gemacht wurden."[56] Stell weiß genau, wovon er redet, denn er ist auch Präsident und Mitbegründer der PubPeer Foundation, einer gemeinnützigen Organisation, die die Website www.pubpeer.com betreibt. Die 2012 gegründete Organisation hat es sich zum Ziel gemacht, nach der Veröffentlichung wissenschaftliche Publikationen zu diskutieren und eventuelle Manipulationen zu enttarnen.

Auch Springer Nature musste mehrmals Artikel seiner Fachzeitschriften zurückziehen, nachdem Beweise für gefälschte Peer-Review-Verfahren gefunden worden waren. Alleine im Jahr 2015 waren zehn Zeitschriften mit 64 Publikationen betroffen, was die Zahl solcher Problemfälle auf über 230 erhöhte. Von den damals zurückgezogenen 1500 bekannten Fake-Texten insgesamt seien damit rund 15 % aufgrund solcher gefälschter Peer-Review-Verfahren betroffen gewesen. Nach den Erkenntnissen der Verlage war nicht allen genannten Autoren das Problem bewusst gewesen.[57] Aber dass es ein Problem gab, sprach sich jetzt in den USA sogar schon außerhalb der kleinen Welt der Wissenschaft herum, wie ein Artikel in der New York Times zeigt, der über gefälschte Artikel aus China berichtete.[58]

Forscher um die Medizinerin Cristina Candal Pedreira von der spanischen Universität Santiago de Compostela berichteten in einer Studie von 1.182 zurückgezogenen Veröffentlichungen aus den Jahren 2004 bis 2022, die nachweislich aus Papiermühlen stammten.[59] Die Mehrheit dieser Texte hatte vier bis sechs Autoren, fast alle gehörten chinesischen Einrichtungen an. Die Publikationen wurden hauptsächlich in Magazinen aus der oberen Hälfte des Journal Impact Factor-Rankings veröffentlicht, dabei konzentrierten sich zwei Drittel auf nur 15 Zeitschriften. Die meisten zurückgezogenen Veröffentlichungen, nämlich 166, stammten aus dem „European Review for Medical and Pharmacological Sciences", gefolgt vom „Journal of Cellular Biochemistry" mit 134 Rückziehungen. Die Autoren der Studie nahmen nicht für sich in Anspruch, alle zurückgezogenen Artikel untersucht zu haben.[60]

Zu den Verlagen, bei denen hunderte Fälschungen aufflogen, gehört auch der Verlag Institute of Physics. Anfang 2022 informierte Nick Wise, ein Ingenieursstudent von der Universität Cambridge, der sich als unabhängiger Whistleblower betätigt, den Verlag darüber, dass 350 Beiträge aus verschiedenen Tagungsbänden wahrscheinlich systematisch gefälscht worden seien. 232 Artikel waren im „Journal of Physics: Conference Series" und 118 in den „IOP Conference Series: Materials Science and Engineering" erschienen und wiesen unter anderem zum Teil große Ähnlichkeiten auf.[61]

Wise hatte offenbar Blut geleckt, jedenfalls schlug er einige Monate später erneut zu. Wiederum traf es den Verlag Institute of Physics. Die Zahl der Artikel, die dieser daraufhin zurückziehen musste, war mit 494 Veröffentlichungen aus seinen Zeitschriften diesmal sogar noch größer. Erneut hatte Wise Hinweise darauf entdeckt, dass mindestens ein Teil davon sehr wahrscheinlich von Papiermühlen fabriziert worden waren. Der allergrößte Teil der betroffenen Artikel war im „Journal of Physics: Conference Series" erschienen. Zwei andere Papiermühlen-Jäger, Guillaume Cabanac und Cyril Labbé, lobten den Spürhund Nick Wise mit den Worten: „Er rockt".

Für den besagten Verlag war das ein Desaster und er stand als ein Haus da, dem es lediglich ums schnelle Geldverdienen gehe und die Qualität der Artikel nicht ausreichend überprüfe. Die Frage stellt sich damit, ob der Verlag selbst ein unwissendes Opfer der Manipulation war oder ob er, seinen ureigentlichen Aufgaben nicht oder zumindest nicht ausreichend nachkommend, fahrlässig oder sogar bewusst als Dealer gefälschter Texte aufgetreten ist. Kim Eggleton, Head of Peer Review and Research Integrity bei IOP Publishing (dem „Mutter"-Unternehmen des Verlags Institute of Physics), erklärte, dass die Artikel nach dem Hinweis von Wise zurückgezogen worden seien, weil sie „möglicherweise von einer kommerziellen Einheit erstellt, manipuliert und/oder verkauft" worden seien. Es seien auch keine Belege dafür gefunden worden, dass sie ein zuverlässiges Peer-Review-Verfahren durchlaufen hätten. Doch dieses Verfahren hätte eigentlich in der Verantwortung des Verlags gelegen und vor der Veröffentlichung stattfinden müssen. Die Autoren, so Eggleton, hätten auf die Aufforderung zu belegen, dass sie die Verfasser der Artikel waren, nicht geantwortet.[62]

Im Herbst 2022 traf es ebenfalls den niederländischen wissenschaftlichen Großverlag Elsevier. Rund 500 Texte aus einem Konferenzband mussten zurückgezogen werden, weil sie wissenschaftliche Standards nicht erfüllten. Bei den Texten ging es unter anderem um intelligente Parkleitsysteme und die Energierückgewinnung aus Klärschlamm mittels mikrobieller Brennstoffzellen. Bei Elsevier wuchs die Vermutung, dass „einige Konferenzen nie stattgefunden haben (sogar virtuell) und wir sammeln derzeit Beweise, um diesen Verdacht zu untermauern." Für die Zukunft plane man Änderungen dahingehend, dass man sich nicht mehr zu sehr auf die Integrität der Konferenzorganisationen verlassen werde. Im Klartext: Es ging um Veröffentlichungen zu Konferenzen, die es niemals gegeben hatte.

Weiter teilte eine Mitarbeiterin mit: „Während die Zeitschrift seit mehreren Jahren einen detaillierten Prozess zur Validierung von Konferenzen und Konferenzorganisatoren verfolgt, wird es leider immer schwieriger, gefälschte Konferenzen im Voraus zu erkennen. Zum Beispiel kopieren Konferenzorganisatoren regelmäßig den Inhalt legitimer Konferenz-Webseiten, um den Anschein einer legitimen Konferenz zu erwecken."[63] Konferenzbände scheinen besonders leicht zu fälschen sein; dass aber ein Verlag nicht in der Lage sein soll, herauszufinden, ob eine Konferenz, zu der er eine Publikation herausbringt, überhaupt stattgefunden hat, erscheint für Laien schwer verständlich. Das Problem ist nicht nur in der Physik, sondern auch in der Informatik (Computer Science) weit verbreitet.

Auch Elsevier ist ein Opfer – nicht nur der Fälscher, sondern auch seiner eigenen Nachlässigkeit. Und das, obwohl der Verlag schon seit Jahren das Phänomen manipulierter Publikationen gut kannte. So hatte er 2015 neun Artikel aus fünf Zeitschiften zurückziehen müssen,[64] 2017 folgten 26 weitere, unter anderem aus dem „International Journal of Hydrogen Energy" und „Results in Physics". Die Artikel, die zwischen Ende 2014 und 2017 eingereicht und veröffentlicht wurden, stammten von einer Gruppe von Forschern aus dem Iran.[65] Einer von ihnen war auch korrespondierender Autor von zwei Beiträgen, die zuvor wegen Plagiats aus Springer-Journalen verbannt worden waren.

Betroffen ist unter anderem die englische Royal Society of Chemistry, die knapp 60 wissenschaftliche Zeitschriften herausgibt. Anfang 2021 musste sie ankündigen, nach einer intensiven Untersuchung 68 Artikel aus dem Magazin „RSC Advances" zurückzuziehen. Sie begründete das so: „Diese Widerrufe basieren auf einer unseres Erachtens systematischen Produktion gefälschter Forschungsergebnisse, und wir gehören zu einer Reihe von Verlagen, die von solchen Aktivitäten betroffen sind." Der Vorfall sei das Ergebnis einer organisierten und ausgeklügelten Operation, die als „Papierfabrik" bezeichnet werde. Die Untersuchung der Publikationen habe ergeben, dass viele in sehr ähnlichen Strukturen oder Vorlagen geschrieben seien. Sie erschienen oft legitim, wenn sie einzeln betrachtet würden, und viele der besorgniserregenden Merkmale würden erst sichtbar, wenn mehrere Artikel miteinander verglichen würden.[66]

Doch die bisher aufgeflogenen Fälle (insgesamt etwa 40.000, Stand Herbst 2023) sind ohne jeden Zweifel nur ein kleiner Bruchteil der tatsächlich bis heute fabrizierten und veröffentlichten Fälschungen. Sie sind nur die kleine Spitze eines großen Eisbergs, der irgendwo im Nebel lauert. Wenn die Wissenschaft die Titanic wäre, würde dieser Eisberg derzeit vor ihrem Rumpf an der Meeresoberfläche auftauchen, der durch die ersten Eiszacken bereits undicht geworden ist. Der Kapitän und die Offiziere würden auf der Brücke stehen und in den Nebel blicken, aber aktiv versuchen, die Gefahr durch Ignorieren zu bannen, nach dem Motto: „Es kann nicht sein, was nicht sein darf". Doch sie müssten die Fahrt so schnell wie möglich stoppen oder versuchen, ihr Schiff, für dessen Passagiere und Besatzung sie volle Verantwortung tragen, an dieser Bedrohung, von der sie längst wissen, vorbeizusteuern. Denn was bei einem Aufprall mit diesem Koloss droht, wäre ihnen natürlich klar: das Schiff würde noch mehr Leck schlagen und könnte letztlich sinken. Das gleiche Schicksal droht der modernen Wissenschaft, wenn sie nicht erkennt, dass sie auf einen bislang unbekannten Berg zusteuert, der aus bisher unentdeckten und zukünftig veröffentlichten Fake-Publikationen besteht und eine riesige Gefahr darstellt, die sie ins Verderben stürzen kann, wenn nicht rechtzeitig von den Wissenschaftsorganisationen, der Politik und den Verlagen gegengesteuert wird. Dann würde aus dem „Schrei im Weltall" ein Problem werden, das sich anfühlt wie ein unausweichlicher Meteoritenschwarm mit Kurs auf die Erde. Damit das nicht passiert, müssen wir schleunigst etwas unternehmen, etwas bewegen, etwas ändern. Um die dafür richtige Lösung zu finden, müssen wir uns vergegenwärtigen, wie das Uhrwerk des Wissenschaftsbetriebs tickt, was es antreibt und erfolgreich macht, und was es gefährdet oder zerstört.

4 Das Uhrwerk der Wissenschaft

Wie tickt eigentlich dieses Uhrwerk der Wissenschaft? Was steckt dahinter, wenn der Zeiger des Fortschritts sich dreht? Was sind die (Trieb-)Federn, die Zahnräder, die das Wissen-schaffende System antreiben und im Inneren zusammenhalten? Was ist sichtbar und was liegt im Verborgenen? Tickt die Uhr für den Fortschritt oder ist es eine Zeitbombe?

Von Wissenschaftlern und Wahrheit: *Sapere aude*

Die „Wissenschaft" „schafft" neues „Wissen" in einer großen Vielfalt akademischer Fakultäten und Fachdisziplinen unterschiedlichster Natur, die alle ihre Besonderheiten haben. Folgende Liste ist nur eine Auswahl:
- Geistes- und Sozialwissenschaften (zum Beispiel Soziologie, Geschichtswissenschaft, Politikwissenschaft, Teile der Psychologie),
- Erziehungswissenschaften (u. a. Pädagogik, Bildungswissenschaften)
- Wirtschaftswissenschaften (Betriebswirtschafts- und Volkswirtschaftslehre)
- Naturwissenschaften (Physik, Chemie, Mathematik, Biologie, Teile der Psychologie, Neurowissenschaften etc.)
- Medizin und Gesundheitswissenschaften (u. a. alle medizinischen Fachgebiete, Pflege, therapeutische Disziplinen)
- Technische und Ingenieurwissenschaften (zum Beispiel Maschinenbau, Informatik/Computer Science, Umwelt- und Materialwissenschaften, Nukleare, Luft und Raumfahrt-Wissenschaften)

Trotz der Vielfalt und Unterschiedlichkeit, die dem Spektrum der Disziplinen eigen ist, stellt sich der Karriereweg von Wissenschaftlern oft sehr ähnlich dar: Studium, Promotion, Habilitation, Professur (Forschung und Lehre) oder Forscher ohne Professur (akademischer „Mittelbau", Industrie, Verwaltung). Orte der Forschung sind vor allem Universitäten, darüber hinaus außeruniversitäre Forschungseinrichtungen, die meist mit Universitäten kooperieren. Beispiele sind: Institute der Max-Planck-Gesellschaft, Leibniz- und Helmholtz-Zentren (Deutschland), National Institutes of Health (NIH, USA), die Chinese Academy of Sciences, oder die Royal Swedish Academy of Sciences.

Wenn wir Wissenschaft als System verstehen wollen, ist zunächst zu betrachten, wie Wissenschaftler (in der Regel) ticken. Die meisten (wenn auch sicher nicht alle) haben ihren Beruf gewählt, weil sie mehr „wissen" bzw. neues „Wissen schaffen" möchten und/oder spielerischen Spaß am „Entdecken und Erfinden" haben. Sie sind von Natur aus eher kreativ und (zum Teil) technisch begabt, schätzen die Freiheit überaus, sind vorwitzig, intellektuell interessiert und gebildet (manchmal auch echte „Nerds"). Ihre Antriebsfedern und ihr Begehren sind, wie der „Honig" für die Bienen, Sichtbarkeit, Anerkennung und Stolz auf sich selbst, etwas „Neues" verstanden, entdeckt oder geschaffen zu haben. Und sie sind beseelt, wenn sie mit ihrer Arbeit einen Beitrag leisten können, der die Welt ein Stückchen lebenswerter macht oder zumindest die von ihnen beackerte Wissenschaft ein Stück voranbringt.

Die Früchte (zählbare „Produkte") ihrer Arbeit sind Publikationen in wissenschaftlichen Zeitschriften, Büchern oder Patenten, also – Veröffentlichungen. Erst wenn die Sache „öffentlich" ist, ist das Werk sichtbar und vollbracht. Darum ist öffentliche Sichtbarkeit, Anerkennung und Ehre das Ziel der Begierde, egal ob unbewusst, bewusst oder systematisch geplant. Sichtbarkeit füttert den „Ehr(e) Geiz", wie der Nektar die Biene.

Was allen Wissenschaftlern in ihrem jeglichen Tun gemeinsam ist (oder sein *sollte*): das Primat der Vernunft – ganz im Sinne der „Aufklärung" – und das Streben nach Wahrheit. *Sapere aude.*

Der Glanz der zündenden Idee

Das kreative Samenkorn der Wissenschaft ist die „Idee". Sie wird genährt von vorhandenem Wissen, also eigenen und bekannten Beobachtungen oder bereits publizierten Fakten. Der eigentliche „kreative Akt" ist einerseits das Erkennen eines Problems bzw. einer neuen Fragestellung, andererseits die sich hieraus ergebenden Handlungen zur Lösung des Problems oder der Beantwortung der im Raume stehenden leitenden Frage (zum Beispiel durch ein Experiment). Zur Wissenschaft gehört freilich auch die Wiederholung eines Experiments, die „Replikation", oder, etwa in den Geisteswissenschaften, die Beobachtung und Herleitung von logisch-überzeugenden Argumenten zu gesellschaftspolitischen, philosophischen oder sonstigen Themen.

Wie eine Publikation entsteht

Ist die Idee geboren und erfolgreich diskutiert oder geprüft, so wird sie in einem wissenschaftlichen Beitrag niedergelegt und verbreitet, also in Form einer Publikation in einer wissenschaftlichen Fachzeitschrift (Journal) oder in einem Fachbuch der wissenschaftlichen Community (und damit auch einer interessierten Öffentlichkeit) zugänglich gemacht. Diese sind „Produkte", die Fachinformationen unterschiedlichster Art enthalten, abhängig vom jeweiligen Fachgebiet wie zum Beispiel logische Abhandlungen, Überblicksartikel zu einem bestimmten Thema oder die Ergebnisse von Beobachtungen und Befragungen sowie experimentellen Studien.

Während erstere in ihrem Aufbau meist frei sind, haben letztere typischerweise einen festen Aufbau: Titel, eine Liste von den Namen der Autoren und eine kurze Zusammenfassung; danach der Hauptteil, bestehend aus Einleitung, Methoden, Ergebnissen, Diskussion und der Literaturliste der zitierten Publikationen, nebst Tabellen und Abbildungen. Für eine Zeitschrift bestimmte Artikel werden bei einem wissenschaftlichen Fachverlag eingereicht, dessen Mitarbeiter diese im nächsten Schritt direkt an die Herausgeber der Zeitschrift zur Prüfung weiterleiten. Die fachliche Prüfung der Beiträge erfolgt im Rahmen des sog. „peer-review"-Verfahrens durch unabhängige wissenschaftlich ausgewiesene Gutachter. Gelangen diese zu einer positiven Bewertung, wird das jeweilige Manuskript von den Herausgebern zur Veröffentlichung angenommen. Die Redaktion des Artikels erfolgt durch den Verlag, der dessen finale Version in Papierform (Journale, Bücher) und/oder digital verbreitet. Dabei gibt es Zeitschriften, die ihre Inhalte ihren Lesern kostenpflichtig (z. B. gegen Zahlung einer Abo -Gebühr) oder kostenfrei (in Form des sog. „open access"-Weges, mit oder ohne Bezahlschranke) zur Verfügung stellen. In früheren Zeiten war der Gang in eine Fachbibliothek unvermeidbar, sofern man einen Beitrag aus einer Zeitschrift oder einem Buch lesen wollte, die bzw. das man zuvor nicht selbst erworben hatte. Pech, wenn die Bibliothek die Zeitschrift nicht abonniert oder das Buch in seinem Bestand hatte und man über „Fernleihe" bei anderen Bibliotheken eine Fotokopie bzw. ein Exemplar des Werkes bestellen musste. Geduld war gefragt und schnelle Antworten zu einer Spezialfrage kaum machbar. Das ist heute dank digitaler Revolution und Internet viel unkomplizierter, da vieles – mit oder ohne Bezahlschranke – schnell verfügbar ist. Fast alles, überall und zu jeder Zeit.

Die Entstehung einer wissenschaftlichen Publikation ist also ein schrittweiser Prozess, der – soweit er in regulären Bahnen verläuft – meist mühsam, teuer, und langwierig ist, und an dem in aller Regel viele Teilnehmer mitwirken. Wer sich diesem zu entziehen beabsichtigt, begibt sich zumeist auf einen irregulären Pfad: Der „einfachste" Weg zur „Leistung" (sprich zur Veröffentlichung eines Artikels) besteht in der Abkürzung des Prozesses, über Beauftragung einer „Papiermühle", die alles erledigt: die Fake-Publikation wird bestellt (gegen Honorar), das Manuskript wird KI-unterstützt produziert und dann umgehend und gleichzeitig bei Herausgebern (Editor) mehrerer Zeitschriften platziert.

· Das Uhrwerk der Wissenschaft ·

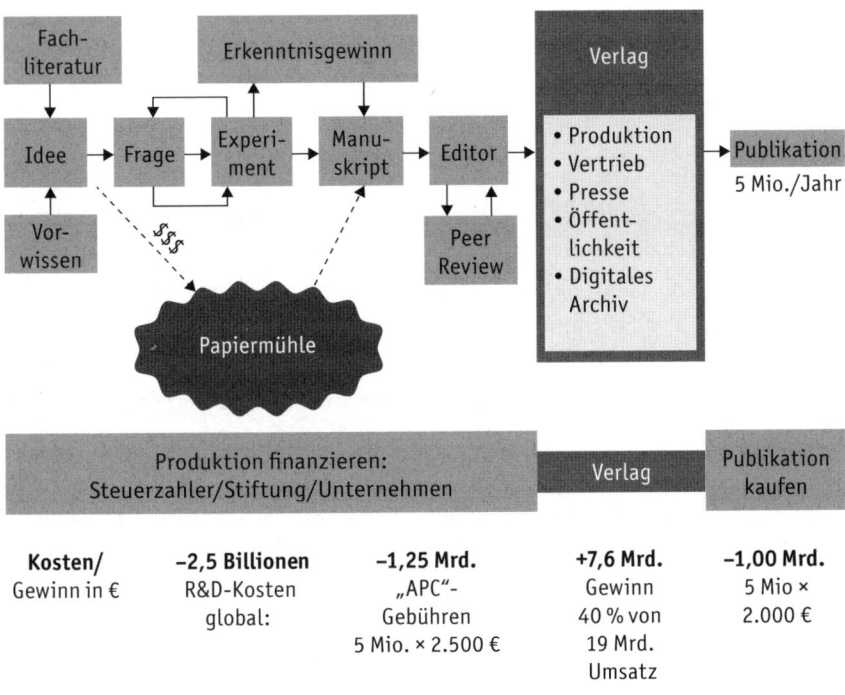

Abb. 2: Der mehrstufige (reguläre) Publikationsprozess und die mit ihm verbundenen Kosten. Der horizontale Balken zeigt, wer die Kosten (eigene Schätzwerte) finanziert. Die Hauptlast der „Produktion des Wissens" (der Publikation) tragen Steuerzahler, Stiftungen und Unternehmen (Industrie): sie stemmen die Forschungsinfrastruktur und Gehälter (R&D), „Article Processing Charges" (APC) und ebenfalls die Leserechte. Es ist der Kauf des vorher vor allem selbst-finanzierten Produkts. Die Abkürzung von der Idee direkt zur Publikation ist über die Papiermühle mittels KI ein verführerisch-leichter Weg, Publikationslisten mit heißer Luft aufzublähen.

Die „Shades of Grey" der Wahrheit

So wie die Welt nicht nur schwarz oder weiß ist, so ist auch das Wissen nicht einfach entweder vorhanden oder nicht vorhanden. Gerade in der Medizin und Psychologie – so wie auch in vielen Bereichen des menschlichen Lebens allgemein – basieren Entscheidungen meist auf der Einschätzung von Wahrscheinlichkeiten. Die Wissenschaft schafft hier mit Informationen (meist Zahlen oder Statistiken) die Grundlage der Erkenntnis und Entscheidungsfindung (falls „Wissenschaft" überhaupt befragt wird), zum Beispiel bei Kauf-, Investitions- oder Projekt-Entscheidungen. Diese sind aber meist mit einem Grad an Unsicherheit behaftet („wahrscheinlich" oder „unwahrscheinlich"), und menschliche Intelligenz schlägt (bisher) immer noch die „schlauen" Algorithmen Künstlicher Intelligenz.[67] Letztlich *schafft* Wissenschaft eine Bandbreite von *Wissen* und hilft zu unterscheiden zwischen Unwissenheit, Raten, Schätzen (Wahrscheinlichkeiten), Glauben-zu-wissen und sicherem Wissen (der „Erkenntnis"). Ihre Publikationen können jedoch auch „Falsch-Wissen" (Täuschung, Fake) und Manipulationen bewusst beabsichtigen (zum Beispiel mit dem Ziel von Profitstreben oder Irreführung).

Es ist wie mit der menschlichen Kommunikation: Gedacht ist nicht gesagt, gesagt ist nicht gehört, gehört ist nicht verstanden, verstanden ist nicht einverstanden, und einverstanden ist nicht umgesetzt. Auch wenn es eine komplizierte Angelegenheit ist: Die Wissenschaft ist der Motor des Fortschritts in Wirtschaft, Gesundheit, Umwelt und Gesellschaft und eine immens wichtige Grundlage für politische Entscheidungen. Sie ist die Quelle des Fortschritts moderner Gesellschaften und essenziell für innovative Entwicklungen in Medizin, Natur- und Klimaschutz, Material- und Produktentwicklung und zahlreichen weiteren Bereichen.

Von der Idee bis zur Erkenntnis ist der Weg allerdings oft sehr mühsam und langwierig. Experimente oder klinische Studien dauern in vielen Fällen lange und sind kostspielig. „Wissen schaffen" wir durch Experimente, Datenauswertung, Literaturanalysen (Reviews), Fall-Beschreibungen etc., die alle von Menschen durchgeführt werden, denen wir vertrauen, dass sie sich ernsthaft und nachhaltig bemühen, die Wahrheit zu suchen. Viele Menschen vertrauen den Wissenschaftlern (oder solchen, die sich als „Experten" bezeichnen), da sie annehmen, dass sie der „Wahrheit" verpflichtet sind (oder sein sollten). Deshalb werden auch im öffentlichen Diskurs oft Wissenschaftler oder sogenannte „Experten" befragt bzw. Daten aus Studien oder Umfragen zitiert, um die Argumente zu unterstützen und einen „Eindruck der Wahrheit" (ob richtig oder falsch) zu erzeugen. So groß das Vertrauen im Allgemeinen in die Wissenschaft (noch) ist, so groß sind die Risiken und der Schaden, sollte die Wissenschaft das Vertrauen der Bevölkerung verlieren, etwa durch die Lawine von Fake-Publikationen und den mit ihnen verbundenen manipulierten, wahrheitswidrigen Pseudo-Erkenntnissen. Ein solcher Vertrauensverlust käme einem Teppich gleich, den man der modernen Gesellschaft unter ihren Füßen wegzieht.

Die Wahrheit und das Vertrauen sind das höchste Gut der Wissenschaft. Auch hier gilt: Es gibt meist nicht einfach nur schwarz oder weiß, sondern es ist ein fließender Übergang: Ehrliche (selbstkritische) Wissenschaft kann sauber oder unbewusst unsauber/fehlerhaft sein, aber *unehrliche* Wissenschaft ist *bewusst* manipuliert oder *gezielt* gefälscht. Tatsächlich zählt das Treiben der Papiermühlen zur letztgenannten Kategorie: Es stellt nichts weniger als einen globalen Angriff auf die Wissenschaft und Gesellschaft dar. Ermöglicht wird dies durch ihre massenhafte Herstellung und Verbreitung (pseudo-)wissenschaftlicher Publikationen im industriell-automatisierten Maßstab, und der damit einhergehenden Manipulation des Scientific Impact Factors, einer maßgeblichen Erfolgsmetrik in der Wissenschaft. Papiermühlen als skrupellose Publikationsagenturen ziehen am Teppich unter unseren Füßen – Ausgang ungewiss!

Ehrgeiz und Erfolg der Wissenschaftler

Die Motivation vieler Forscher liegt nicht nur im Ehrgeiz, etwas Neues zu „entdecken" oder zu entwickeln, sondern neben einer Prise Vorwitz geht es auch um die Sichtbarkeit Ihrer Entdeckungen. Kennwerte des Erfolgs sind somit die Zahl der Publikationen und die Zahl ihrer Zitationen. Die Kartierung des Erfolgs von Zeitschriften sowie von Wissenschaftlern, Forschungseinrichtungen und Nationen folgen (fast) alle ähnlichen Kriterien. Zunächst sind es der *Inhalt* (die „Bedeutung") und die Ergebnisse eines Forschungsprojektes, zum Beispiel die Entdeckung von neuen Gesetzmäßigkeiten, Prinzipien, Naturgesetzen, Heilmethoden, biologischen oder technischen Materialien oder wirtschaftlich geeigneten Herstellungsverfahren von Produkten aller Art.

Möchte man den Erfolg „objektiv" messen oder vergleichen, eignet sich die *Bedeutung* einer Entdeckung eher nicht, denn die Crux ist, dass Inhalte meist nicht direkt verglichen werden können. Ist es etwa bedeutungsvoller, eine neue Therapie für seltene Erkrankungen gefunden zu haben, die nur bei 50 % der Fälle hilft, oder ist es ein neuer Softwarecode für KI, der zwar viel Nutzen bringt, aber gleichzeitig auch Schaden verursachen kann? Das wäre wie Äpfel mit Birnen zu vergleichen. Geschmackssache! Wenn also Geld für die Forschung zu verteilen ist und sich viele darum „streiten" – wie kann man als Politiker, wissenschaftlicher Gutachter oder Geldgeber im Wettbewerb einen quantitativ „objektiven" Vergleich anstellen? Wie lässt sich bei einer Bewerbung um eine Professur vergleichen, welcher Kandidat die beste Forschung und Lehre anbietet? Wie die Wissenschaftspotenz eines Landes mit der eines anderen Landes messen? Es ist ein kniffliges Problem.

An dieser Stelle kommen die Publikationen ins Spiel: Ihre Anzahl und Zitierungen sind messbar und können dabei helfen, wissenschaftliche Leistungen „einfach" und „objektiv" zu vergleichen. Nach dem (überspitzt formulierten) Prinzip: Egal, was der Inhalt hergibt – wichtig ist nur, wie viele Publikationen veröffentlicht wurden, wie oft die Arbeiten zitiert wurden und welches Ansehen die Zeitschriften genießen, die das Glück Ihrer Einreichung erleben durften (was wiederum von deren Zitationsmenge abhängt). Kurzum: Quantität und weniger die Qualität ist oft das Primat. Was das mit Wissenschaft zu tun hat? Nicht viel. Denn bei der Wissenschaft kommt es auf die gewonnene „Erkenntnis" an, also auf Klasse statt Masse. Stattdessen herrscht eine „akademische Reputationsökonomie" vor, die – so Ulrich Dirnagl, Leiter des QUEST Center for Responsible Research am Berlin Institute of Health – als „Grundübel" des Wissenschaftsbetriebs genau das beschriebene Phänomen minderer Güte und wissenschaftlichen Betrugs hervorbringe: „Das System, in dem Forscher Karriere machen, wird weniger durch Inhalte und Qualität von Arbeiten bestimmt, sondern über die Anzahl und den Nimbus der Publikationen."[68]

Vom Honig der Biene: der Journal Impact Factor

Das klingt alles sehr theoretisch. Aber: Diese Bedeutungsmetriken von Publikationsrate und Häufigkeit ihrer Zitierungen bilden inzwischen die „heilige Kuh", die von allen angebetet wird. Für Zeitschriften ist diese „Bedeutungsmetrik" der schon erwähnte Scientific Impact Factor (JIF). Die Berechnung des Faktors ergibt sich daraus, wie oft Artikel in einem Jahrgang einer Zeitschrift in den davorliegenden zwei Jahren zitiert wurden. Es dient nicht nur bibliometrischen Analysen der Zeitschriften, sondern auch zum Beispiel dem Vergleich von Wissenschaftlern. Darum ist er ein essenzieller Kennwert, der für Karrierechancen ausschlaggebend sein kann. Hier wird zum Beispiel der „kumulierte JIF" eines Bewerbers betrachtet, also die Addition der JIFs aller Publikation der persönlichen Literaturliste. Diese Zitationsmetrik ist ein Dreh- und Angelpunkt wissenschaftlicher Publikationspraxis, denn sie ist der Honig, für den die Biene fliegt.

Seit der Publikation von Eugene Garfields „Current Contents" – damals eine simple Liste aktueller Publikationen – haben sich seit vielen Jahrzehnten zunehmend quantitative Metriken als Kernelement bei der Bewertung von Personen und bei der Vergabe von Forschungsfördermittel an Einrichtungen herauskristallisiert: Neben Preisen und Ehrenvorträgen zählen hier vor allem die Zahl der Schriftwerke eines Kandidaten (Publikationen, Konferenzberichte, Bücher) und wie „bedeutungsvoll" die Zeitschriften sind, in denen publiziert wurde, gemessen mit besagtem JIF einer Zeitschrift.

Eine zweite „Metrik" bezieht sich direkt auf die Bedeutung des Wissenschaftlers selbst, gemessen daran, wie oft seine Publikationen in der Weltliteratur zitiert worden sind. Dies nennt man auch den „Hirsch-Index" (kurz: h-Index). „Hirsch" soll hier nicht bedeuten, dass man männlich ist und eventuell der Chef eines Rudels wilder Tiere mit mächtigen Geweihen, sondern der Index ist benannt nach dem Erfinder Jorge E. Hirsch, der dieses bibliometrische Maß erstmals vorgeschlagen hat. Man kann ihn mit der Datenbank Web of Science berechnen. Beispiel: ein h-Index von 25 liegt vor, wenn 25 Publikationen mindestens 25-mal zitiert worden sind.

Nur für den Fall, liebe Leser, dass Sie schon einmal den Nobelpreis gewonnen haben sollten: In diesem Fall ist die ganze Metrik völlig egal. Für alle anderen gilt: je mehr Schriftwerke, je höher der kumulierte JIF oder h-Index, umso mehr hat man zu bieten. Das wiederum verbessert die Chancen der Sichtbarkeit, was sich wiederum positiv auf das Angebot an den Wissenschaftler auswirkt, der sich umso mehr über Anerkennung oder finanzielle Vorteile (Gehalt oder Forschungsmittelzuweisung) freuen darf! Der JIF übt auf viele Wissenschaftler ein nicht unerhebliches Suchtpotential aus: So wie Karl Marx (1843/44) Religion als „Opium des Volkes" bezeichnet hat, scheint mitunter das Streben nach möglichst vielen Publikationen und Zitierungen wie Ecstasy auf das Lustzentrum des Gehirns von Forschern zu wirken.

So wie motivierte Menschen im Wettbewerb punkten wollen, so wollen auch manche Staaten im internationalen Vergleich in der Metrik gut dastehen, mehr „Masse" bieten, was nicht gleichbedeutend sein muss mit immer mehr „Klasse". Metriken können eine Art „Opium" werden, das die Junkies langfristig vergiftet. Oder es kann „Honig" sein, der für das Wachstum der Bienenkönigin gebraucht wird. Opium oder Honig – das ist hier die große Frage. Doch dazu später mehr.

Publikationszahlen und deren Zitierungen werden systematisch von der Suchmaschine „Web-of Science" des US-amerikanischen Unternehmens Clarivate^{TM} gesammelt und ausgewertet. Sie dienen der wissenschaftlichen Informationsverbreitung und sind wichtig für die tägliche Arbeit der Wissenschaftler – und sie sind auch ein profitables Geschäftsmodell. Clarivate^{TM} ist weltweiter Marktführer mit seiner Literaturdatenbank, die von den Verlagen gespeist wird. Die Kerndaten jeder wissenschaftlichen Arbeit, die in einem einigermaßen respektablen Journal publiziert worden ist, werden dort gesammelt, analysiert und öffentlich verfügbar gemacht. Ein Kernprodukt von Clarivate^{TM} ist die in der Wissenschaft viel beachtete Analyse des besagten Journal Impact Factor. Wird die Arbeit von anderen Autoren oft zitiert, gilt die Bedeutung als hoch. Wird der JIF durch Papiermühlen manipuliert, befördert dies die „Bedeutung" gefakter Publikation. Das erhöht den Kontostand der Sünder, verseucht aber unser Weltwissen.

Das folgende Beispiel zeigt, wie der JIF berechnet wird: eine Zeitschrift erhält den JIF 5,0, weil die in ihr erschienenen Artikel jeweils im Durchschnitt in den letzten zwei Jahren jeweils fünf Mal pro Jahr zitiert wurden. Publiziert die Zeitschrift zum Beispiel 100 wissenschaftliche Artikel im Jahr 2023, dann erhält sie den JIF 5,0, wenn im Durchschnitt jeder Artikel der Zeitschrift pro Jahr in den letzten zwei Jahren (2021, 2022) fünfmal zitiert wurde, also 100 Artikel × 2 Jahre × 5 Zitate = 1.000 Zitate. Ein JIF von 5.0 ist ein ordentlicher Wert, über den sich ein Autor freuen kann. Der im Science Citation Index gelistete JIF bezieht sich aber nur auf das Jahresergebnis einer Zeitschrift und nicht darauf, wie oft jede Einzelarbeit gelesen oder zitiert wurde.

Um die Mechanik des Publizierens zu verstehen, hier eine Beispiel-Publikation aus eigener Feder. Sie ist in Suchmaschinen oder in Literaturlisten von Büchern oder Zeitschriften als sog. „Referenz" zu finden:

Bola, M., Gall, C., Moewes, C., Fedorov, A., Hinrichs, H., Sabel, B.A. (2014). Brain functional connectivity network breakdown and restoration in blindness. Neurology 83 (6): 542–551.

Die Arbeit wurde also in der Fachzeitschrift „Neurology" publiziert, die aktuell einen JIF von 10,1 hatte. Das ist schon ein sehr guter Wert, mit dem man ziemlich zufrieden sein kann, denn die meisten Journale haben einen JIF von 1.0 bis 5.0. Viel besser wäre es natürlich gewesen, wenn es die Arbeit in eines der „preisgekrönten" Crème de la Crème-Journale geschafft hätte wie „Science" (JIF 57) und „Nature" (JIF 64) oder in der Medizin „Nature Medicine" (JIF 82), „The Lancet" (JIF 168) oder „New England Journal of Medicine" (JIF 176). Die Publikation in einem solchen Journal führt zu enormer Sichtbarkeit der Autoren und ihrer Institution, die so manchen Kollegen vor Neid verblassen lassen und reinstes „Opium" für die Seele der

Forscher ist – das ist mindestens eine Flasche Champagner wert oder im besten Fall ein Freiflugticket nach Stockholm zur Nobelpreis-Verleihung.

Alle Akteure im Wissenschaftsbetrieb lieben hohe JIFs. Er spiegelt nicht nur die wahrgenommene Qualität einer Zeitschrift und die wissenschaftliche Leistung und Sichtbarkeit der Autoren wider, wenn diese sich zum Beispiel auf eine Professur oder um Forschungsgelder bewerben. Ein hoher JIF beschert Verlagen bessere Umsätze, Forschern mehr Fördermittel, und Fördereinrichtungen, Institutionen und Regierungsstellen Respekt und Anerkennung.

Der JIF kann also sowohl Segen als auch Fluch sein. Somit ist die „Erfolgsmetrik" JIF das Maß aller Dinge. Ganz nach dem Motto: Je öfter zitiert, desto wichtiger die Zeitschrift, desto besser die Publikation, desto sichtbarer die Person, desto bedeutungsvoller die Institution oder Fördereinrichtung und umso fortschrittlicher und einflussreicher das Land.

„Impact Factor Engineering" als Doping-Verstärker

Da es in der akademischen Welt vor allem um Sichtbarkeit und Anerkennung für Erfolge bei der Suche nach Wahrheit, Entdeckungen, Erfindungen geht und (meistens) weniger um Kommerz, ist der JIF das „Opium" der Gelehrten und speist die Geldquelle der Verlags- und der Fake-Industrie. Verlage sind „for-profit" Unternehmen und ihren Anteilseignern gegenüber verpflichtet, dass „der Rubel rollt" (bzw. der Dollar, Euro oder chinesische Yuan). Und Papiermühlen sind ihre (unfreiwilligen, aber kommerziell hilfreichen) Zuträger. Beide verdienen daran, befinden sich somit auf der „Segen"-Seite der Fake-Medaille und bilden quasi eine – wohl eher unbeabsichtigte – kommerzielle Interessengemeinschaft.

Die Schwächen des Journal Impact Factor (JIF) wurden bereits 2012 in der „San Francisco Declaration on Research Assessment" (DORA) beschrieben. DORA erklärt, warum diese Metrik für die Bewertung von Forschungsleistung ungeeignet ist: Nicht nur, dass die Zitierungshäufigkeit einzelner Artikel innerhalb derselben Fachzeitschrift sehr unterschiedlich ist, sondern der JIF kann auch durch redaktionelle Strategien der Verlage oder der Zeitschriften leicht manipuliert werden, und dienen schon lange den Zitationskartellen und Papiermühlen zur Optimierung ihrer Ziele bzw. Geschäftsmodelle.[69]

So wie Bewertungen und Rankings in unserer modernen Gesellschaft allgegenwärtig sind und erheblichen Einfluss auf Entscheidungen haben, so wird auch die Zahl der Zitationen von Publikationen und Zeitschriften in der Wissenschaft als Erfolgskriterium gewertet, was den Autoren nützt und die stetige Inflation der Impact Faktoren erklärt.[70]

Auch Papiermühlen lieben hohe JIFs, da diese so für Ihre Fake-Publikationen höhere Gebühren kassieren können (Beispiel: JIF 1 = 5.000 EUR, JIF 2 = 10.000 EUR. und JIF >3 = 25.000 EUR). Alle sind süchtig nach hohem JIF. Den Fake-Medaillen sind zugleich eine Kehrseite und ein Fluch eigen, die auch die Verlage selbst hart treffen können, wenn ans Licht kommt, dass ihre Zeitschriften von Fake-Agenturen verseucht und sogar ihr JIF manipuliert wurde. Beides, Fake-Publikationen und JIF-Manipulation, wären Fälle von „Wissens-Doping": vorgetäuschte Wissenschaftsleistung.

Folgender Fall zeigt, welche Folgen *Wissens*-Doping für Verlage haben kann: Anfang Mai 2023 verkündete Hindawi, ein ägyptischer Wissenschaftsverlag mit damals rund 400 Journalen auf dem Markt, dass er vier Zeitschriften komplett zurückziehen werde. Der Grund: Besagte Journals wurden dermaßen mit Fake-Publikationen überflutet, dass eine weitere Überprüfung ihrer Seriosität offenbar gar keinen Sinn mehr machte. Die Glaubwürdigkeit jedenfalls war ernsthaft beschädigt, so dass der Verlag die Notbremse zog. Kurz zuvor hatten Hindawi und das Mutterhaus Wiley angekündigt, 1.200 Artikel mit kompromittierter Peer Review zurückzuziehen – zusätzlich zu den 511, für die sie diesen Schritt schon ein halbes Jahr zuvor gegangen waren. Die vier jetzt geschlossenen Zeitschriften gehörten zu den zehn Hindawi-Titeln, bei denen die Daten-Detektivin Dorothy Bishop zuvor in Sonderausgaben Hinweise gefunden hatte, dass Fälschungsagenturen am Werk gewesen waren. Schon wenige Wochen vor der Schließung waren sie – wie 15 andere Hindawi-Titel auch – von Clarivate™ aus dem Web of Science-Index genommen worden, weil sie die Qualitätskriterien nicht mehr erfüllten.[71] Es blieb auch keineswegs bei den ursprünglich gefundenen Artikeln – bis Ende 2023 musste Hindawi mehr als 8.000 Texte zurückziehen, die eindeutig aus der Produktion von Papiermühlen stammten [72], und es wurden inzwischen 19 Hindawi-Zeitschriften aus der Web of Science-Liste entfernt. Damit war Hindawi wie kein anderer Verlag jemals zuvor betroffen; kein Wunder, dass die Spitze des Mutterhauses Wiley ankündigte, die Marke zu ändern, also ihrer ägyptischen Tochter einen neuen Namen zu geben.[73] Sehr ärgerlich, zumal Wiley den Verlag Hindawi erst kurz zuvor (2021) für 300 Mio. US-Dollar komplett übernommen hatte. Nach Angaben von Wiley-CEO Matthew Kissner hat die ganze Angelegenheit den Mutterverlag 35 bis 40 Mio. US-Dollar gekostet.[74] Mit einer verheerenden Wirkung auf deren Aktienkurs (▷ Kap. 1) und der Entlassung von Mitarbeitern. Wiley kündigte an, mehr Personal zur Betrugsbekämpfung einzustellen und dafür mehr Technik anzuschaffen.[75]

Schließlich stellte Wiley von Oktober 2022 an die Veröffentlichung von Sonderausgaben vorübergehend für einige Monate vollständig ein und bewertete alle Manuskripte anhand einer neu erstellten Bewertungsliste.[76] Manipulationsmuster sollten mit Hilfe eines neuen Protokolls enttarnt werden. Als Indikatoren für Fälschungen wurden festgelegt:

1. Abweichungen im Text von dem im Titel angekündigten Thema
2. Unstimmigkeiten in den Beschreibungen der Forschungsarbeit
3. Diskrepanzen zwischen der Verfügbarkeit von Daten und der beschriebenen Forschung
4. Unangemessene Zitierungen
5. Inkohärente, bedeutungslose und irrelevante Inhalte
6. Kompromittiertes oder manipuliertes Peer-Review

Der Verlag zog nicht nur tausende Artikel zurück, sondern feuerte auch hunderte Gastredakteure von Sonderausgaben zu speziellen Themen (sog. „Special Issues").

Hindawi sah sich selbst als „Opfer" dubioser Machenschaften: „Die Sonderausgaben in diesen Zeitschriften wurden von Fälschungsagenturen und schlechten Akteuren ins Visier genommen, wobei Forscheridentitäten manipuliert wurden (um als legitime Forscher zu erscheinen) und Inhalte fabriziert wurden (um als legitime Inhalte zu erscheinen)", sagte ein Sprecher. Das ist zwar richtig, aber eben nur die eine Seite der Medaille. Denn Hindawi war mindestens auch sehr nachlässig und kam der eigenen Verantwortung nicht ausreichend nach, die Qualität der in seinen Journalen veröffentlichten Artikel zu überprüfen und zu garantieren. Den Verantwortlichen, davon darf sicher ausgegangen werden, *muss* bewusst gewesen sein, dass es Papiermühlen waren, die sie mit Manuskripten versorgten. Für den Verlag erwies sich das letztlich als eine schmerzhaft teure Angelegenheit und was vielleicht noch viel schwerer wog: Die Glaubwürdigkeit des Verlags hatte derart gelitten, dass Wiley alle Notbremsen zog, um den Makel der Hindawi-Marke möglichst schnell loszuwerden.

Immerhin: Wiley als Mutterverlag reagierte, was Fake-Jäger positiv zur Kenntnis nahmen. So meinte Dorothy Bishop, sie sei „sehr erfreut, dass sich der Verlag endlich mit der Notwendigkeit von Rücknahmen im großen Maßstab auseinandergesetzt hat". Das sei ein „großer Schritt in die richtige Richtung, insbesondere, wenn die Informationen über gesperrte Personen mit anderen Verlagen geteilt wird".[77]

Bishop sah zugleich noch viel Schatten, denn die Wiley-Verantwortlichen stellten Hindawi in ihrem Bericht vorrangig als Opfer einer akademischen Kultur dar. Deren Leistungsbewertung nach dem Motto „Veröffentliche oder verschwinde!" („publish or perish!") schaffe Anreize für unethisches Verhalten. Völlig außer Acht gelassen werde dabei jedoch der Einfluss einer zunehmend gierigen kommerziellen Verlagskultur, die nicht auf die Vermehrung von „Wissen" abziele, sondern auf ein massives Wachstum der Anzahl veröffentlichter Artikel und damit auf ein stolzes Wachstum ihrer Gewinne.

2024 wurde Wiley selbst dann ebenfalls getroffen. Der Verlag teilte mit, dass er in den vergangenen zwei Jahren insgesamt mehr als 11.300 Artikel zurückziehen musste, die sich als Fälschungen herausgestellt hatten. In einem weiteren Schritt stellte er gleich 19 Zeitschriften ein, die von den Fakes betroffen waren. Die Entdeckung von fast 900 betrügerischen Veröffentlichungen alleine bei IOP Publishing im Jahr 2022 sei ein Wendepunkt gewesen: „Das hat uns allen die

Augen geöffnet", sagte Kim Eggleton, Leiterin der Abteilung für Peer Review und Forschungsintegrität. Und sie betonte: „Das ist eine echte Bedrohung."[78]

5 Doping durch Fake-Publikationen: Keine Grenzen des Wachstums

Wie groß ist das Problem der Fake-Publikationen? Im Jahr 2023 wurden rund 10.000 Artikel weltweit aus Fachzeitschriften zurückgezogen, weil sie sich als Fakes erwiesen hatten.[79] 8.000 davon stammten allein aus den Zeitschriften des Hindawi-Verlags, der damit den Vogel abschoss und eine unrühmliche Sonderrolle einnahm[80]. Das klingt in absoluten Zahlen dramatisch – 10.000 zurückgezogene Artikel in nur einem Jahr. Keine Frage: Jeder Fake-Artikel, der zurückgezogen werden muss, ist einer zu viel. Andererseits relativiert sich die Zahl, wenn man berücksichtigt, dass diese 10.000 Artikel lediglich 0,2 % von jährlich rund fünf Mio. erschienenen Wissenschaftsartikeln waren. Also ist in Wahrheit alles gar nicht so schlimm? Handelt es sich bei dem Problem nur um kleine Meteoriten, die auf Kurs Erde gefahrlos in der Atmosphäre verglühen?

Die Antwort muss ganz klar lauten: nein! In Wahrheit rast ein Schwarm riesiger Meteoriten auf den Planeten Wissenschaft zu. Und so, wie nur einer dieser großen Meteoriten ausreichen würde, um unseren Planeten durch eine globale Aschewolke in eine neue Eiszeit zu katapultieren, so kann auch die Wissenschaft durch den Meteoritensturm des Dopings mit Fake-Artikeln zerstört werden. Um die wahre Relevanz des Risikos zu erkennen, müssen wir die Größenordnung des Fake-Publizierens kennen. Bevor ich gleich ganz andere Zahlen, die auf einer intensiven Recherche beruhen, ausbreite und erkläre, sei eins gesagt: Die 2023 bekannt gewordenen 10.000 zurückgezogenen Artikel sind gerade einmal ein Eiszapfen auf der Spitze des Eisbergs. Tatsächlich haben wir es mit einer nicht bezifferbaren Zahl gefälschter Arbeiten zu tun.

Ein Beispiel für die himmelschreiende Absurdität mancher Fake-Publikationen wurde von Teixeira da Silva aufgedeckt. Bei einer chinesischen Studie sollen von 49 Männern 28 Eierstockkrebs und von 52 Frauen 27 Prostata-Krebs gehabt haben, eine Arbeit, die sogar wiederholt zitiert wurde.[81] Sich dem Thema Fake-Publikationen ernsthaft zu stellen bedeutet, diesen ganzen Eisberg an die Oberfläche zu holen. Wenn wir nicht mehr in der Lage sind zu wissen, was wahr ist und was nicht, wenn wir nicht mehr vertrauen können, weil das Ausmaß der Verseuchung kein kleiner Eiszapfen ist, dann haben wir ein Problem, ein sehr großes sogar. Wenn wir in einem Restaurant eine Pizza essen wollen und jemand uns erzählt, dass sich unlängst dort ein Gast eine Lebensmittelvergiftung zugezogen hat – gehen wir dann selbst weiterhin in das Restaurant? Nein, weil wir das Risiko nicht einschätzen können, dass es wieder passieren wird und wir vielleicht im Krankenhaus landen oder wenigstens über der Kloschüssel. Wenn wir aber eine vermeintlich wissenschaftliche Publikation lesen und dort eine wichtige (vielleicht überlebenswichtige) Information finden, jedoch nicht sicher sein können, ob sie auch den Tatsachen entspricht – was dann? Würfeln? Ignorieren? Alles glauben, weil es dort „Schwarz auf Weiß" steht?

Die Zahl der Web of Science-gelisteten wissenschaftlichen Publikationen ist mit über fünf Mio. pro Jahr inzwischen gigantisch. Das Wachstum des Permanent Scientific Record explodiert exponentiell vergleichbar mit der Zombie-Population in einer verseuchten Stadt (siehe oben) – und die Zahl verdächtiger oder gefälschter Publikationen wächst mindestens im gleichen Tempo mit und schädigt so den Wahrheitsgehalt der Weltliteratur durch Irreführung und Lügen. Auskunft über Publikationszahlen finden sich bei SCImagoJR von Scopus, einem Service des Verlags Elsevier.[82] Dessen Unternehmen, mit Sitz in Amsterdam, ist seit langem eines der beiden Schwergewichte der wissenschaftlichen Verlagsbranche. Den ethischen Anspruch seiner Firmenphilosophie formuliert Elsevier so:

> „Zum Nutzen der Gesellschaft – Wir helfen Forschern und Angehörigen der Gesundheitsberufe, die Wissenschaft voranzubringen und die Ergebnisse der Gesundheitsversorgung zu verbessern … wir unterstützen Datenbanken von Zusammenfassungen und Zitaten von Experten begutachteter Literatur, einschließlich wissenschaftlicher Zeitschriften, Bücher und Konferenzberichte. Scopus bietet einen umfassenden Überblick über den weltweiten Forschungsoutput in den Bereichen Wissenschaft, Technologie, Medizin, Sozialwissenschaften sowie Kunst- und Geisteswissenschaften".

Inzwischen positioniert sich Elsevier auch als „Information Analytics Business", um so eine Art zentraler „Wissenshub" zu werden. Angestrebt wird also eine Transformation vom Wissenschaftsverlag (der Bücher und Zeitschriften produziert und vertreibt) zu einer „Spinne" im Zentrum des Netzes „Weltwissen". Elsevier bietet im Internet nun jedermann Unterstützung durch „Scopus-AI" an als ein „zuverlässiger Wegweiser" durch die Weite des Universums menschlichen Wissens.[83]

> „Scopus AI ist ein intuitives und intelligentes Suchwerkzeug, das auf generativer KI (GenAI) basiert und Ihr Verständnis verbessert und Ihre Erkenntnisse mit beispielloser Geschwindigkeit und Klarheit bereichert. Es wurde in enger Zusammenarbeit mit der akademischen Gemeinschaft entwickelt und ist eine vollständig realisierte, abonnementbasierte Lösung, die als vertrauenswürdiger Leitfaden durch die riesige Menge an menschlichem Wissen dient, die auf Scopus, der weltweit größten multidisziplinären und vertrauenswürdigen Datenbank für Abstracts und Zitate, zu finden ist."[84]

Ähnliche Ziele teilt auch der zweite Elefant im Raum der Wissenschaftsverlage, Springer Nature. Dessen Chief Publishing Officer, Harsh Jegadeesan, präsentierte bei der APE-Konferenz am 9. Januar 2024 in Berlin seine Visionen zur Publishing-Industrie der Zukunft. Er schlägt vor, dass Verlage wie Springer Nature in Zukunft sich zu Hightech-Unternehmen entwickeln sollten, um die Erkenntnisse der Wissenschaft nicht nur zu publizieren bzw. zu vertreiben, sondern um die Wissenschaft und ihre Daten KI-automatisiert zu interpretieren und zum „allgemeinen Nutzen" der Gesellschaft allgemeinverständlich in den öffentlichen Medien und sozialen Netzwerken zu kommunizieren. Wie wir später noch sehen werden, birgt dieser Ansatz erhebliche Risiken für unsere freiheitliche und demokratische Gesellschaft.

Wenn kommerzielle Unternehmen ohne unabhängige Qualitätsprüfung kontrollieren können, welches Wissen an die Öffentlichkeit gelangt, dann haben wir ein grundlegendes Problem: Wir wissen nicht, was wahr ist und was nicht, was richtig ist oder falsch, und welche Für-versus-Wider-Argumente bei einer Entscheidung zu berücksichtigen sind.

Neben der Anzahl der Publikationen ist auch der JIF ein zweites Kriterium wissenschaftlichen Erfolgs. Wie oben bereits beschrieben zeigt der JIF, der von der Firma

Clarivate™ auf der Grundlage der Datenbank im *Web of Science* veröffentlicht wird an, wie oft eine Publikation von anderen Autoren zitiert wurde. Diese beiden Werte, die Anzahl der Publikationen und die Häufigkeit ihrer Zitierungen sind das entscheidende (und zählbare) Maß des Erfolgs (▷ Kap. 4). Hieran werden Wissenschaftler, Institutionen und Nationen gemessen und gerankt, die stets ein Auge auf diese Listen werfen, um ihre Leistung wie bei Olympischen Spielen in der Platzierungstafel mit Wettbewerbern vergleichen zu können.

Da nicht jeder einen Nobelpreis bekommen kann, sind hohe Werte in diesen beiden Metriken – Anzahl und Zitierung – das Opium der Wissenschaft, um in der Masse der internationalen Publikationen Sichtbarkeit zu erzielen. Von 1996 bis 2022 wurden weltweit 68 Mio. wissenschaftliche Arbeiten publiziert. Betrachtet man das Publikationsgeschehen über das vergangene Vierteljahrhundert, zeigt sich eine erstaunliche – vielleicht sogar erschreckende – Dynamik im globalen Wettbewerb um die Vorherrschaft des wissenschaftlichen „Erfolgs": Im Jahr 1996 gab es weltweit 1,1 Millionen neue Publikationen, wobei die USA mit 351.246 (Rang 1) mit Abstand die einzige Publikations-Großmacht war und Deutschland, mit zwar deutlich weniger Veröffentlichungen (76.034), immerhin einen sehr guten Rang 4 innehatte. China hatte da nur mit etwa 10 % des US-Outputs (30.751) Rang 9 erreicht, Indien Rang 13 (21.086) und Südkorea Rang 20 (10.367).

Im Jahr 2023 hat sich die weltweite Zahl neuer Publikationen gegenüber dem Jahr 1996 auf 5 Mio. nahezu verfünffacht. Während die USA (714.412) und Deutschland (202.397) die Produktion seit 1996 bis 2023 etwa verdoppelt haben, hat China im Vergleich einen gigantischen Sprung von 30.751 auf 1.012.246 vorzuweisen – ein Wachstum um das 32-fache! Rein numerisch wäre damit Chinas Wissenschaft achtmal schneller bzw. effektiver gewachsen als die des Hauptkonkurrenten USA! In absoluten Zahlen hat China die USA 2019 erstmals überholt und produziert heute rund 30 % mehr Publikationen als die USA. China hat damit die Goldmedaille im Rennen der Statistik gewonnen und ist die Nummer 1 weltweit – statistisch betrachtet. Im Wettbewerb der Publikationsmetriken von Menge und Zitationshäufigkeit hat es die chinesische Wissenschaft geschafft, als die dominierende Supermacht der Wissenschaft wahrgenommen zu werden. Ob China damit auch *inhaltlich* weltweit führend ist, und ob das freundliche Lächeln der Statistiken den wahrhaften Fortschritt widerspiegelt, steht allerdings auf einem anderen Blatt.

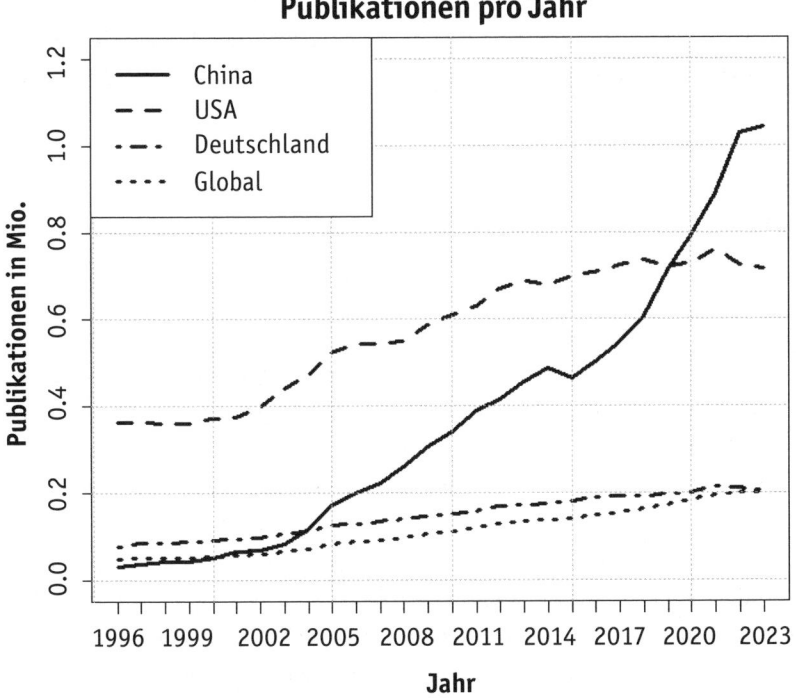

Abb. 3: Wachstum der Zahl wissenschaftlicher Publikationen 1996–2023 für China, USA und Deutschland und des globalen Durchschnitts der 20 führenden Forschungsnationen[85]
Anmerkung: Die im Durchschnitt eingeschlossenen 20 Nationen sind: China, USA, Indien, Großbritannien, Deutschland, Italien, Japan, Kanada, Spanien, Frankreich, Australien, Russland, Südkorea, Brasilien, Türkei, Iran, Niederlande, Saudi-Arabien, Indonesien, Polen.

Steigt die Zahl der Publikationen im Zeitraum 1996–2023 global, wie Abbildung 3 zeigt, langsam an, nimmt die chinesische Produktion seit ca. 2002 rasant zu

· Das Uhrwerk der Wissenschaft ·

und wächst fast exakt linear um ca. 40.000 pro Jahr. Diese gleichbleibende Linearität spricht dafür, dass Forscher in chinesischen Institutionen die Vorgabe vorbestimmter jährlicher Quoten erhalten haben. Dieses rasante Wachstum in der Publikationsstatistik Chinas ist unnatürlich und nicht plausibel. Fraglich ist, ob das Lächeln der Statistik allein durch echten Fortschritt in der Wissenschaft erklärt werden kann. Sicherlich, in China wurden enorme Anstrengungen unternommen, die Wissenschaft zu fördern, was Anerkennung verdient. Der chinesische Staat hat zigtausende Studenten im Ausland ausbilden lassen, in Bildung, Forschung und Entwicklung wird massiv investiert und nationale Incentive-Programme dienen dazu, forschende Chinesen aus aller Welt zurück in die Heimat sowie Ausländer ins Land zu locken.

Trotzdem, auch unter Berücksichtigung dieser Entwicklung bleibt es dabei: Das mehr als außergewöhnliche Wachstum der wissenschaftlichen Veröffentlichungen ist nicht plausibel. Denn wissenschaftlich-technologischer Fortschritt ist ein Prozess, der nicht nur viele Mühen und viel Geld kostet, sondern vor allem viel Zeit erfordert. Es braucht Zeit für Reifung und Konsolidierung, Zeit für Diskurs, Zeit aus Misserfolgen zu lernen und Zeit für die unabhängige Überprüfung und Validierung wichtiger Ergebnisse (Replikationen). Nicht alle Experimente und Studien klappen auf Anhieb, und im Fall des Falles müssen sie wiederholt werden. Die meisten Forschungsprojekte brauchen Jahre bis zur Fertigstellung; anschließend müssen die Manuskripte geschrieben werden, was wiederum Monate – manchmal Jahre – bis zur Publikation benötigt. Um eine solide, breite wissenschaftliche Infrastruktur aufzubauen, braucht es hochqualifiziert ausgebildete Menschen, die forschen können und die mit Motivation und Eigeninitiative voranschreiten. Es dauert viele Jahre, um neue Geräte anzuschaffen oder selbst zu entwickeln, neue Gebäude zu errichten, die Ausbildung des Personals auf den notwendigen, sehr anspruchsvollen Stand zu bringen – und vieles mehr. Last but not least muss das Personal (sowohl Wissenschaftler als auch Mitarbeiter auf allen Ebenen) die Wissenschaftssprache (Englisch) gut bzw. sehr gut beherrschen und in vielen Fällen erst ausgebildet werden.

Vor diesem Hintergrund liegt die Annahme nahe, dass vielleicht die Hälfte des 32-fachen Wachstums in 27 Jahren neben einem echten Wachstum auf einer aktiven Fake-Industrie basiert, die chinesische Institutionen bzw. Behörden nicht ausreichend kontrollieren.

Zu den Faktoren, die besagte künstliche, pseudowissenschaftliche Hälfte des o.g. Wachstums begünstigen, gehört ein enormer Publikationsdruck auf chinesische Wissenschaftler, Studenten und inzwischen sogar schon auf Schüler, die so ihre Chance erhöhen wollen, es an eine der Top-Universitäten zu schaffen. In chinesischen sozialen Medien wird berichtet, dass eine Schülerin bereits drei wissenschaftliche Publikationen veröffentlicht hatte, um bei einer Eliteuniversität angenommen zu werden. Unterstützt wurde sie offenbar von Eltern, die selbst Wissenschaftler waren. Auch Verlage tragen jedoch gezielt zu dieser Entwicklung bei: Sie „helfen" mit Begutachtungsverfahren auf niedrigstem (oder völlig fehlendem) Niveau, und sind damit fester Bestandteil reiner Schummelei. China ist so wohl der größte Produzent von Fake-Publikationen.

China deckt den mit Abstand größten Teil des breiten Eisbergs ab, aber auch andere Länder haben seit 1996 einen massiven Sprung in der weltweiten Rangliste des Sichtbarkeits-Wettbewerbs gemacht: Südkorea von Rang 20 auf 13, Indien von 13 auf 3, Brasilien von 21 auf 14, die Türkei von 27 auf 16 – China von Rang 9 auf Platz 1.

Die Vermessung des Fake-Publizierens: Wie groß ist das Problem?

Das Problem massiven wissenschaftlichen Betrugs ist den Verlagen grundsätzlich bekannt – seit Jahren. Weder die Wissenschaft noch die Gesellschaft haben es jedoch hinreichend bemerkt. Ein fataler Befund, der große Sorgen bereitet. Das hat mich veranlasst, zusammen mit meinem Team an der Otto-von-Guericke Universität Magdeburg zunächst einen ersten verschwommenen Durchblick in diesem Nebel zu gewinnen. Unser Ziel war es, die Größenordnung des Problems der Fake-Publikationen grob zu schätzen. So begann ich 2021 mit der Suche nach möglichen Indikatoren, die bei gefälschten Publikationen typisch sind und somit brauchbar zum Aufspüren von Fake-Publikationen sein könnten. Unsere Absicht bestand darin, Indikatoren zu finden, die allein anhand eines eingereichten Manuskripts oder einer bereits erschienenen Publikation von einem Verlagslektor schnell und zuverlässig ermittelt werden können.

Die Studie, die wir zusammen mit dem international renommierten Psychologen Prof. Dr. Gerd Gigerenzer, ehem. Direktor am Max-Planck-Institut für Bildungsforschung sowie seit 2020 Direktor des Harding-Zentrum für Risikokompetenz an der Universität Potsdam durchführten, beschränkte sich nicht nur auf „Einzelfälle", die allein genommen vielleicht nicht so gefährlich erscheinen mögen. Wir untersuchten vielmehr eine große Stichprobe von Manuskripten und Publikationen und veröffentlichten die Ergebnisse in einem „pre-print server", eine Art Depot für nicht-publizierte aber öffentlich zugängliche Manuskripte.[86]

Mit unseren wissenschaftlichen Spürnasen nahmen wir dabei die Spuren der Fälscher auf. In komplizierter, kleinteiliger Recherchearbeit ließen wir nicht locker und warfen am Ende in aller notwendigen Offenheit ein Schlaglicht auf das Problem, das nicht mehr ignoriert werden kann. Doch natürlich legten wir nicht wie Winnetou unser Ohr auf Eisenbahnschienen, um zu prüfen, ob sich ein Zug nähert; suchten nicht nach abgeknickten Sträuchern, nach Fußabdrücken oder Feuerstellen, um abzuschätzen, wie lange die Glut schon erloschen ist. Unsere Methoden waren zwar genauso raffiniert, aber wissenschaftlich deutlich fundierter als die des Apachen-Häuptlings. Wie also kamen wir zu unserem Ergebnis? Um dies im Folgenden zu erklären, wird es nun ein wenig wissenschaftlich.

Also: Um nach Merkmalen potenziell gefälschter Indikatoren („Detektoren") zu suchen, überprüften wir über 16.000 Publikationen, die in PubMed® und Web of Science gelistet sind. In einer Explorationsphase wurde die Suche von drei Hypothesen geleitet, um zu prüfen, ob die entworfenen Indikatoren als hinreichende Grundlage für einen Fälschungsverdacht dienen können. Zu diesem Zweck sollten die Indikatoren vor allem folgende Bedingungen erfüllen:
- dass Autoren gefälschter Veröffentlichungen zögern, kritische Informationen bereitzustellen (zum Beispiel, wenn sie aufgefordert wurden, Originaldaten herauszurücken),
- dass die Zahl verdächtiger Veröffentlichungen in der Literatur im Laufe der Zeit stetig zunimmt, und

- dass Zeitschriften mit niedrigem bis mittlerem Impact-Faktor und Open Access-Publikationen am stärksten betroffen sind. Gerade OA-Journale sind, so die bis dahin vorliegende Erfahrung, besonders beliebt bei Papiermühlen.

Diese Hypothesen testeten wir iterativ in medizinischen Publikationen. Zuerst schickten wir korrespondierenden Autoren einer neurologischen Zeitschrift Fragebögen zu, um nach möglichen Fälschungs-Indikatoren zu suchen. Die so identifizierten Indikatoren wurden sodann auf fünf zufällig ausgewählte neurowissenschaftliche Zeitschriften angewendet, um Verdachtsfälle zu identifizieren, zunächst an einer kleineren Anzahl von Publikationen, dann in einer erweiterten Stichprobe. Anhand dieser größeren Stichprobe konnte geschätzt werden, wie sich die Zahl der Verdachtsfälle von 2010 bis 2020 entwickelte und wie hoch die „Verseuchungsrate" in sog. Open Access-Zeitschriften war, die der Öffentlichkeit frei zugänglich sind.

Hypothese 1 lautete, dass Autoren gefälschter Publikationen nicht bereit seien, Umfragen zur Qualitätsprüfung zu beantworten oder Originaldaten bereitzustellen. In Studie I wurden 215 neurologische Artikel manuell von einem erfahrenen Redakteur überprüft und 44 wurden als verdächtig eingestuft (20,5 %). Ein Fragebogen wurde an alle Autoren verschickt und zur Kontrolle an 48 Autoren nicht verdächtiger Papiere. Er enthielt Fragen, die Autoren von gefälschten Artikeln möglicherweise nur ungern beantworten (wie zum Beispiel: „Sind Sie bereit, bei Bedarf Originaldaten bereitzustellen?" oder „Wie ist der Name und die E-Mail-Adresse des Leiters Ihrer Personalabteilung?"). Trotz einer Warnung, dass eine unterlassene oder unzureichende Antwort einen Widerruf, d. h. ein nachträgliches Zurückziehen der schon veröffentlichten Artikel („retraction") auslösen könnte, antworteten nur 20 von 44 mutmaßlichen Fake-Autoren (Rücklaufquote: 45,4 %). In der Kontrollgruppe lag die Quote dagegen bei 95,8 %; hier antworteten 46 von 48 angeschriebenen Autoren. Diese Umfrage lieferte die ersten Indikatoren für verdächtige, sog. „Red Flag"-Publikationen (RFPs).

Hypothese 2 lautete: Da Fälschungsagenturen auf dem Vormarsch sind, sollten die in der ersten Studie definierten Indikatoren zur Prüfung der Frage eingesetzt werden, ob die geschätzte Zahl verdächtiger Publikationen von Jahr zu

Jahr steigen würde. Zu diesem Zweck wurde daher in Studie 2 und 3 die Häufigkeit dieser ersten Indikatoren in einer größeren Stichprobe von Artikeln in den Jahren 2010 bis 2020 analysiert. Die Ergebnisse zeigen für den besagten Zeitraum das schnelle Wachstum verdächtiger Arbeiten in den Neurowissenschaften (von 13,4 % auf 33,7 %) und in der Medizin (von 19,4 % auf 24 %).

Hypothese 3 lautete: Da es für Fälschungsagenturen einfacher ist, ihre Papiere in Zeitschriften mit niedrigerem Impact-Faktor (IF 1–6) zu vermarkten, sollten diese Indikatoren, falls gültig, auch häufiger in solchen Zeitschriften vorkommen. Studie 4 testete daher Indikatoren in einer noch größeren Stichprobe, wobei in 366 von 3.500 Artikel (10,5 %) potenzielle Fälschungen gefunden wurden. In Studie 5 wurden RFPs in zehn zufällig ausgewählten allgemeinen (nicht-neurowissenschaftlichen) medizinischen Fachzeitschriften gezählt, wobei die RFP-Rate 2020 in PubMed®-gelisteten niedrigeren JIF-Zeitschriften 23,8 % betrug. Studie 6 zeigt, dass die RFP-Rate bei Open Access-Zeitschriften mit 112 von 300 (40,3 %) noch höher ist.

Ein wichtiger Schritt der Untersuchung war danach zu prüfen, welche dieser Indikatoren am besten in der Lage sind, eine Stichprobe bekannter Fake-Publikationen von einer Stichprobe zufällig ausgewählter „ehrlicher" Arbeiten unterscheiden zu können. Zu dem Zweck wurde zunächst eine Stichprobe bekannter Fake-Publikationen (n = 400) zusammengestellt, die in folgenden vier Literatursammlungen mit je 100 bewiesenen Fake-Publikationen gelistet waren, die zum Beispiel falsche Gensequenzen, Text- oder Bildplagiate enthielten oder solche, die aus wissenschaftlichen Zeitschriften zurückgezogen worden waren (sog. „retractions"):

- n = 100 Widerrufe[87]
- n = 100 „tadpole"-Bildplagiate (verzerrte, Kaulquappen-förmige Bilder)[88]
- n = 100 falsche/gefälschte Gensequenzen[89]
- n = 100 aus dem „Journal of Cellular Biochemistry" zurückgezogene Artikel

Neben den 400 Fake-Publikationen wurde eine Stichprobe 400 „ehrlicher" Publikationen gezogen. Die Auswahl der Stichprobe „echter Arbeiten" erfolgte streng systematisch durch zufällig ausgewählte Publikationen in der Suchmaschine PubMed®. Eine Einschränkung dieser „matched sample"-Methode ist, dass man nicht sicher sein kann, ob eine mutmaßlich „ehrliche" Publikation nicht tatsächlich auch gefälscht ist und nur bei anderen Kriterien anschlägt. Danach wurde gezählt, welche und wie viele der insgesamt 800 Arbeiten von verschiedenen Indikatoren als wahrscheinliche „Red Flags" klassifiziert („verdächtigt") werden müssen. Mit dem mathematisch sehr simplen Verfahren des „Abzählens" (Summenbildung) von Ereignissen konnten wir so die Qualität unserer Fake-Indikatoren aussagekräftig überprüfen. Das Abzählen von Merkmalen wird auch als „Tallying" bezeichnet, eine einfache, jedoch aussagekräftige Methode, die von Gerd Gigerenzer, weltweit bekannter Risikoforscher, Vizepräsident des einflussreichen European Research Council (ERC) und Co-Autor unserer Studie, entwickelt und erforscht wurde.[90]

Als optimal stellte sich eine bestimmte Merkmalskombination verschiedener Faktoren heraus: dazu gehörten u. a. die Nutzung privater/nicht-institutioneller E-Mail-Adressen des Haupt-Verfassers der Arbeit („corresponding author") in Kombination mit dem Merkmal, dass dieser Autor an einem Krankenhaus forscht („E-Mail AND Hospital") und weiterer Parameter (z. B. Autorenzahl, Herkunftsland, Forschungsaktivität der Institution). Mit dieser „Tallying"-Regel wurde einfach abgezählt, wie oft dieser „Fake-Indikator" gefälschte Arbeiten bzw. vermeintlich „ehrliche" Arbeiten als „Fake" klassifizierte. Dabei gibt es grundsätzlich nur folgende Möglichkeiten:

- Der Indikator ist positiv und die Publikation ist gefälscht (korrekt erkannt/„Sensitivität").
- Der Indikator ist positiv, aber die Publikation ist „echt" („falsch positiv/falscher Alarm").
- Der Indikator ist negativ, aber die Publikation ist gefälscht („falsch negativ").
- Der Indikator ist negativ und die Publikation ist „echt" („Spezifität").

Die Prüfung der 800 Publikationen erfolgte zunächst mit einem einfachen 2-Faktoren-Indikator („private Email AND Hospital") und in anschließenden Schätzungen mit einem Mehrfaktoren-Indikator. Die Sensitivität betrug 94 %, also der Rate, mit der bewiesene Fakes korrekt entdeckt werden konnten. Die Zahl der falsch-Positiven („falscher Alarm") war hingegen mit 11,5 % erfreulich gering. Dies sind Arbeiten, die fälschlicherweise als verdächtig eingeschätzt worden sind.[91]

Die Zahl der Verdachtsfälle pro Land war – wie oben bereits berichtet – besonders hoch in Indien (54,2 %), China (38,7 %), Iran (29,6 %) und in der Türkei (20,8 %) (▷ Abb. 4).

Eine anschließende Prüfung der sog. „ehrlichen" Publikationen ergab, dass diese „ehrliche" Stichprobe tatsächlich vor allem aus Ländern mit hoher Fake-Rate stammten. Es war also eine scheinbar „verseuchte" Stichprobe. Also zogen wir eine neue, völlig neutrale Stichprobe aus der Datenbank PubMed® und wendeten eine sehr präzise, multifaktorielle Tallying-Regel erstmals an (Ergebnisse bisher nicht publiziert). Dies verbesserte nicht nur die Trefferquote, denn jetzt konnten 376 von 400 Fake-Publikationen (= 94 %) detektiert werden, sondern führte auch zu einer deutlich verringerten Fehlalarm-Rate von nur 11,5 % (46 von 400 „ehrlichen" Arbeiten) (▷ Tab. 1).

Danach haben wir die Zahl der verdächtigen Publikationen mit dem Multi-Faktoren-Indikator für das Jahr 2023 geschätzt. Mit einer Verdachtsrate von 16,3 % und dem weltweiten Publikationsoutput von 1,5 Mio. biomedizinischer Publikationen (SCImago) im Jahr 2023 schätzten wir die maximale Inzidenz verdächtiger Veröffentlichungen mit „roter Flagge" pro Jahr auf etwa 245.000. Davon stammt die Mehrheit aus China und Indien, wobei insbesondere Forscher in chinesischen Krankenhäusern die Quelle problematischer Publikationen sind. Jedes noch so kleine und universitätsferne chinesische Krankenhaus muss Publikationen produzieren, um Fördermittel zu erhalten. Ihre Angestellten haben dort unter enormen Druck Publikationen vorzuweisen, egal ob sie Wissenschaft können oder nicht, und werden durch Bonuszahlungen angetrieben.

· Doping durch Fake-Publikationen ·

Tab. 1: Validierung eines Verfahrens zur Schätzung von Verdachtsfällen.

Klassifizierung	bekannte Fakes	Kontrollen
verdächtig (positiv)	94,0 % (Sensitivität)	11,5 % (Fehlalarm)
ehrlich (negative)	6,0 % (falsch negativ)	88,5 % (Spezifität)

Zur Validierung unseres Schätzverfahrens von Verdachtsfällen (Fake-Publikationen) haben wir ein simples, aber sehr aussagekräftiges Abzählverfahren benutzt.[92] Dabei wird erhoben, wie viele und mit welcher Genauigkeit bekannte Fakes bzw. „ehrliche" Arbeiten mit unserem Detektionsverfahren erkannt werden können und wie hoch der Anteil von Falschalarmen (11,5 % falsch „beschuldigt") und falsch Negativen (6 % nicht entdeckte Fakes) ist.

Unsere Schätzung von 16,3 % verdächtiger Publikationen im Jahr 2023 ist überraschend nahe an dem 14 % Anteil beobachteter Fälle wissenschaftlichen Fehlverhaltes aus der Fanelli Studie[93] und das Eingeständnis eigenen Fehlverhaltens von mehr als 50 % chinesischer Ärzte erklärt auch den relativ hohen Anteil (38 %) verdächtiger Publikationen aus China. Eine vergleichbare Untersuchung zur Schätzung der potenziellen Fake-Rate in der Wissenschaft gab es bis zur Erstveröffentlichung unserer Studie im Mai 2023 nicht. Zwar existierten erste Untersuchungen zum Problem der Papiermühlen, aber dabei handelte es sich stets um kleine Stichproben und um Berichte zu zurückgezogenen Artikeln oder nicht-transparenten Aussagen von Verlagen oder deren Kooperationspartnern, die die Zahl der Falschpublikationen im kleinen einstelligen Bereich verorten (wollten).

Chris Graf, Direktor für wissenschaftliche Integrität bei Springer Nature, berichtete dem Wall Street Journal lediglich von „mehr als 8.000" verdächtigen Papiermühlen-Publikationen, aber Wiley meldete immerhin schon glaubwürdigere 70.000 Manuskripte, die bereits vor der Publikation

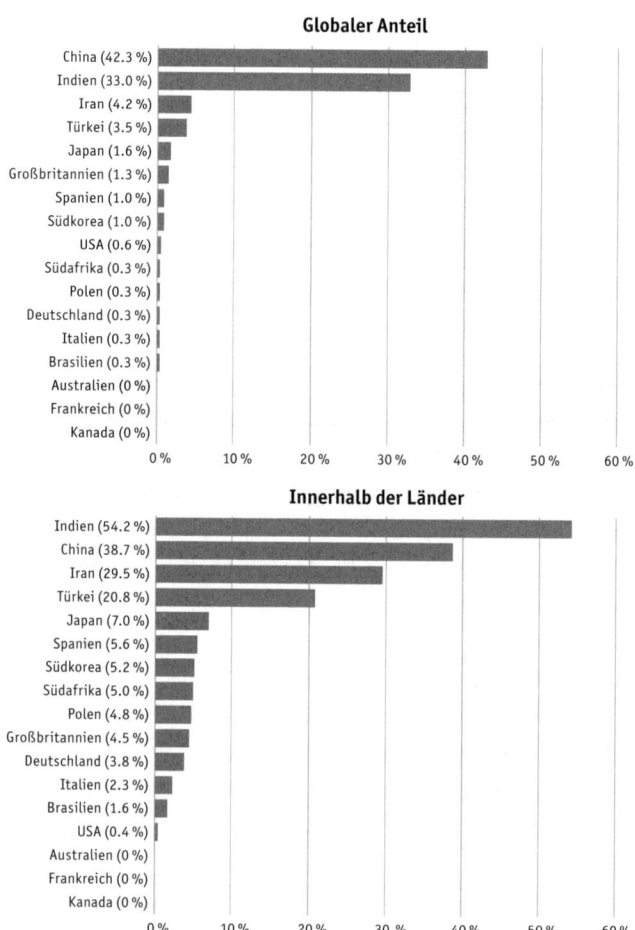

Abb. 4: *oben:* Relativer Beitrag ausgewählter Länder an der Zahl verdächtiger Fake-Publikationen in der Weltliteratur. *unten:* Relativer Anteil von Verdachtsfällen innerhalb der Länder (Stichprobe von insgesamt 2.000 Publikationen aus den Jahren 2020 und 2023; Länder mit weniger als 1 % Publikationsaktivität nicht eingeschlossen).[243] Die vier am häufigsten betroffenen Länder, sowohl relativ als auch absolut, sind China, Indien, Iran und Türkei. Russland weist ebenfalls eine hohe Zahl verdächtiger Arbeiten auf; da das Land jedoch global betrachtet 2023 weniger als 1 % der Publikationsaktivität abdeckt, wird es in der Grafik nicht aufgeführt.

herausgefiltert werden mussten.[94] Die Größe des Problems veranlasste auch die in Deutschland als unabhängige und gemeinnützige Stiftung tätige, vom Bundesministerium für Gesundheit geförderte Organisation Cochrane dazu, ihre Anforderungen bei der Auswahl von Manuskripten von Übersichtsarbeiten klinischer Prüfungen zu verschärfen.[95]

Projiziert man die o.g. 16,3 %-Rate der Verdachtsfälle in der Biomedizin im Jahre 2023 auf alle Fachgebiete und damit auf alle fünf Mio. Publikationen (inkl. nicht-zitierbarer Quellen) im Jahre 2023, müssen wir von einem potenziellen Betrugsverdacht von rund circa 500.000 Artikeln pro Jahr ausgehen. Sicherlich sind Fachgebiete unterschiedlich stark betroffen, und die Fake-Indikatoren müssen jeweils an das Fachgebiet angepasst werden. Schätzungen anderer Arbeitsgruppen zur Größenordnung des Problems gehen in eine ähnliche Richtung. So berichtet Elisabeth Bik von 800 Arbeiten mit Bildplagiaten von 20.000 geprüften Publikationen, was einer Fake-Rate von 4 %, allein durch den Einsatz von Bildkopien, entspricht.[96]

Ob es letztlich 200.000 oder 500.000 Verdachtsfälle pro Jahr gibt, ist hier nicht entscheidend, denn die Schlussfolgerung als solche bleibt davon unberührt: Wir haben ein gigantisches, systematisches, auf krimineller Energie beruhendes Problem in der Wissenschaft, das deren Grundlagen und die unseres gesellschaftlichen Fortschritts bedroht: den größten Wissenschaftsbetrug aller Zeiten.

Still ruht der See

Nur wenige Wissenschaftler haben die Gefahr bislang bemerkt bzw. sich zu dieser öffentlich geäußert. Die Wissenschaftsverlage wiederum kennen, wie oben schon erwähnt, das Problem durchaus, doch sie reden oder schreiben überhaupt nicht gerne darüber. Denn eine kritische Öffentlichkeit würde ihr einträgliches Geschäftsmodell behindern oder gar gefährden. Noch segelt die Gefahr des Wissenschafts-Dopings unterhalb der Aufmerksamkeitsgrenze von Medien, Politik und Öffentlichkeit. Es existieren bis auf sehr wenige Ausnahmen keine wissenschaftlichen Berichte über Fake-Publikation aus der Zeit vor 2020 und auch seitdem hat sich daran nichts grundlegend geändert. Fragt man in Wissenschaftlerkreisen, so haben diese davon noch nie etwas gehört. Auch wissenschaftliche Fachgesellschaften, Interessensgemeinschaften und Lobby-Gruppen der Wissenschaftler scheinen im Dunkeln der Unwissenheit zu leben.

Ein Beispiel: Als ich den damaligen Präsidenten der amerikanischen Society for Neuroscience (SfN; Mitgliederzahl: 35.000), Oswald Steward, meine Daten zur Größenordnung der Fake-Publikationen 2022 präsentierte, war dieser sprachlos und sagte: „I had no idea!". Er hatte also keinen blassen Schimmer und noch nie davon gehört.

Erst mit unserer Publikation („Sabel BA, Knaack E, Gigerenzer G, Bilc M (2023). Fake Publications in Biomedical Science: Red-flagging Method Indicates Mass Production"[97]) hat die Öffentlichkeit zumindest vorübergehend etwas Notiz von der kritischen Entwicklung genommen. Wir entfachten ein Strohfeuer, das im öffentlichen Diskurs ein paar Funken versprühte, die heute immer noch ihre Nachwirkungen zeigen. Das nahm seinen Anfang in renommierten Magazinen und Zeitungen wie „Science"[98], „Frankfurter Allgemeine Zeitung (F.A.Z.)"[99] oder „Financial Times"[100]. Die Artikel lösten in Deutschland und anderen Ländern eine Diskussion in einer Reihe von Fachpublikationen und Massenmedien aus, die die Existenz der Fake-Publikationen und deren Folgen für die Wissenschaft beleuchtete. Damit einhergehend wurden rasch Kritiken von Personen laut, die den Verlagen nahestehen und an der Methodik unserer Arbeit etwas auszusetzen hatten und deutlich geringere Werte vermuteten.[101] Das Thema war immerhin nichts weniger als die Ankündigung eines perfekten Sturms von Fakes in der Wissenschaft.[102]

6 Papiermühlen – Fälscherwerkstätten mit Lust zur List

Bevor ich in meiner Darstellung des Phänomens Fake-Publikationen weitergehe, ist es dringend notwendig zu erklären, was genau Papiermühlen sind und wie sie arbeiten. Um es gleich vorwegzunehmen: Viel ist über diese verbrecherischen und gefährlichen Einrichtungen noch nicht bekannt. Sie fischen nach Kunden, „verkleidet" als harmlose redaktionelle Helfer, auch „Ghostwriter" genannt. Tatsächlich gibt es von diesen „Helfern" Tausende, insbesondere in Großbritannien, USA, Indien und China. Aber auch in Deutschland. Sie agieren weitgehend im Dunkeln wie eine Mafia.

Meine Verwendung des Begriffs „Mafia" ist keine Übertreibung. Historisch, und im engeren Sinne, wurde der Begriff „Mafia" ursprünglich für die Bandenkriminalität in Italien (vor allem in Palermo) verwendet. Schon seit längerem wird er jedoch nicht mehr ausschließlich für die italienische Mafia der Cosa Nostra, 'Ndrangheta oder Camorra gebraucht. Tatsächlich wird er heute sowohl auf kriminelle Vereinigungen angewendet, die sich wie bspw. die russische, kolumbianische oder die chinesische Mafia (Triaden) durch hochgradig mafiöse Strukturen kennzeichnen, als auch in anderen Kontexten für Mafia-*ähnliche* Organisationen verwendet, wie z. B. die „Drogen-" oder auch die „Doping-Mafia".[103] Im Falle des Fake-Publizierens sind die Machenschaften des Netzwerks der Papiermühlen am ehesten mit der Doping-Mafia vergleichbar, bei der es – wie im Sport – um künstlich erzeugte, vorgetäuschte Leistungssteigerung und Anerkennung geht.

Nach der quantitativen Analyse gefälschter Publikationen (▷ Kap. 5) haben wir eine qualitative Suche nach Papiermühlen gestartet. Dazu haben wir einige der mehr als 1.000 über die Suchmaschinen Baidu und Google abrufbaren Webseiten untersucht, die verschiedene „Redaktions"-Dienste bewerben (Suchbegriffe: „SCI-publication or -service," „essay writing service," „journal writing service," „SCI ghostwriting"). Wie leicht es ist, solche Dienstleister zu finden, zeigt eine einfache Google-Suche nach „ghostwriting service". Google listet 11,6 Mio. Ergebnisse, davon auf der ersten Seite gleich welche ganz in Ihrer Nähe!

Papiermühlen sind professionelle Fälschungsagenturen, die, worauf schon ihre Bezeichnung hindeutet, darauf spezialisiert sind, ihre gefälschten Waren auf industrielle Weise wie eine Druckpresse in großen Stückzahlen zu produzieren. Sie sind die eigentlichen Produzenten der Doping-Ware. Wir dürfen uns ihre Produkte daher nicht wie einzeln recherchierte und geschriebene Artikel oder wie individuell gefertigte Handwerksstücke oder Kunstwerke vorstellen. Wir müssen stattdessen an seriell und KI-gefertigte Massenprodukte denken, die billig sein und ihren Zweck erfüllen sollen und schnell geliefert werden können. Zwar sind die Summen, die für diese industriell mit KI produzierten Artikel gezahlt werden, für die Kunden oft hoch (bis zu 25.000 Euro), aber im Verhältnis zu der oft mehrjährigen Arbeit, den Mühen und Frustrationen, die ein ehrlicher Forscher zu ertragen hat, relativieren sich die Preise für den unseriösen Wissenschaftler. Seriöse, auf wahrer Forschung beruhende Artikel, sind dagegen gewissermaßen Designerstücke, die nur einmal und als Unikat hergestellt werden.

Um sowohl die große und steigende Kundennachfrage befriedigen als auch lukrativ arbeiten zu können, zielen Fälschungsagenturen darauf ab, eine große Anzahl von Manuskripten zu minimalen Kosten zu erzeugen. Für ihr Geschäftsmodell ist es unerlässlich, gefälschte oder künstliche, substanzlose fabrizierte Daten zu produzieren, denn für die Durchführung echter, regulärer Experimente besteht gar nicht die Zeit, und es würde die Preise für die Produktion der Manuskripte dermaßen in die Höhe treiben, dass sie unerschwinglich wären.

Ein Beispiel aus der Praxis:
Am aufschlussreichsten, sowie am krassesten, war mein Rendezvous mit einer Papiermühle in China. Sie kontaktierte mich per E-Mail am 3. Februar 2022 unaufgefordert in meiner Funktion als Herausgeber einer internationalen Zeitschrift und schlug mir eine Kooperation vor. Über die nächsten Monate ergab sich ein reger E-Mail-Austausch mit dem Manager der Mühle. Das Angebot zusammenzuarbeiten entpuppte sich als ein dreister Korruptionsversuch, inklusive Bestechung und Impact-Faktor-Manipulation. Die nun folgende E-Mail-Konversation

· Papiermühlen – Fälscherwerkstätten mit Lust zur List ·

(gefolgt von einem persönlichen Web-Meeting) war erschreckend. Als ich die ersten Sätze der E-Mail gelesen hatte, war ich sehr erstaunt:

„Sehr geehrter Herr Professor, …
wir sind eine bekannte akademische Unterstützungseinrichtung aus Guangzhou, China, die seit 8 Jahren besteht. Die Experten in unserer Einrichtung müssen jeden Monat einige Forschungsarbeiten in SCI-Zeitschriften veröffentlichen. Um die Publikationszeit zu verkürzen, möchten wir in Zukunft mit Ihnen zusammenarbeiten. Kooperationsmodus: Wir zitieren den Inhalt Ihrer Zeitschrift in unseren Artikeln und erhöhen so … Ihren Impact-Faktor im Jahr 2022. Sie sollen uns helfen, die Publikationszeit zu verkürzen. Bezahlung: Wenn ein Artikel erfolgreich veröffentlicht wird, bezahlen wir ihn zum Preis von: IF*1.000 USD/Artikel. Beispiel: IF = 2,36, Gesamtzahlung = 2,36*1.000 USD = 2.360 USD. Und dieser Preis ist verhandelbar. Was Sie bekommen können:
1. Ein erhöhter Impact-Faktor der Zeitschrift im Jahr 2022
2. Wünschenswerte Bezahlung durch uns".[104]

Mein Interesse an der Anfrage war stante pede geweckt. Ich war hellwach, denn es spornte mich an, dem Geschäftsmodell dieser Papiermühle etwas mehr auf den Grund zu gehen. Mit dem Phänomen „Fälschungsagenturen" hatte ich mich seit kurzem gerade erst befasst und eine erste Arbeit zum Thema 2021 publiziert[105]. Nun bekam ich erstmals die Gelegenheit einer direkten Kommunikation, aus erster Hand aus dem „Weltraum von Täuschung und Lüge", einer Produktionsstätte des Doping-Materials. Das kitzelte mein Interesse und war ziemlich aufregend. Interesse an einer (für mich potenziell lukrativen) Zusammenarbeit hatte ich natürlich nicht, wohl aber wollte ich mehr erfahren über die Hintergründe und Abläufe. Denn wie oft wird man schon so offen zur Korruption eingeladen? Interessant waren die naive Offenheit der Ansprache und die Information, dass die Firma bereit seit 2014 im Geschäft ist. Ich überlegte mir also einige Fragen, die ich per E-Mail-Konversation beantwortet haben wollte und wurde so investigativer Reporter, oder wie mir das ZDF-Magazin „3SAT-NANO" bescheinigte, ein Whistleblower.

Ich antwortete auf die Anfrage und signalisierte Interesse, mit der Bitte um mehr Informationen, da ich dies erst einmal mit meinem Verlag diskutieren müsse. Nach einem ausführlichen E-Mail-Austausch vereinbarte ich später sogar ein ZOOM-Meeting, welches ich (mit ausdrücklicher Erlaubnis der Papiermühle) per Video aufzeichnete. Das E-Mail-Interview entwickelte sich wie folgt (original auf Englisch):

Herausgeber (Bernhard Sabel):
Vielen Dank für Ihr Angebot. ... In der Tat freuen sich kleine Zeitschriften ... immer über Manuskripte, die zur Veröffentlichung eingereicht werden, und begrüßen Vorschläge, wie die Anzahl der Veröffentlichungen erhöht werden kann. ... Mittel und Wege zu finden, die wissenschaftliche Publikationstätigkeit zu fördern, ist gut für die Autoren und gut für die Zeitschrift. ... Ich habe ein paar Fragen ... damit ich besser verstehe, was mich erwartet:

1. .... Frage: Wie viele Wissenschaftler/Publikationen haben Sie unterstützt und in welchen Bereichen haben Sie Erfahrung? Wie sieht es mit dem Bereich der Medizin aus, insbesondere der Neurologie?
2. Wie kann ich sicher sein, dass die Qualität der Manuskripte gut genug für unsere Zeitschrift ist? Haben Sie ausländische Muttersprachler, die die Sprache gründlich prüfen? Kann ich mir aussuchen, mit welcher Person wir regelmäßig zusammenarbeiten? ...
3. Mit wie vielen Manuskripten kann ich bei Ihnen pro Monat rechnen? Ist die Zahl groß genug, um in relativ kurzer Zeit ein spürbares Wachstum meiner Zeitschrift zu erreichen?
4. Sie haben erwähnt, dass Sie eine Methode haben, um den Impact Faktor zu erhöhen. Können Sie erklären, wie das funktioniert und welches Impact Faktor-Wachstum Sie erreichen können? ... Wir liegen derzeit bei IF 2. Wie lange würde es brauchen, um IF 5 oder 6 zu erreichen?

Papiermühle:
1. Wir haben die Veröffentlichung von Tausenden von Artikeln unterstützt. Wir haben hauptsächlich Erfahrung in biomedizinischen Bereichen, wie Molekularbiologie, Pharmazie und Tumorforschung.

2. Wir haben Mitarbeiter aus englischsprachigen Ländern, die das Manuskript polieren, und Experten mit biomedizinischem Hintergrund, die den Inhalt überprüfen. Wir organisieren 3–4 Kollegen, die mit Ihnen zusammenarbeiten werden.
3. Wir haben mehr als 100 Manuskripte pro Monat. ...
4. Wir sind mit einer Reihe von ethischen Normen des akademischen Publizierens bestens vertraut und wissen, dass die Anzahl der veröffentlichten Manuskripte und die Anzahl der von anderen Wissenschaftlern zitierten Artikel den Erfolg einer Zeitschrift beeinflussen. Daher werden wir die Artikel der Zeitschrift auf unserer eigenen Veröffentlichungsplattform für chinesische Wissenschaftler mit Nachdruck bekannt machen und empfehlen. Das bringt maximale Aufmerksamkeit ...

Herausgeber:
1. Wir planen eine Sonderausgabe zum Thema „Neuromodulation (nichtinvasive Hirnstimulation) zur Neuro-Rehabilitation". Wir fragen uns, ob Sie uns innerhalb der nächsten 4–6 Wochen 8–12 Manuskripte zu diesem Thema schicken können, damit die Sonderausgabe noch vor dem Sommer erscheinen kann?
2. Heutzutage ist es manchmal schwierig, qualifizierte Gutachter zu finden, die sich in diesem Bereich auskennen. Könnten Sie uns daher für jeden Beitrag mindestens drei unabhängige Wissenschaftler vorschlagen, die sich auf diesem Gebiet auskennen und bereit sind, das Manuskript zu begutachten?
   ...
3. Um das Wachstumspotenzial einer Zusammenarbeit abzuschätzen: Wie viele Vollzeitmitarbeiter beschäftigt Ihre Agentur? Und haben Sie Zugang zu Freiberuflern, und wenn ja, aus welchen Ländern (Sprache)?
4. Haben Sie einen einzigartigen Vorteil gegenüber anderen Agenturen, die ähnliche Angebote haben?
5. Um die Qualität Ihrer Dienstleistung beurteilen zu können, könnten Sie uns bitte die letzten zehn Referenzen von SCI-Publikationen ... übermitteln, bei deren Veröffentlichung Sie im Bereich der Medizin geholfen haben?

6. Schließlich haben Sie in Ihrem ursprünglichen Vorschlag ... ein Zahlungssystem vorgeschlagen: ... Frage: Da der Preis verhandelbar ist, was ist Ihr bestes Angebot, um im Vergleich zu anderen wettbewerbsfähig zu sein. ...

Papierfabrik:
1. Wir haben unser eigenes molekularbiologisches Labor und arbeiten mit vielen Universitäten in China zusammen. Daher denken wir, dass wir genügend Manuskripte zu diesem Thema schicken können.
2. Erstens haben wir Kollegen, die bei MDPI [ein 1996 gegründeter, auf OA-Publikationen spezialisierter Verlag mit Sitz in Basel, CH], AME Publishing Company [ein im Juli 2009 gegründeter Verlag, aktuell mit Hauptsitz in Hongkong und weiteren Niederlassungen u. a. in China], Hindawi usw. gearbeitet haben, und sie sind dafür verantwortlich, qualifizierte Gutachter vorzuschlagen. Zweitens hat unser Unternehmen viele Absolventen der Sun Yat-sen University und der University of Hong Kong, die unsere Manuskripte freundlich begutachten werden.
3. Unser Unternehmen beschäftigt derzeit 100 Vollzeitmitarbeiter und mehr als 300 freie Mitarbeiter aus den Vereinigten Staaten, Kanada, Italien, Israel, Pakistan, der Türkei, Indien, China und anderen Ländern.
4. Unser Vorteil liegt in der stabilen Kundenquelle, sowie dem ausgereiften und effizienten Managementsystem.
5. Hier sind die [10] DOIs: ... [Anmerkung der Autoren: Die Papierfabrik war so freundlich, 10 DOIs zur Verfügung zu stellen]

Am 25. Mai kam es zu einem persönlichen Meeting auf Zoom: Mein Gesprächspartner war dabei freundlich und hilfsbereit (auch wenn sein Englisch ziemlich dürftig war) und hatte kein Problem mit meiner Bitte, unsere Unterhaltung als Video aufzuzeichnen. Er besaß ebenfalls keinerlei Hemmungen oder Skrupel, keine Spur von Scham, keinen blassen Schimmer, was für Folgen sein „Geschäftsmodell" für die Wissenschaft hat. Überhaupt kein Gewissen oder Schuldgefühl. Absolut null. Und offensichtlich war er frei von jeglicher Angst, erwischt zu werden. Mein Gesprächspartner, dieser Eindruck drängte sich auf, hätte sicher auch ein tüchtiger Manager oder Verkäufer einer T-Shirt Fabrik werden können.

· Papiermühlen – Fälscherwerkstätten mit Lust zur List ·

Hier das Transkript unseres Gesprächs:
Frage: Wie lange ist Ihr Unternehmen schon in diesem Geschäft?
Antwort: Seit 2014
Frage: Können Sie das allgemeine Modell der Zusammenarbeit noch einmal erläutern und wie viel zahlen die Kunden für Ihre Unterstützungsleistungen?
Antwort: Bis zu 3.000 EUR Papiermühlengebühr plus das Honorar für den Zeitschriftenredakteur (hier: 2.400 EUR), es sei denn, es müssen „Experimente" gemacht werden, was teurer ist.
Frage: Haben Sie andere Zeitschriften, die mit Ihnen in einer solchen Zusammenarbeit arbeiten?
Antwort: Wir haben 70–100 Zeitschriften unter Vertrag, die eine ähnliche Vertragsstruktur haben wie die, die ich Ihnen angeboten habe. Die meisten davon sind vom Verlag Hindawi.
Frage: Die Qualität der Beiträge ist entscheidend; könnten Sie uns also mehr DOIs schicken, um mehr über Ihr Format zu erfahren?
Antwort: Ja, kein Problem. Wir werden Ihnen 100 DOIs [Veröffentlichungen] schicken.

Oh Schreck! Da kann einem glatt die Spucke wegbleiben. Mal abgesehen von der ethisch-moralischen Verwerflichkeit, mit der hier die Wahrheitssuche der Wissenschaft mit Fake-Publikationen untergraben wird, mich nun auch noch zur Mitarbeit in einem Doping-Ring aufzufordern. Seine drei Köder: Bestechung des Herausgebers, Vereinfachung meiner Arbeit durch die Bereitstellung von Fake-Gutachten, sowie Impact Faktor-Manipulation, also dem „Dopen" zur Verbesserung des Rufs meiner Zeitschrift.

Allerdings war ich, wie zu erwarten, bei weitem nicht der Einzige, dem ein solches „verlockendes" Angebot schmackhaft gemacht wurde: Auch andere Herausgeber von Wissenschaftsjournalen berichteten mir persönlich von vergleichbaren Bestechungsszenarien ganz offensichtlich krimineller Banden. (Die besagten Herausgeber müssen hier anonym bleiben, um sie gegenüber ihren Verlagen zu schützen.)

Von wöchentlichen Bestechungsversuchen berichtet auch ein Sprecher des Verlags Elsevier, und Sabina Alam, Beauftragte für Ethik und Integrität vom Wissenschaftsverlag Taylor & Francis, bestätigt, dass Bestechung ein sehr besorgniserregendes Problem darstellt.[106]

Wer bezahlt die Zeche der Veranstaltung des, um im Bilde zu bleiben, gedopten „Sports"? Der Staat, also wir Steuerzahler. Er zahlt (in aller Regel) die Gehälter der Sportler (Wissenschaftler) und Trainer (Herausgeber, Professoren), er hat das Stadion (Forschungsinfrastruktur) nebst allem, was darin ist, gebaut, er trägt die Betriebskosten, die Umbauten und Renovierungen sämtlicher Einrichtungen, und er zahlt die Tickets aller Besucher, um den Sport zu fördern (hier: Zeitschriften-Abos von Bibliotheken und Publikationsgebühren der Verlage).

Alle freuen sich: der naive Trainer, weil sein Sprinter mit großem Abstand den Weltrekord bricht, die „wissenden" Dope-Hersteller über die erzielten Umsätze, natürlich der „wissende" Sprinter, der Veranstalter und sogar die Zuschauer, weil es spannend ist und sie Gewinner lieben. Erfahren Letztere jedoch, dass der Sprinter eine solche Topleistung nur mithilfe Dopings erreicht, ohne jemals ernsthaft trainiert zu haben, droht die reine „Schein-statt-Sein"-Blase zu platzen und das auf Lug und Trug basierende Gauklertheater wird das Gefühl sportlicher/wissenschaftlicher „Wahrhaftigkeit" und Seriosität zerstören. Wenn die Veranstalter nicht alles unternehmen, das Problem absolut transparent und öffentlich zu machen und ganz konkret zu lösen, wird sich keiner mehr für die völlig verzerrten Ergebnisse interessieren. Werden die Zuschauer die Veranstaltungen fortan ignorieren? Werden sie abwarten, bis ein ehrlicher, seriöser Veranstalter die Wettbewerbe organisiert? Da in der Welt der Wissenschaft kommerziell ausgerichtete Verlage die „Veranstalter" sind, stellt sich die Frage, ob die Kontrolle der Inhalte wissenschaftlicher Publikationen nicht besser in die Hände unabhängiger „Veranstalter" zu legen ist, deren Verpflichtung gegenüber ethischen Standards wissenschaftlicher Forschung und Wahrheitssuche Teil ihrer institutionellen DNA ist: die Vereinigungen von Wissenschaftlern bzw. Wissenschaftsorganisationen. Dies ist ein zukunftweisendes Modell, das Gerd Gigerenzer auf der APE-Tagung in Berlin im Januar 2024 vorschlug.

· Papiermühlen – Fälscherwerkstätten mit Lust zur List ·

Um das betrügerische Geschäftsgebaren der Fälschungsagenturen besser zu verstehen, hatte ich in meiner netten Unterhaltung mit der chinesischen Papiermühle einen Angelhaken für den Beweis des Dopings genutzt: Meine Frage, ob die Agentur genügend Material organisieren könne, um innerhalb weniger Wochen ein hochspezialisiertes Sonderheft zusammenstellen zu können – eine in der Realität regulärer wissenschaftlicher Forschung unmögliche Aufgabe. Die Antwort des Managers lautete, er habe ein Heer von Mitarbeitern und freiberuflich tätigen Wissenschaftlern, so dass meine Bitte kein Problem darstelle. Mein Gegenüber in der Agentur entpuppte sich so als ein erschreckendes Beispiel eines absolut korrupten und schamlosen Vertreters einer Fälscherbande, der sein Geschäftsmodell und -gebaren bereitwillig preisgab und sich sogar noch mit einer Videoaufnahme unseres Gesprächs einverstanden erklärte. Sowohl dreist als auch dumm. Wow!

Mein Erlebnis zeigt, dass Fälschungsagenturen aktiv auf Kundenfang gehen, und dies auf eine recht aggressive und platte Weise. Kein Wunder, denn sie wollen ihre Produkte Wissenschaftlern hochprofitabel verkaufen und überlegen sich Geschäftsmodelle, bei denen Fälschung, kaltschnäuziges Kopieren und Betrug einfach „ganz normal" dazugehören.

Der Markt der Papiermühlen gleicht einem Basar, wie eine Internetrecherche in China zeigt. Danach sind die Kosten für die Bestellung einer Fake-Publikation via WhatsApp („keine Spuren hinterlassen") davon abhängig, welche Leistung bestellt wird: Autorenposition, Zahl der Co-Autoren (die sich die Kosten teilen), Höhe des Impact Faktor der Zielzeitschrift und Aufwand der Produktion (wenig oder viele gefakten „Experimente"), Zahl der parallelen Einreichungen bei mehreren Journalen, kleine Modifikationen von Altpublikationen vs. Neukompositionen etc. Da es (aus unterschiedlichen Ländern) tausende Agenturen gibt, ist das Programm recht vielfältig. Eine grobe Preislist sieht folgendermaßen aus:

Preisschild einer Fake-Publikation (abhängig vom Journal Impact Faktor, JIF):

JIF 1–2	1.000 EUR	(nur Einreichen)
	8.000 EUR	(spezifisches Thema: Schreiben, Einreichen, Publizieren)
JIF 2,0	17.000 EUR	(Projekt Design + „Experiment" + Schreiben + Einreichen + Publizieren)
JIF 2,5+	26.000 EUR	(Projekt Design + „Experiment" + Schreiben + Einreichen + Publizieren)

Da Unwahrheit in aller Regel langfristig schädlich ist und Lügen bekanntlich kurze Beine haben, sollte man, so ist zu meinen, doch tunlichst seine Sünden verbergen. Doch daran denken die Papiermühlen gar nicht, für sie ist ihr Treiben ganz normal und offenbar kein Stein des Anstoßes.

Alles in allem betrachtet stellt sich die Frage: Sind Fake-Publikationen das neue Opium für gierige, gewissenslose und oft unter enormem Druck stehende Wissenschaftler, denen alle Mittel recht sind, um die Erwartungen Ihrer Arbeitgeber erfüllen und in der beruflichen Karriereleiter aufsteigen zu können?

Die Biene sollte allerdings für Honig (hier: wissenschaftliche Erkenntnis) fliegen und nicht für Opium. Denn wenn die Biene meint, sie bekomme Honig, in Wahrheit handelt es sich jedoch um eine Droge, die lediglich wie Honig schmeckt, dann ist das auf Dauer ziemlich ungesund! Nicht nur für die Biene, sondern für das ganze Bienenvolk, also die Gemeinschaft der Wissenschaftler weltweit. Und gerade aus der Wissenschaft wissen wir, was passiert, wenn die Bienen aussterben: das biologische Kreislaufsystem der Natur kollabiert – mit kaum vollstellbaren Folgen.

7 Mehr Schein als Sein: Merkmale der Fakes

Das Grundprinzip lautet: „Je ähnlicher, umso besser". Das Manuskript für eine „gute" Fake-Publikation sollte einer echten wissenschaftlichen Arbeit möglichst ähneln, wenn es eine Chance haben soll, zur Veröffentlichung angenommen zu werden. Für die Fälschungsagenturen bedeutet es, dass ihre Produkte nicht nur den Anforderungen der Kunden entsprechen und sowohl kostengünstig als auch schnell herzustellen sein müssen, sondern dass diese vor allem nicht so leicht als Fälschungen auffliegen dürfen. Denn das kann ziemlich peinlich, vielleicht sogar kostspielig, für den Käufer ausgehen.

Aufgrund der massenhaften Herstellung müssen Fälschungsagenturen ihre Texte nach Vorlagen erstellen. Es bleibt ihnen daher gar nichts anderes übrig, als mit Modulen zu arbeiten, die sie jeweils für die Texte neu zusammensetzen, so wie das die Verlage auch bei der digitalen Herstellung ihrer Zeitschriften tun. Der schnellste Weg besteht darin, bereits publizierte Arbeiten zunächst zu kopieren, im zweiten Schritt mehr oder wenig stark zu modifizieren und schließlich einzureichen. Da kann es zuweilen schon genügen, nur Moleküle in einem Gen zu ändern (Titel und Autoren sowieso), oder lediglich Reagenzien auszutauschen oder einen neuen Medikamentennamen einzusetzen.

Papiermühlen folgen damit der industriellen Produktionsweise, deren Ziel es ist, Ware möglichst preiswert und schnell für einen maximal großen Kundenkreis herzustellen. Das Prinzip erinnert an den Automogul Henry Ford, der als erster damit begann, seine Autos am Fließband zu produzieren. Nichts anderes als eine Fließbandproduktion ist die Herstellung von Texten mit Hilfe Künstlicher Intelligenz.

Die Struktur der Fake-Texte ist also identisch mit der seriöser Texte. Dabei handelt es sich um die sog. IMRaD-Struktur. IMRaD steht für die Einführung ins Thema (Introduction), die angewandten Methoden (Methods), die erzielten

Ergebnisse (Result) und deren abschließende Interpretation und Diskussion (Discussion), hinzu kommt die Literatur- oder Referenzliste. Obwohl sich also auch echte, seriöse Manuskripte in ihrer Struktur weitgehend ähneln, führt die modulare, serielle Produktionsweise der Fake-Publikationen zwangsläufig in einem auffällig großen Ausmaß zu gemeinsamen Merkmalen. Das Beispiel der Serienproduktion von Autos eignet sich gut, um das zu erklären. Deren Modelle können in Details voneinander abweichen, ihre Farben unterschiedlich sein, das Grundprinzip jedoch bleibt immer das gleiche: Alle produzierten Fahrzeuge haben stets vier Räder, ein Lenkrad, eine Bremse, Stoßstangen und Scheinwerfer. Und jeder Wagen hat sein Design, das ihn als Produkt einer bestimmten Marke erkennbar macht.

Da kaum ein Wissenschaftler freiwillig eine von ihm initiierte Fälschung gestehen wird, wirft dies die Frage auf, woran mögliche Fälschungen zu erkennen sind und welche Detektoren funktionieren? Ziel ist dabei nicht nur der eindeutige „Beweis". Denn schon ein Zweifel reicht. Im Zweifel muss der Autor gegenüber dem Herausgeber oder dem Verlag den Beweis antreten, dass man seiner zur Publikation eingereichten Arbeit trauen kann. Der Autor allein hat die Beweislast, eine Beweislast-Umkehr ist nicht angezeigt.

Wie jedoch lässt sich zu einem *begründeten* Zweifel kommen, der die wissenschaftliche Echtheit eines Manuskripts bzw. Artikels – und damit auch die Integrität dessen Verfassers – in Frage stellt, was beileibe keine Bagatelle ist? Entscheidend ist hier, mehrere Indizien oder Merkmale zu finden, die typisch sind für Fakes, um dann entscheiden zu können, ob wir Wahrheit oder Fake vor uns haben. Es ist, als wenn man im Dunkeln an etwas stößt, dass baumdicke Beine hat wie ein Elefant, einen langen Rüssel wie ein Elefant, und einen kurzen Schwanz wie ein Elefant. Um was für ein Tier handelt es sich dann wohl im wahrscheinlichsten Fall?

Auch wenn es nur wenige selten sichere „Beweise" von Fake gibt (zum Beispiel Text- oder Bildplagiate), so gibt es tatsächlich doch allerhand Indizien, die einen zur Vorsicht mahnen sollten. Während ein einziger eindeutiger Beweis ausreicht, um zu einem Urteil zu kommen, braucht es in der Regel mehrere Indizien, um eine Publikation als Fake zu verdächtigen oder eindeutig zu entlarven. Ein begründeter Verdacht sollte für Wissenschaftler Anlass sein, sich gut zu überlegen, ob man die Ergebnisse ernst nehmen kann und die Arbeit zitiert bzw. eigene Experimente darauf aufbaut. Im Zweifel eher nicht! Die folgende Sünderliste ist eine grobe Orientierung, welche Werkzeuge Fälscherbanden in den Schatullen ihrer Werkstätten bereithalten und die entweder durch Beweise oder Indizien enthüllt werden können.

Die Sündenliste

Wir müssen bei den Sünden Beweise von Indizien unterscheiden. Während „Beweise" glasklares Fehlverhalten aufzeigen, sind Indizien lediglich Hinweise, die auf ein solches Fehlverhalten hindeuten und doch *alleine* betrachtet jeweils mit einem gewissen Grad von Unsicherheit behaftet sind. Gibt es aber *mehrere* Indizien in einem gegebenen Fall, steigt die Wahrscheinlichkeit, dass ein Problemfall vorliegt.

Beispiel: Wir sehen einen Elefanten im Wald und machen ein Foto, dann haben wir einen Beweis. Sind aber drei Blinde in einem Wald, die zu einem Elefanten geführt werden, von denen uns der erste, der ein Elefantenbein berührt, berichtet, er sei auf einen Baumstamm gestoßen, während der zweite, der den Rüssel berührt, uns von einem Arm erzählt, und der dritte schließlich ein dünnes Seil schildert, wo er tatsächlich den kleinen Schwanz des Elefanten berührt hat: Welches Bild werden wir uns daraus wohl ableiten können?

Auch wenn wir uns nicht ganz sicher sind: Wir sollten uns flugs aus dem Staub machen, denn es ist mitten in der Steppe wohl eher nicht das Kunstwerk eines Indigenen, sondern ein echter Elefant, der ziemlich ärgerlich werden kann. Sicher sind wir uns nicht, aber wir verschwinden schleunigst. Sicher ist sicher.

Den Charakter von *Beweisen* eines Fakes haben folgende Merkmale eines pseudowissenschaftlichen Artikels:

- „Highjacking" ganzer Publikationen (Artikel-Piraterie) durch Duplikat-Publikation älterer und gegebenenfalls leicht abgeänderter Arbeiten (was bei etwa fünf Mio. Publikationen pro Jahr kaum jemand bemerkt)
- Text-Plagiate (Übersetzen und Rückübersetzen, KI-generiert), die teilweise sinnlose/merkwürdige Wörter oder Formulierungen enthalten
- Bild-Plagiate: kopiertes Bildmaterial, mit oder ohne Abänderungen
- Daten-Plagiate: frei erfundene oder existierende, aber modifizierte/manipulierte Daten
- Fake-Material: Frei erfundene, modifizierte bzw. fehlerhafte Angaben von Materialien oder biologischen Substanzen (zum Beispiel falsche Gensequenzen, Reagenzien, Werkstoffe oder Geräte)
- Fake-E-Mail-Adressen von Institutionen zur Verschleierung der wahren Identität der Autoren (Beispiel: Peking University: Fake-E-Mail wäre „...@xss.pku.edu.cn" anstelle der korrekten Adresse „...@pku.edu.cn". (Gefälschte institutionelle E-Mail-Adressen einzusetzen, zielt darauf ab, die Publikation an einer bestimmten, etablierten Institution vorzugaukeln und vom eigenen Vorgesetzten nicht erwischt zu werden.)
- „Impact factor Engineering": „Freundlichen" Zeitschriften, die mit Papiermühlen kooperieren, wird geholfen, ihren Marktwert zu erhöhen, indem deren Artikel in Fake-Publikationen der Papiermühle häufig zitiert werden, was den Journal Impact Factor der „freundlichen" Zeitschrift erhöht. Finden sich sehr viele Fake-Publikationen in der Literaturliste, ist die Arbeit als verdächtig einzustufen.

Als *Indizien* eines Fakes können gelten:
- Verwendung einer privaten, nicht-institutionellen E-Mail-Adresse in Kombination mit oder ohne eine bestimmte Art von Einrichtung (zum Beispiel „Hospital")
- Offensichtlich unsinnige sachliche Inhalte sowie grobe textformale, stilistische und inhaltliche Inkongruenzen
- Zitate, die mit dem Thema der Arbeit nichts zu tun haben.
- Autorenschaft: Kauf, Verkauf oder Vergabe per Gefälligkeit

- Autorenzahl: viele Autoren – und/oder besonders fachfremde – bei Studien mit einfachen Experimenten
- Frei erfundene Autorennamen (um bspw. internationale Kooperationen zu fingieren, die nicht existieren)
- Autoren-Piraterie: Etablierte, bekannte Kollegen als (Co-)Autoren aufführen, die an der Publikation jedoch gar nicht beteiligt waren
- Fake-Gutachter beim Peer-Review, die Gefälligkeitsgutachten (erkennbar an sehr guten, sehr kurzen Bewertungen) schreiben und keine oder lediglich substanzlose oder minimale Änderungswünsche haben
- Themeninflation nach besonderen Ereignissen oder zu besonderen Themen (wie zum Beispiel die Corona-Pandemie oder Krebsforschung)
- „Gefälligkeitshinweise" von Redakteuren oder Verlagen, zum Beispiel die Aufforderung zur Korrektur bzw. zum Umschreiben plagiierter Texte (was keinem Kavaliersdelikt, sondern der Beihilfe zum Betrug gleichkommt)

Fake-Beweis:
    Bildkopien und Bildmanipulationen

Um erfolgreich Fake-Publikationen auf den Weg zu bringen, machen Fälscher auch vor Bildern nicht halt, ganz im Gegenteil. Diese Fälschungsform wird schon lange benutzt und ist wohl der eindeutigste Beweis und das am besten erforschte und sicherste Fake-Merkmal.

Jennifer A. Byrne von der School of Medical Sciences an der University of Sydney und Jana Christopher vom Biochemischen Zentrum der Universität Heidelberg berichten von Manuskripten und Veröffentlichungen von Fälschungsagenturen, die Merkmale aufweisen, die in regulären, seriösen Manuskripten selten zu finden sind. So kann beispielsweise die wiederholte Verwendung experimenteller Bilder zu unterschiedlichen Formen der Wiederverwendung und zur Manipulation führen, da Fake-Texten keine realen Experimente zugrunde liegen und sie daher auch nicht mit echten Bildern aufwarten können. Das Problem stellt sich bei wissenschaftlich integren Texten nicht, da quantitative oder numerische Daten die eigene Grundlage für Grafiken oder Tabellen darstellen.

Die beiden o.g. Forscherinnen berichteten, auf zwei Arten problematischer Bilder gestoßen zu sein, nämlich erfundene Bilder einerseits und verwendete Standard- bzw. Archivbilder zur Darstellung experimenteller Ergebnisse andererseits. Erfundene Bilder zeigten häufig bestimmte Muster auf, bei biochemischen „Western-Blot"-Analysen etwa sog. „Banden". Diese werden zusammengesetzt, indem Bilder einzelner Banden auf einen vorgefertigten falschen Hintergrund gelegt werden, um das erforderliche „experimentelle" Ergebnis darzustellen. Die Verwendung von Archivbildern sei demgegenüber schwieriger nachzuweisen, denn sie wirkten ohne Anzeichen von Manipulation, Überkontrastierung oder Vervielfältigung absolut echt. Zumal sie in jedem Fall anders bezeichnet würden, in verschiedenen unabhängigen Manuskripten Verwendung fänden und stets angeblich von verschiedenen Autoren von verschiedenen Instituten stammten. Die betrügerische Verwendung eines Archivbildes sei nur erkennbar, wenn dasselbe Bild in anderen Einsendungen oder Veröffentlichungen zu finden sei. Während manipulierte Bilder also durch die wachsende Erfahrung in den Redaktionen zunehmend erkennbar würden, stelle sich das bei der Verwendung von Standard-/Archivbildern als schwieriger dar.[107]

Manipulierte Bilder standen ganz am Anfang der massenhaften und systematischen Betrügereien. Eine technologische Neuerung machte zu Beginn des neuen Jahrtausends ein neues Trickverfahren möglich. Mike Rossner, ein Redakteur des „Journal of Cell Biology" (JCB), das im Dezember 2001 die elektronische Einreichung von Manuskripten eingeführt hatte, war damals zutiefst besorgt. Wir schreiben das Jahr 2002 und gerade machte eine Bildgebungssoftware namens „Photoshop" Furore. Zwar wurde die erste Version dieser Software zur Bearbeitung von Fotos bereits 1990 entwickelt, doch erst einige Jahre später war sie so ausgereift, dass auch Wissenschaftler begannen, damit zu arbeiten, und dies nicht überall und ausschließlich in lauterer, sondern eben auch in betrügerischer Absicht. Genau das war es, was Rossner die Sorgenfalten auf die Stirn trieb. Denn mithilfe von „Photoshop" erhielten Forscher ein Werkzeug, die Bilder ihrer Manuskripte derart zu verändern, dass eventuelle inhaltsrelevante Schwächen oder

Fehler, die die Originale aufwiesen, beseitigt werden konnten. Sie täuschten damit also die Gutachter und Leser ihrer Publikationen, und es gelang immer häufiger, auf diese Weise das Peer Review auszutricksen.

Rossner schrieb im September 2002 im „Editorial" des JCB: „Unsere Sorge besteht nicht darin, dass die Manipulation digitaler Bilder häufiger vorkommt, sondern darin, dass die Möglichkeit besteht, dass sie von unseren Gutachtern seltener entdeckt wird." Weil damals die Gutachter die Texte inklusive der Bilder für ihre Lektüre gewöhnlich ausdruckten, führte JCB einen weiteren Schritt ein: die Prüfung durch Experten für digitale Bilder. Denn die Redaktion hatte festgestellt, dass viele Manipulationen auf den Ausdrucken gar nicht zu erkennen waren. Der Verfasser des Artikels gab Tipps zur digitalen Prüfung und verkündete am Ende seine Hoffnung, „dass die Sensibilisierung der Rezensenten und Autoren für dieses Problem dazu beitragen wird, die Zahl der Beispiele manipulierter Bilder, die es in unsere Produktionsabteilung schaffen, zu reduzieren."[108] Das war, wie wir längst wissen, eine fromme Hoffnung.

Die Verbreitung von „Photoshop" stellte die Zeitschriften vor ganz neue Herausforderungen. War es bisher sehr aufwendig gewesen, in der Dunkelkammer Fotos zu verändern, um den Betrachter zu täuschen, wurde es nunmehr technisch sehr einfach, digitale Bilder so anzupassen, dass sie das erwünschte Ergebnis zu zeigen schienen. Dazu war nicht einmal viel Fachwissen nötig. Vor diesem Hintergrund wurden manche Wissenschaftler schwach und machten passend, was eigentlich nicht passend war. Unter Verdacht gerieten in der Folgezeit selbst prominente Vertreter ihrer Zunft wie Marc Tessier-Lavigne, ein renommierter Neurowissenschaftler und Präsident der weltberühmten Stanford-University. Er wurde 2022 verdächtigt, in einem von ihm mitverfassten Artikel im Journal der European Molecular Biology Organization (EMBO) aus dem Jahr 2008 mit manipulierten Bildern gearbeitet zu haben. Die renommierte Bilddetektivin Elisabeth Bik äußerte daraufhin Bedenken, dass es bei vier weiteren Arbeiten aus den Jahren 2001 bis 2008, an denen Tessier-Lavigne beteiligt war, ebenfalls zu Bildmanipulationen gekommen sei.

Die Stanford-University räumte ein, dass es bei den Artikeln „Probleme" gebe, behauptete aber, dass die Bedenken keinen Einfluss auf deren Daten, Ergebnisse oder Interpretationen hätten. Das bestritt die Expertin Bik allerdings. Nach Angaben der Universitätsleitung sei Tessier-Lavigne bereits Ende 2015 über die Fehler in einigen seiner Arbeiten unterrichtet worden und habe daraufhin selbst die betroffenen Zeitschriften darüber informiert. Keines der Paper sei daraufhin allerdings korrigiert worden. In der Tat musste Holden Thorp, Chefredakteur von „Science", eingestehen, dass Tessier-Lavigne die Redaktion auf die Probleme mit den Bildern aufmerksam gemacht habe. Die beiden von ihm erstellten Errata habe „Science" allerdings nie veröffentlicht, aufgrund eines Fehlers.[109]

Sollte es sich bei den Bildern um bewusste Manipulationen handeln, mag Tessier-Lavigne möglicherweise selbst nicht Täter, sondern Opfer gewesen sein. Wobei er sich auch in diesem Fall den Vorwurf gefallen lassen muss, sehr lasch und unwissenschaftlich gearbeitet, also wissenschaftliches Fehlverhalten an den Tag gelegt zu haben. Sofern er selbst nicht der Fälscher war, muss es einer seiner Co-Autoren gewesen sein. Tessier-Lavigne trat im Juli 2023 von seinem Amt als Präsident von Standford zurück.[110]

So oder so: Tessier-Lavigne ist kein Einzelfall, ganz im Gegenteil. Einer der bekanntesten aus der Reihe solcher Betrugsfälle ist vielleicht der Fall von Sylvain Lesné. Der führende Alzheimer-Experte von der University of Minnesota wurde verdächtigt, mit einigen manipulierten Studien die Alzheimer-Forschung 16 Jahre lang in die Irre geführt zu haben. Dabei ist das Problem spätestens seit Anfang des Jahrtausends virulent. Dumm nur, dass es die Verlage offensichtlich nicht wirklich interessiert hat. Holden Thorp von „Science" gab zu, dass sogar Spitzenvertreter der Community des wissenschaftlichen Publizierens deutliche Signale ignoriert hätten: „2017 wäre fast der Anfang gewesen, als diesem Thema mehr Aufmerksamkeit geschenkt wurde – nicht nur für uns, sondern im gesamten wissenschaftlichen Verlagswesen."[111] Aber wie Thorp eben sagte: Es wäre nur „fast" der Anfang gewesen. Tatsächlich geschah nichts.

Das Versäumnis zeigt, dass Verlage und Zeitschriftenredaktionen offenbar in der Vergangenheit viel zu unbesorgt und „großzügig" und damit unprofessionell mit dem Thema Bildmanipulationen umgingen. Sie kümmerten sich nicht um dieses Problem, sondern überließen es findigen und engagierten Detektiven, die sich zumeist in ihrer Freizeit und ohne Bezahlung auf die Jagd nach Fälschern und Betrügern machten.

Das Versäumnis der Branche hat fatale Folgen. Denn als die ersten Fälschungsagenturen weitflächig ihre kommerziellen Dienste anboten, besaßen sie mit „Photoshop" ein denkbar einfach zu handhabendes Instrument, um neben den Texten auch die Fotos zu manipulieren. Und sie nutzten und nutzen es bis heute, hemmungslos und in großem Maßstab – schließlich lockt ja das große Geld. So produzieren die Papiermühlen am laufenden Bande nicht nur Texte, sondern auch Fotos und Diagramme von Experimenten, die niemals stattgefunden haben. Vermutlich verfügt zumindest ein Teil dieser Agenturen inzwischen aber auch über eigene Einrichtungen, in denen Originalfotos von Zellen und Geweben hergestellt werden, um diese anschließend verkaufen zu können. Praktisch: Diese Fotos können immer wieder verwendet werden, auch, um ganz andere Experimente als das ursprüngliche darzustellen. Ein anderer Teil der Agenturen macht sich allerdings nicht einmal die Mühe, eigene tatsächlich neue Bilder zu erstellen: dort wird weiterhin skrupellos kopiert und gefälscht, z. B. mit – bei genauerem Hinsehen – unnatürlich aussehenden Western-Blot-Banden.[112]

Die Verlage haben versäumt, rechtzeitig ihre Kapazitäten aufzurüsten, um dem Problem Herr zu werden. Mike Rossners Frust ist da nur allzu verständlich: „Ich finde es enttäuschend, dass mir kein anderer Verlag bekannt ist, der in den letzten zehn Jahren damit begonnen hat, Bilder vorab zu prüfen", sagte er Ende 2022. Und er fügte hinzu: „Einige scheinen sogar [damit] aufgehört zu haben."[113] Stand heute (2024) beauftragen die Verlage Drittanbieter, die Bilder auf Integrität zu prüfen. Da es aber kein unabhängiges Qualitätssicherungssystem gibt, kann nicht ausgeschlossen werden, dass verdächtige Bilder dort auch „korrigiert" werden, um als solche nicht erkannt zu werden.

Dass die Verlage zumindest damals kein Interesse an der Aufdeckung der Bildmanipulationen hatten, bekam Elisabeth Bik direkt und unverblümt zu spüren, als sie 2016 eine Studie, die sie gemeinsam mit zwei Redakteuren mikrobiologischer Zeitschriften durchgeführt hatte, veröffentlichen wollte. Bik ist als unabhängige Beraterin zum Thema Bildmanipulation unterwegs. Sie erhielt auf ihr Angebot von mehreren Zeitschriften Absagen, obwohl das Thema jeden in der Wissenschafts-Community unbedingt interessieren musste und muss. Erst nach mehreren Anläufen fand sich eine Zeitschrift, die bereit war, die Publikation zu übernehmen. Das Ergebnis ihrer Studie lautete, dass von 20.621 in 40 wissenschaftlichen Zeitschriften veröffentlichten Artikeln 782 unangemessene, d. h. nicht als solche eindeutig gekennzeichnete, sondern in eigenem Namen veröffentlichte Bildkopien aufwiesen, darunter 196 in Form kopierter, zusätzlich veränderter Abbildungen.[114] Das Ergebnis war schon damals erschreckend, dürfte aber tatsächlich, bei Anwendung heutiger Prüfkriterien – damals war das Problem der professionellen Fälschungsagenturen noch längst nicht so akut und bekannt – weitaus schwerwiegender ausfallen.

Bik ist so etwas wie der Star unter den Bild-Detektiven. Die Niederländerin, die früher in einem Labor der Stanford University arbeitete, war ein Fan ihres Präsidenten Tessier-Lavigne – bis sie führend an der Aufdeckung der Bildfehler beteiligt war, die mit seinem Namen in Zusammenhang gebracht werden. Dieses schockartige Erlebnis veranlasste sie dazu, sich eine neue Aufgabe zu suchen: das Aufspüren von Bildmanipulationen.[115] Sie ist dabei sehr erfolgreich und schafft es inzwischen sogar in die großen Publikumsmedien, was sehr notwendig ist, angesichts des Problems der Fälschungen, die das breite Publikum betreffen. Der „New Yorker" porträtierte sie[116], die „New York Times" veröffentlichte einen Leitartikel von ihr[117]. Bik, die heute als freie Detektivin arbeitet, war zunächst im Geheimen tätig, doch 2016 trat sie ans Licht der Öffentlichkeit.

Im Juli 2020 veröffentlichte Bik die Ergebnisse einer neuen Recherche. Inzwischen hatte sie sich auf die Fährte der professionellen Fälschungsagenturen gemacht und beschäftigte sich mit einer Papierfabrik, die sie „Stockfoto-Papierfabrik" nannte, weil sie mit einer Reihe von immer wieder in den Artikeln verwendeten Stockfotos arbeitet. Unternehmer, Redaktionen oder Blogger können diese Fotos von Bild-Agenturen zu bestimmten Themen kaufen und sie werden auch gerne für die Gestaltung von Webseiten genutzt. An dieser Art der Nutzung ist grundsätzlich absolut nichts Anrüchiges. Werden solche Fotos jedoch erstellt und ver- oder gekauft, um wissenschaftliche Experimente zu suggerieren, die gar nicht stattgefunden haben und zu deren Darstellung in Fachzeitschriften verwendet, sieht die Sache ganz anders aus.[118] Dann handelt es sich um nichts anderes als Betrug.

Bik war bei ihren neuen Recherchen eine Reihe von rund 100 Fotos aufgefallen, die bei 121 verschiedenen Artikeln verwendet wurden. Die Artikel, die fast ausschließlich in derselben wissenschaftlichen Zeitschrift, der „European Review for Medical and Pharmalogical Sciences" (ERMPS) erschienen waren, stammten angeblich von unterschiedlichen Autoren aus unterschiedlichen Institutionen und behandelten unterschiedliche Krebsarten und Tumore. Bik stellte fest, dass alle Papiere Bilder aus dem Satz der Stockfoto-Papierfabrik enthielten, obwohl jedes auf den ersten Blick einzigartig aussah. Aber in Wahrheit wurde jedes Foto aus der Bibliothek mehrfach in verschiedenen Zeitschriften verwendet. Ihre Ergebnisse, so Bik, legten nahe, dass sie alle von derselben Papierfabrik hergestellt worden seien.

Bei ihrer Recherche fielen Bik in unterschiedlichen Artikeln mit unterschiedlichen Autorengruppen aus verschiedenen Krankenhäusern immer wieder dieselben Darstellungen und Fotos auf – und je länger die Liste der untersuchten Artikel wurde, desto mehr Bilder kamen ihr bekannt vor. Die meisten Arbeiten enthielten vier Abbildungen, die ihrerseits jeweils aus mehreren Abbildungen bestanden und einem ähnlichen Aufbau folgten. Bik fokussierte ihre Suche nach Duplikaten in den Fotos, der Durchflusszytometrie und den Korrelationsdiagrammen. Dabei ist es möglich, Ähnlichkeiten und Duplikate, sog. „Super-Spotter", innerhalb und zwischen den Fotos zu erkennen. Keine Frage, es muss eine aufwendige Arbeit gewesen sein, alle Fotos dieser verschiedenen Papiere zu vergleichen und sie zu erkennen.

Manchmal wurden Fotos gedreht, gespiegelt, vergrößert, verschoben oder mit einer anderen Farbe versehen. „Nachdem ich all diese Unterlagen durchgesehen hatte, begann ich, meinen eigenen Katalog der Archivfotos zu erstellen. Ich habe jedem von ihnen eine Nummer oder einen Namen gegeben, damit ich sie leichter erkennen und den Überblick behalten kann."[119] Auf diese Weise identifizierte sie einen Pool an Fotos und Plots.[120] Insgesamt ermittelte sie so die Zahl von rund 100 Stockfotos und Texten, die in den Abbildungen der 121 untersuchten Artikel verwendet wurden. Jede Arbeit in der Liste enthält mindestens zwei dieser Elemente, im Durchschnitt sind es 6,5 Elemente. Jede Abbildung wurde in mindestens zwei verschiedenen Veröffentlichungen gefunden, im Durchschnitt: 8,9-mal. Bik fragte sich auch, warum es der Zeitschrift, die offenbar mit verschiedenen italienischen Universitäten, nicht jedoch mit einem Verlag zusammenarbeitete und infolgedessen in Eigenverantwortung erscheint, offenbar nicht aufgefallen war, dass so viele Artikel gefälscht sind oder einander ähneln. „Man könnte sich sogar fragen, ob sie aktiv mit Fälschungsagenturen zusammenarbeiten. Fast alle in ERMPS veröffentlichten Artikel stammen von chinesischen Krankenhäusern, haben eine bestimmte Titelstruktur und behandeln Themen wie miRNAs und lncRNAs"[121]. Das sind nicht-existierende genetische Moleküle, die ähnlich klingen wie die bekannte RNA (ribosomale Nukleinsäure).

Elisabeth Bik hat sich mit ihrem Spürsinn einen fast schon legendären Ruf in den Kreisen der Bild-Detektive erarbeitet. Wenn es nicht so uncharmant wäre, könnte man sie mit der schrulligen alten Miss Marple vergleichen, die dem stets von ihr genervten jungen Inspektor Craddock immer wieder mit ihren altertümlichen, auf Intuition basierenden Methoden einen Schritt voraus ist – und jeden Mörder zur Strecke bringt (immerhin wird Craddock später zum Kommissar befördert, weil er sich in Miss Marples Erfolgen sonnen kann). Andere Rechercheure werden sich angesichts der explosionsartig auftretenden Manipulationen vermutlich auf eine Recherche ausschließlich nach Augenschein nicht verlassen. Inzwischen sind technologische Lösungen für die Erkennung von Bildmanipulationen entwickelt worden. Im Kampf gegen die KI setzen sie auch KI ein. So warnt der Kongressabgeordnete Bill Foster bei einer Anhörung des Ausschusses für Wissenschaft, Raumfahrt und Technologie des US-Repräsentantenhauses im Juli 2022: „Das automatisierte Wettrüsten steht vor der Tür"[122]. Inzwischen hat tatsächlich durch KI das Wettrüsten begonnen, Ausgang offen.

Die Verlage sollten schleunigst ihre Kräfte bündeln, und zwar nicht zu dem Zweck, das Problem möglichst klein zu reden, sondern um der neuen Herausforderung wirksam zu begegnen und damit dazu beizutragen, eine integre, wahre Wissenschaft erfolgreich zu schützen. „Wenn die Technologie wirklich vorhanden ist, um dies gut und in großem Maßstab zu tun, ist alles, was mehr Verlage dazu ermutigt, Bilder vor der Veröffentlichung zu prüfen, eine gute Sache", schrieb Mike Rossner im Dezember 2022. „Sie müssen nur wissen, dass es funktioniert."

Fake-Indiz:
Manipulierte Autorenschaft

Um typische, regelmäßig oder häufig auftretende, ähnliche oder gleiche Merkmale zu enttarnen, lohnt sich auch ein Blick auf die Titel der Texte. Schon dieser erste Ansatz kann Überschneidungen offenlegen und auf eine Fälschung hinweisen. Sollten das Jahr der Veröffentlichung, das Land, in dem die Zeitschrift erscheint, die Indexierung in internationalen Datenbanken gleich sein – Achtung: Fälschungsgefahr. Auch gleiche Formatierungen liefern Hinweise, ebenso identische Schriftarten bei Abbildungen. Wenn dann mehrere Texte eine ähnliche oder sogar gleiche Struktur aufweisen, sollten die Alarmglocken läuten.

Auch der Blick auf die (Co-)Autoren kann schon erste wertvolle Hinweise liefern. In Wissenschaften wie der Medizin oder der Chemie ist es zwar, anders als in den Geisteswissenschaften, gang und gäbe, dass Publikationen von mehreren Autoren verfasst werden, denn sie basieren häufig auf aufwendigen Experimenten und einer Zusammenarbeit mehrerer Wissenschaftler. Viele dieser Experimente wären von einer Person allein gar nicht zu stemmen. Kollaborationen sind also etwas ganz Normales und basieren auf gemeinsamen Interessen an der Arbeit, an zusammenhängenden oder gleichen Themen oder auch auf persönlichen Beziehungen oder der Zusammenarbeit der Hochschulen oder Forschungsinstitute der beteiligten Wissenschaftler. Allerdings gibt es auch in diesen Disziplinen Artikel aus der Hand eines einzigen Autors.

In den anderen Fällen sind bestimmte Auffälligkeiten, beim Blick auf die angeführten Co-Autoren, deutliche Hinweise darauf, dass die Autorenplätze von einer Papiermühle verkauft wurden. Das kann zutreffen, wenn sich die Autoren untereinander ersichtlich gar nicht kennen oder sie erkennbar durch keine sich überschneidenden Forschungsinteressen verbunden sind. Um das herauszufinden, benötigt der Gutachter detektivisches Geschick und vor allem benötigt er dazu Zeit. Doch Zeit ist genau das, was Wissenschaftler, die im Rahmen eines normalen Peer Review-Verfahrens um die Überprüfung eines Textes gebeten werden, nicht haben. Gefragte Gutachter erhalten dermaßen viele Anfragen zur – unentgeltlichen – Überprüfung eingereichter Artikel, dass sie ihre komplette Arbeitszeit und noch einen Teil ihrer Freizeit nur mit dieser Aufgabe füllen könnten, wenn sie denn wollten.

Aber es gibt immerhin Fälle, in denen es leichter ist, die Spreu vom Weizen zu trennen, wenn Gutachter etwas genauer hinschauen. Zum Teil werden sogar sehr viele Autoren angegeben, die aus ganz unterschiedlichen Wissenschaftsbereichen kommen, die wenig (oder gar nichts) inhaltlich miteinander zu tun haben (Beispiel: Eine Arbeit zum Thema Darmkrebs hat Autoren aus der Physik, der Neurochirurgie, der Augenheilkunde und der HNO). Zwar ist die interdisziplinäre Zusammenarbeit von Wissenschaftlern grundsätzlich natürlich üblich und auch zu begrüßen, aber nur dann, wenn sie Sinn ergibt und die jeweiligen Autoren auch tatsächlich vom Fach sind. Wenn Co-Autoren jedoch als Verfasser eines biochemischen Textes angegeben werden, die aus völlig unterschiedlichen Bereichen wie Medizin und Wirtschaftswissenschaften stammen, sollte der Gutachter oder Herausgeber aufhorchen und sich zu weiteren Prüfschritten veranlasst sehen.

Auch kann die akademische bzw. institutionelle Herkunft der (angeblich) beteiligten Wissenschaftler verdächtig sein, zum Beispiel wenn ein Autor von einer medizinischen Hochschule stammt, der andere jedoch von einem wirtschaftswissenschaftlichen Institut. So ergab die Überprüfung von angeblichen Co-Autoren eines aus der russischen Papierfabrik International publisher LLC stammenden Textes, dass sich laut der russischen scientometrischen Datenbank e-Library die Wirtschaftsuniversität des einen Autors nicht unter den 100 wichtigsten Kooperationspartnern der medizinischen Universität seines angeblichen Co-Autors befindet.[123] Und obwohl eine hohe Rate von Texten aus Bereichen wie Medizin und Naturwissenschaften mehrere Co-Autoren aufweisen, ist die Angabe nur eines einzigen Autors keineswegs zwangsläufig der Beleg, dass der Artikel seriös ist. Denn es kann ganz einfach passiert sein, dass es der Papierfabrik mangels Interesses am Thema oder an der Veröffentlichung nicht gelungen ist, mehr als einen interessierten „Autor", der bereit war, für die Publikation Geld auszugeben, zu finden.

Fake-Indiz:
Der Handel mit Autorenschaften

Wie viele Texte einzelne Agenturen potenziellen Autoren anbieten, ist nicht bekannt. Pro Jahr dürften es jedoch viele Tausende sein und sie werden sogar offen auf Webseiten angeboten. Weil ein angebotenes Paper von der Webseite entfernt wird, sobald die Autorenpositionen verkauft sind, ist es schwierig, Fake-Artikel zu identifizieren, die möglicherweise bereits veröffentlicht wurden und jetzt die Wissenschaft verseuchen, so wie das CO_2 die Erdatmosphäre.

Für Retraction Watch machten sich 2022 einige Wissenschaftler an die Arbeit[124], verschafften sich Zugang zum Server der Webseite der russischen Papiermühle International Publisher LLC und erhielten so Zugriff auf die Verträge für jede registrierte Autorenposition, die die Agentur zu verkaufen hatte. So gelang es ihnen schließlich, sie zu analysieren. Das Ergebnis: Es wurden 8.928 Autorenstellen in Verbindung mit 2.353 Artikeln entdeckt. Die Verträge enthielten die Titel der Arbeit, die angestrebte Indexierung auf Scopus oder Web of Science, die Kosten für die jeweilige Position des Autors innerhalb der Autorengruppe und das angestrebte Veröffentlichungsdatum. Unter diesen Papers standen aktuell 961 zum Verkauf. Die Experten von Retraction Watch schlossen daraus, dass die restlichen 1.392 Artikel möglicherweise bereits in die wissenschaftliche Literatur eingegangen waren oder nicht verkauft werden konnten und daraufhin aus dem Angebot genommen wurden. Nach einem weiteren komplizierten und zeitaufwendigen Verfahren konnten im Jahr 2019 fast 200 veröffentlichte Artikel, die aus dieser Papierfabrik stammten, von Retraction Watch als unseriöse Fake-Texte identifiziert werden. Diese Zahl, so ist sicher, spiegelt aber keinesfalls die Gesamtzahl gefakter Artikel besagter Papiermühle wider.

Und das Geschäft boomte für die russische Agentur offenbar in den nächsten Jahren weiter. Bis März 2022 hatte das Unternehmen nach eigenen Angaben rund 20.000 Wissenschaftler im Kundenstamm und 4.000 Artikel in Zeitschriften veröffentlicht, die in Scopus oder Web of Science indexiert sind. Im selben Monat wurden 2.376 Manuskripte, angeblich von einem bis fünf Autoren verfasst, zum Verkauf angeboten – ganz offen auf der Webseite. Neben der Hauptwebseite der Agentur wurden diese Papers auch auf einer weiteren Seite zum Kauf feilgeboten.[125] Interessenten konnten neben dem Thema auch ihre Position innerhalb der Autorenreihenfolge – umso weiter vorne, umso teurer das Angebot –, das JIF-Quartil der Zeitschrift, das Datum der Veröffentlichung und die Datenbank, in der die Zeitschrift indexiert wird, auswählen.[126]

Die von Retraction Watch anhand der russischen Papiermühle gewonnenen Erkenntnisse erlauben einen kleinen und doch sehr beunruhigenden Einblick in die dunkle, verborgene Welt der Fälschungsagenturen. Die dem Phänomen der Fake-Publikationen zugrundeliegende Dimension des Wissenschaftsbetrugs wird offenbar, wenn man sich bewusst macht, dass weltweit mehr als 1.000 weitere Agenturen existieren, die nicht nur wissenschaftliche Zeitschriften- und Buchbeiträge anbieten, sondern auch ganze Semester- und Abschlussarbeiten (Bachelor- und Masterarbeiten sowie Dissertationsschriften).

Darüber, mit welchen KI-Programmen die Fälschungsagenturen arbeiten, wie also praktisch ihre Fließbänder funktionieren, ist noch wenig bekannt, eigentlich gar nichts. Klar ist aber, dass die Massenproduktion gefälschter Texte ohne den gezielten, systematischen Einsatz von Künstlicher Intelligenz und Textverarbeitungsprogrammen wie ChatGPT, GPT-4 & Co. unmöglich wäre. Und man darf annehmen, dass die Branche der Papiermühlen und darüber hinaus auch bestimmte Verlage in der ersten KI-Liga mitspielen. Dort hat sich in der jüngeren Vergangenheit einiges getan.

Fake-Indiz:
    Verdächtige Gensequenzen

Die regelmäßige Verwendung einheitlicher Manuskriptvorlagen kann dazu führen, dass oberflächliche oder generische Hypothesen aufgestellt werden, um die Analyse verschiedener Themen zu unterstützen. Davon berichten Jennifer A. Byrne von der School of Medical Sciences an der University of Sydney und Jana Christopher vom Biochemischen Zentrum der Universität Heidelberg. Im Zusammenhang mit Manuskripten, die die Funktionen menschlicher Gene bei Krebs analysieren, können Studien vordergründig damit begründet werden, dass ein Gen bei einer bestimmten Krebsart noch nie analysiert wurde.[127] Mit 40.000 menschlichen Genen und einer ähnlichen Anzahl von Krankheiten und Zuständen seien tatsächlich viele neue Kombinationen von Genen und Krankheiten möglich. Die Schwierigkeit und die Kosten der Durchführung von dafür notwendigen Laborexperimenten halten Forscher jedoch normalerweise davon ab, unnötige Analysen durchzuführen. Echte, auf tatsächlicher Forschung beruhende Manuskripte testen daher mit größerer Wahrscheinlichkeit spezifische Hypothesen, die auf der vorhergesagten biochemischen Funktion des fraglichen Gens und/oder einem zellulären Signalweg basieren, von dem bekannt ist oder vorhergesagt wurde, dass das Gen oder der Signalweg bei der interessierenden Krebsart verändert ist. Dieses Maß an Spezifität sei viel schwieriger für eine Massenherstellung von Manuskripten zu realisieren, so die beiden Expertinnen.

Da einzelne Fälschungsagenturen viele Manuskripte aus bestimmten Vorlagen herstellen müssen, verfolgen sie das Ziel, auffällige, weil zu offensichtliche Ähnlichkeiten zwischen den von ihnen hergestellten Manuskripten und Veröffentlichungen zu reduzieren. Christopher und Byrne vermuten daher, dass Manuskriptvorlagen, die individuellere Themenvariablen wie nichtkodierende Gene, kodierende Gene und menschliche Krankheitstypen kombinieren, Ähnlichkeiten zwischen Manuskripten und bestehenden Veröffentlichungen weniger offensichtlich machen könnten.[128] Aus demselben Grund könnten Manuskripte mit sehr ausgeprägten Ähnlichkeiten auch auf verschiedene Autorenteams verteilt werden. Dabei können Manuskriptthemen wie Krankheitstypen mit Autoreninteressen oder -zugehörigkeiten abgeglichen werden. Um den Betrug noch weiter zu vertuschen, werden Manuskripte häufig mit eng verwandten Themen gleichzeitig bei verschiedenen Zeitschriften eingereicht. Auf diese Weise soll die Wahrscheinlichkeit erhöht werden, dass das Manuskript angenommen und nicht als Fälschung enttarnt wird. Für die Gutachter, die Peer Reviewer, bedeutet das noch mehr Arbeit. Klar ist, dass diese Vorgehensweise die Gefahr erhöht, dass der Text durch irgendein Netz schlüpft und zur Veröffentlichung gelangt.

Fake-Indiz:
Themeninflation

Da Fälschungsagenturen hochkommerzielle Einrichtungen sind, macht es aus ihrer Sicht Sinn, sich an aktuellen Trends der Wissenschaft zu orientieren. Denn wenn ein bestimmtes Thema – aus welchem Grund auch immer– gerade en vogue ist, steigt naturgemäß die Wahrscheinlichkeit, dass eine Zeitschrift einen Artikel zu diesem Thema annimmt. Darauf haben bereits mehrere Experten verwiesen. Bei den Zeitschriften wird es ebenso natürlich gerne gesehen, wenn viele Artikel zu aktuell „angesagten" Themen in Themenheften, sog. „Special Issues", eingereicht werden. Denn ihre Veröffentlichung sorgt für Leserschaft und bietet die Möglichkeit, den Journal Impact Faktor zu erhöhen. Eine schöne Aussicht für die Fälscher, Grund zur Freude für die Redaktionen der Zeitschriften und die Verlage.

Genau diese Freude mag vielleicht Roland Seifert, Editor-in-Chief der ältesten pharmakologischen Zeitschrift der Welt, „Nauny-Schmiedebergs Archives of Pharmacology" (NSAP) empfunden haben, als er im Jahre 2016 unvermittelt einen deutlichen Anstieg vorgeschlagener Arbeiten über Naturstoffe aus China bemerkte. Gerade war der Nobelpreis für Medizin für die Entwicklung des Naturstoffs Artemisinin als Medikament gegen Malaria an die chinesische Wissenschaftlerin Tu Youyou vergeben worden – und prompt stieg die Zahl der entsprechenden Artikel rasant. Doch einige Jahre später, 2020, platzte die Bombe: Mehrere Wissenschaftsblogger hatten Seifert, der hauptberuflich Direktor des Instituts für Pharmakologie der Medizinischen Hochschule Hannover ist, darauf aufmerksam gemacht, dass in zahlreichen in seiner Zeitschrift veröffentlichten chinesischen Arbeiten Unregelmäßigkeiten bei den Abbildungen aufgefallen seien. „Offenbar wurden willkürlich Abbildungen collagiert und für ganz unterschiedliche ‚wissenschaftliche Inhalte' verwendet", so Seifert.[129]

Seifert fiel aus allen Wolken, denn NSAP arbeitete nach seinen Worten mit einem sorgfältig kontrollierten Peer Review-Verfahren, bei dem jede Arbeit an einen Editor mit Fachexpertise gegeben wird, der sie dann von zwei Experten begutachten lässt. Ebenso arbeitete die Zeitschrift mit der Plagiatssoftware „iThenticate". Während diese in nur wenigen Fällen der aus China eingereichten Artikel anschlug, gingen die vielen Manuskripte bei den Gutachtern reibungslos

– ohne die üblichen kritischen Kommentare – durch. Tatsächlich handelte es sich dabei größtenteils um Scheingutachten: „Ich war alles andere als amused ... Langfristig stand die Existenz von NSAP auf dem Spiel", so Seifert.[130] Also untersuchte er die Artikel und ließ sich auch nicht dadurch abhalten, dass man ihm dabei „Rassismus" vorwarf, weil er nur Artikel aus China in Augenschein nahm. Doch das hatte nur einen Grund: Alle unter Verdacht stehenden Texte stammten nun mal aus dem Reich der Mitte. Seifert zog schließlich eine Reihe von Artikeln zurück und nahm 320 bereits aus China eingereichte nicht an. Fragte er bei den vermeintlichen Autoren nach, stellte er fest, dass diese in einem sehr schlechten Englisch antworteten – ein eklatanter Widerspruch zum vorherigen Einreichungsprozess und perfekten Englisch der Texte. Wenn Seifert Originaldaten einforderte, meldeten sich die „Autoren" oft gar nicht zurück. In Folge des beherzten Einschreitens des Chefeditors der NSAP gingen dort die Zahlen der aus China eingereichten Arbeiten stark zurück. Auch die Papiermühlen arbeiten inzwischen offenbar mit Kontrollsystemen, die Alarm schlagen, wenn sie befürchten müssen, aufzufliegen.

Die Diskrepanz zwischen den sprachlich perfekten Manuskripten einerseits und dem fehlerhaften Englisch bei der Kommunikation mit den Autoren andererseits ist ebenfalls ein Fingerzeig darauf, dass Papiermühlen ihre Hände im Spiel haben. Diese verfügen häufig über ein großes Netzwerk von „Beratern", die studiert haben oder sogar ausgebildete Wissenschaftler sind und als „Redakteure" in Teil- oder Vollzeit für die Agenturen arbeiten. Diese Zuarbeit braucht es, weil die mit KI hergestellten Texte noch nicht fehlerfrei sind und erst eingereicht werden können, nachdem sie professionell überarbeitet worden sind.

Viele „Redakteure" dürften englische Muttersprachler sein oder über Erfahrung im englischsprachigen Ausland (USA, UK, Indien) verfügen, wie auch das weiter oben dokumentierte Interview mit der Papiermühle deutlich macht (▷ Kap. 6). Unklar ist, bei wie vielen von ihnen, bei denen es sich vermutlich zumeist entweder um arbeitslose oder unterbezahlte Akademiker handelt, „nur" darum geht, etwas dazuzuverdienen oder in guter Absicht die Wissenschaft tatsächlich unterstützen zu wollen, dabei aber völlig unwissend sind, dass sie sich in den Fängen einer Fälschungsagentur befinden und überlistet werden.

Scheingutachten können u. a. daran erkannt werden, dass sie natürlich *immer* zu einer überaus positiven Bewertung des „geprüften" Textes kommen und den Beitrag zur Veröffentlichung empfehlen. Sie zeichnen sich durch äußerst geringe inhaltliche Detailtiefe aus und weisen nur geringfügige oder gar keine Korrekturvorschläge auf. Zum Teil empfehlen sie sogar andere Fake-Referenzen.

Hin und wieder sind einigen Spürnasen bereits ein paar Blicke in dieses Dunkel gelungen, die einen allerersten, noch oberflächlichen Einblick in die Arbeit der wissenschaftlichen Fälscher und Betrüger erlauben. Zu diesen Detektiven gehört David Bimler, ein Wissenschaftler von der neuseeländischen Massey University. Er hat sich eine, als „Tadpole"-Paper Mill oder „Kaulquappen"-Papiermühle bekannt gewordene, Agentur genauer angeschaut. Der Name resultiert daraus, dass die von dieser Agentur in ihren Texten abgebildeten Western Blots stets an Kaulquappen erinnern (Der „Western Blot" ist eine biochemische Methode, um Proteine in einer Probe nachzuweisen und zu analysieren).[131] Gegründet 2015, hatte diese Papierfabrik bis März 2022 mindestens 648 Artikel an mehrere Zeitschriftenverlage wie Springer Nature und Elsevier verkauft. Zu beobachten war ein ständig ansteigender Output. 2015 verließen dieses Büro lediglich zwei Texte, 2020 und 2021 waren es dann nach einem kontinuierlichen Anstieg jeweils mehr als 200 pro Jahr. Bimler hält es für möglich, dass es sich bei den Verantwortlichen der Tadpole-Agentur um Wissenschaftler handelt, die zunächst nur im privaten Umfeld Texte verkauften und sich dann im Laufe der Jahre, nachdem sie entdeckt hatten, wie lukrativ dieses Geschäft ist, professionalisierten und Personal einstellten.

Bei den Texten handelte es sich um kristallographische Themen, die eine Reihe auffälliger, teils skurriler Merkwürdigkeiten aufweisen, wie Bimler und sein Rechercheteam feststellten. So vermischte beispielsweise ein Artikel das Thema Gebärmutterhalskrebs mit einem völlig anderen Thema, nämlich der schnelleren Heilung nach einer Augenoperation. „Die einfachste Erklärung für seine Inkohärenz ist, dass ein Manuskript ursprünglich um das Versprechen einer schnelleren Heilung nach einer Augenoperation herum geschrieben wurde und sich dann unvollständig auf Gebärmutterhalskrebs konzentrierte, weil die Käufer zu einer Abteilung für Gynäkologie und Geburtshilfe gehören", meint Bimler.[132] Offenbar mangelte es den Artikelfabrikanten an ausreichendem Material für den Beitrag über Gebärmutterhalskrebs – oder überhaupt an medizinischem Sachverstand. So heißt es in einem Satz: „Die in der Studie verwendeten Mäuse mit Gebärmutterhalskrebszellen wurden nach dem Zufallsprinzip in vier verschiedene Gruppen aufgeteilt und mit miR-9-5p-Mimetikum, miR-9-5p-Inhibitor, Mimic-Kontrolle und Inhibitor-Kontrolle injiziert. Alle Injektionen wurden direkt nach der Laserbehandlung vorgenommen, und intravitreale Injektionen [also ins Auge, *Anmerkung des Autors*] wurden nach etablierten Protokollen manipuliert."[133]

Für Bimler war diese unsinnige Formulierung ein deutlicher Hinweis, dass es sich bei diesem Text um ein Fake handelt. Er zeigte auch beispielhaft, dass Fälschungsagenturen nur mit bereits existierendem Forschungsmaterial arbeiten können und selbst keine Experimente durchführen, um wirklich zu neuen Erkenntnissen zu kommen, die sie anschließend in ihren Texten publizieren. Doch das reichte Bimler für eine allgemeine Qualifizierung der untersuchten Agentur als Papiermühle nicht aus. Tatsächlich erbrachten die Recherchen weitere Ungereimtheiten, die bei hunderten Artikeln auffielen. So wurden immer wieder gleiche Bilder verwendet, als ob der zu geringe Vorrat an Bildmaterial die Möglichkeiten des Archivs der Agentur überstieg. Das gleiche gilt für viele andere Daten. So wurden alleine 118 Strukturen von Parametern und Ergebnisse der Kristallstrukturbestimmung, die in der allgemein zugänglichen Datenbank des Cambridge Crystallographic Data Centre (CCDC) hinterlegt waren, einer einzigen Person zugeschrieben. Die Spur führte nach China: Der Name lautet Quinghua Meng, arbeiten sollte er (2015) an der Hangzhou Dianzi University. Noch produktiver war den Angaben nach Haitao Yuan von der chinesischen Bohai University, dem sogar 134 Strukturen zugeschrieben wurden, auf denen Artikel ansonsten unabhängiger Autoren basieren sollten.[134]

Ebenfalls auffällig ist, dass zahlreiche Western Blots recycelt wurden. Eindeutig waren auch sprachliche Kuriositäten – immer wieder wurden dieselben Begriffe verwendet, die auf softwaregestützte Plagiate hindeuten. Schließlich fiel Bimler auf, dass Verstümmelungen, Vivisektionen oder Tötungen von Labortieren für die angeblich durchgeführten Experimente nie wie vorgeschrieben vorgenommen wurden, wie es die unabhängige Ethikkommission verlangt hatte. Die Angaben dazu fehlten entweder völlig oder wurden ausgerechnet der Firma zugeschrieben, die die Tiere geliefert hatte. Und nicht zuletzt wiesen die Texte Dopplungen bei den Referenzen auf. „Viele glänzen durch unerwartete Überschneidungen: Referenzlisten tauchen in verschiedenen Veröffentlichungen immer wieder auf, so wie auf die gewünschte Länge geschnittene Tapetenstreifen", so Bimler lakonisch.[135] Darüber hinaus stimmten die doppelten Verweise oft nicht mit den entsprechenden Zitaten im Text überein und reichten von „einfach falsch" bis hin zu eklatant „unpassender Bedeutung" in ihrer Irrelevanz.

Liegt die zukünftige Entwicklung der Papiermühlen im Dunklen, so gilt das weitgehend genauso für ihr gegenwärtiges Treiben. Denn viel wissen wir leider nicht über sie. Klar ist, dass sie mit neuester Technologie ausgestattet sind, mit vielen Tricks arbeiten und über ausgefeilte Methoden und Strategien verfügen, die wir bisher nur zum Teil durchschauen. Als Schattengewächse des globalen Wissenschaftsbetriebs sind sie sehr bestrebt, ihre Arbeit im Dunkeln zu erledigen, und darin durchaus erfolgreich. Mit ihren Kunden kommunizieren sie in aller Regel nur per WhatsApp. Dass sie zugleich aber an die Öffentlichkeit treten müssen, um neue Kunden zu werben, ist ihre entscheidende Schwachstelle. An dieser Achillesferse könnten wir sie packen.

8 Künstliche Intelligenz behindert die wahre Intelligenz der Wissenschaft

In den letzten Jahren hat die automatisierte Textgenerierung erhebliche Fortschritte gemacht, und AI-Maschinen sind in der Lage, qualitativ hochwertige Fake-Texte zu produzieren, die von Menschen verfassten Manuskripten kaum zu unterscheiden sind.

Testen wir doch durch eine ChatGPT-Anfrage, was KI so drauf hat: „Was sind Fake-Publikationen in der Wissenschaft?"

Die ChatGPT-Antwort:
„Fake-Publikationen in der Wissenschaft sind Arbeiten, die gefälscht, unzureichend geprüft oder absichtlich irreführend sind. Diese Publikationen können verschiedene Formen annehmen, darunter:

1. **Gefälschte Daten:** Studien, die Daten manipulieren oder komplett erfinden, um bestimmte Ergebnisse zu erzielen. Dies kann durch die Anpassung von Statistiken, das Entfernen von abweichenden Datenpunkten oder die Erstellung komplett neuer Datensätze geschehen.
2. **Plagiate:** Arbeiten, die ohne angemessene Anerkennung Teile oder die Gesamtheit von anderen wissenschaftlichen Arbeiten kopieren. Plagiate untergraben die Integrität der Wissenschaft, da sie das geistige Eigentum anderer missbrauchen.
3. **Predatory Journals:** Diese Zeitschriften veröffentlichen Artikel gegen Bezahlung ohne ernsthafte Begutachtung oder Qualitätskontrolle. Sie nutzen das Bedürfnis von Wissenschaftlern nach Veröffentlichungen aus, um Profit zu machen, und tragen so zur Verbreitung minderwertiger oder gefälschter Forschung bei.
4. **Papiermühlen:** Firmen oder Einzelpersonen, die gegen Bezahlung gefälschte wissenschaftliche Arbeiten produzieren. Diese ‚Papiermühlen' bieten fertige

Artikel an, die Wissenschaftler dann unter ihrem eigenen Namen veröffentlichen können.

5. **Ghostwriting:** Wenn Artikel von jemand anderem als den angegebenen Autoren geschrieben werden, oft gegen Bezahlung und ohne, dass dies offengelegt wird. Dies kann dazu führen, dass unwissenschaftliche oder voreingenommene Ansichten in die wissenschaftliche Literatur gelangen.

6. **Unethische Peer-Review-Praktiken:** Wenn der Begutachtungsprozess manipuliert wird, zum Beispiel durch gefälschte Gutachten oder durch die Begutachtung durch nicht qualifizierte Personen.

Fake-Publikationen schaden der wissenschaftlichen Gemeinschaft, indem sie das Vertrauen in die Forschung untergraben, falsche Informationen verbreiten und die Ressourcen von echten, qualitativ hochwertigen Forschungsarbeiten abziehen. Sie können auch ernsthafte Folgen für die Gesellschaft haben, wenn falsche wissenschaftliche Ergebnisse als Grundlage für politische oder medizinische Entscheidungen dienen."

(Abfrage am 1. Juni 2024 durch den Verfasser, ohne Quellenangabe)

Das ist schon ziemlich gut! Aber mal sehen, was die Konkurrenz, Google AI (Gemini), dazu meint.

Die Gemini-Antwort:
„Fake-Publikationen in der Wissenschaft sind wissentlich falsche Behauptungen, erfundene oder gefälschte Forschungsergebnisse, die mit betrügerischer Absicht veröffentlicht werden. Es gibt verschiedene Formen von wissenschaftlichem Betrug und Fälschung, einschließlich:

- Fälschung von Daten und Messergebnissen: Hierbei können komplett erfundene Daten verwendet werden, die erhobenen Daten vervielfältigt werden, um größere Stichproben vorzutäuschen, Abbildungen manipuliert werden oder unliebsame Daten verheimlicht werden.
- Wahrheitswidrige Aussagen und Schlussfolgerungen: In diesem Fall werden falsche oder irreführende Behauptungen in wissenschaftlichen Publikationen aufgestellt, um die Ergebnisse in einem bestimmten Licht darzustellen.

- Plagiat: Die Übernahme von Ideen, Texten oder Daten anderer Forschender ohne deren Zustimmung und ohne Angabe der Quelle.
- Salami-Publikation: Die Aufspaltung eines Forschungsergebnisses in mehrere kleine, scheinbar unabhängige Studien, um die Anzahl der Publikationen zu erhöhen.

Motivatoren für wissenschaftlichen Betrug können vielfältig sein, z. B.:
- Karriereförderung: Der Druck, Publikationen in renommierten Zeitschriften zu veröffentlichen, um die Karriere voranzutreiben, kann Wissenschaftler dazu verleiten, ihre Daten zu fälschen oder unlautere Methoden anzuwenden.
- Finanzielle Interessen: Die Aussicht auf finanzielle Gewinne durch Patente, Lizenzen oder Forschungsförderung kann ebenfalls ein Motiv für Betrug sein.
- Ideologische Überzeugungen: In einigen Fällen kann der Wunsch, bestimmte wissenschaftliche Ergebnisse zu stützen oder zu widerlegen, Wissenschaftler dazu verleiten, ihre Daten zu manipulieren.

Folgen von wissenschaftlichem Betrug können gravierend sein:
- Schädigung des wissenschaftlichen Fortschritts: Gefälschte Forschungsergebnisse können zu falschen Schlussfolgerungen und Fehlentwicklungen in der Wissenschaft führen.
- Verlust von Vertrauen in die Wissenschaft: Wenn der Öffentlichkeit Betrug und Fälschung bekannt werden, kann dies zu einem Vertrauensverlust in die Wissenschaft und ihre Ergebnisse führen.
- Verschwendung von Ressourcen: Forschungsgelder und Zeit, die in gefälschte Forschung investiert werden, stehen für legitime Forschung nicht mehr zur Verfügung.

Maßnahmen gegen wissenschaftlichen Betrug:
- Etablierung von ethischen Richtlinien: Universitäten und Forschungsinstitutionen sollten klare ethische Richtlinien für die Forschung festlegen und deren Einhaltung überwachen.

- Peer-Review-Prozess: Der sorgfältige Peer-Review-Prozess von Manuskripten durch unabhängige Experten kann helfen, gefälschte oder unzulässige Forschung zu erkennen.
- Plagiatssoftware: Die Verwendung von Plagiatssoftware kann helfen, Fälle von Plagiat aufzudecken.
- Offene Kommunikation: Eine offene und ehrliche Kultur in der Wissenschaft, in der Fehler und Fehlverhalten offen angesprochen werden können, kann dazu beitragen, Betrug vorzubeugen.

Zusammenfassend lässt sich sagen, dass Fake-Publikationen in der Wissenschaft ein ernstes Problem darstellen, das den wissenschaftlichen Fortschritt schädigen und das Vertrauen in die Wissenschaft untergraben kann. Durch verschiedene Maßnahmen wie die Etablierung ethischer Richtlinien, einen sorgfältigen Peer-Review-Prozess und offene Kommunikation kann man versuchen, wissenschaftlichem Betrug vorzubeugen und die Integrität der Wissenschaft zu gewährleisten."
(Abfrage am 1. Juni 2024 durch den Verfasser, mit folgenden Quellenangaben der AI-Antwort: https://de.wikipedia.org/wiki/Betrug_und_Fälschung_in_der_Wissenschaft, sowie https://www.bfr.bund.de/de/start.html)

KI hat, das lässt sich eindeutig feststellen, das Problem der Fake-Publikationen im Wesentlichen erkannt – beachtlich! Die Öffentlichkeit wird jedoch erst noch lernen müssen, die ganze Tragweite der Problematik zu erkennen und richtig zu deuten: Die Wahrhaftigkeit des wissenschaftlichen Publizierens steht zur Disposition und die Unsicherheit ist groß, worauf wir uns verlassen können, um richtige Entscheidungen zu treffen. Egal in welchen Bereichen des Lebens. Die Wissenschaft hat ihre Unschuld verloren!

KI ist in der breiten Öffentlichkeit lange nicht wahrgenommen worden. Seit Ende 2022 jedoch hat ChatGPT der breiten Masse den Zugang zu KI-generiertem Schreiben ermöglicht. Innerhalb weniger Monate haben ChatGPT und ähnliche Programme die Wissensökonomie revolutioniert und einen Kulturwandel in der Art und Weise eingeleitet, wie Menschen – und damit u. a. Journalisten, Marketingtexter und eben auch Wissenschaftler – arbeiten, lernen und schreiben. Noch kann sich niemand auf die Qualität und damit die Richtigkeit oder Wahrhaftigkeit der von ihnen produzierten Texte verlassen. So behauptete ChatGPT im Herbst 2023, die Kaiser-Wilhelm-Gedächtniskirche im Zentrum von Berlin sei im Ersten Weltkrieg durch alliierte Bombenangriffe zerstört worden. Tatsächlich ist die Ruine der Kirche am Boulevard Kurfürstendamm ein Mahnmal gegen den Krieg, ihr Turm ragt wie ein abgebrochener Zahn gen Himmel. Allerdings fand die Zerstörung im Zweiten Weltkrieg statt, als große Teile des Zentrums von Berlin im Bombenhagel untergingen. Im Ersten Weltkrieg dagegen fiel nicht eine einzige Bombe auf Deutschlands Hauptstadt – und so wurde auch die Kirche nicht zerstört, wie ChatGPT hartnäckig auch auf Nachfrage behauptete. Es gibt also noch viel zu tun für die Entwickler der neuen Technologie – und doch werden ChatGPT, Gemini und Co. von Tag zu Tag besser.

Ganz neu war die Entwicklung von KI im November 2022 nach der Markteinführung von ChatGPT allerdings nicht. Eine andere Innovation gab es schon 2019 mit dem PaperRobot, dem allerdings keine mediale Aufmerksamkeit in den allgemeinen Medien vergönnt war. Er erschien genau zu der Zeit auf der Bildfläche, als die Papiermühlen auf breiter Front sehr erfolgreich begannen, auf Kundenakquise zu gehen. Dabei basiert der PaperRobot auf künstlicher Intelligenz und maschinellem Lernen und ist in der Lage, komplexe wissenschaftliche Texte zu generieren, die dem Augenschein nach den strengen Standards der akademischen Welt gerecht werden. Er kann relevante Informationen sammeln und analysieren. Das System kann auf eine große Menge an wissenschaftlichen Datenbanken, Fachzeitschriften und anderen Ressourcen zugreifen und die relevanten Informationen für eine bestimmte Forschungsfrage extrahieren. Auf diese Weise kann der PaperRobot eine umfassende Literaturrecherche durchführen. So preisen ihn jedenfalls seine Erfinder an.[136] Darüber hinaus sei er in der Lage, die gesammelten Informationen in einen gut strukturierten Text umzuwandeln. Das System beherrsche verschiedene Textstile und könne je nach Bedarf einen informativen wissenschaftlichen Artikel, eine Zusammenfassung oder eine Präsentation generieren. PaperRobot sei auch in der Lage, die Sprache und den Schreibstil an eine bestimmte Zielgruppe anzupassen, um die Lesbarkeit und Verständlichkeit der Texte zu verbessern. Das System ermögliche es mehreren Forschern, gemeinsam an einem Dokument zu arbeiten und Änderungen in Echtzeit vorzunehmen.

Der PaperRobot richtet sich eigentlich an alle interessierten Wissenschaftler. Ob seine Entwickler Papiermühlen als potenzielle Kunden im Auge hatten oder ob er für diese ein „segenreiches" Geschenk war, wissen wir nicht. Aber es liegt auf der Hand, dass er ihnen gute Möglichkeiten bietet. Die Entwickler bezeichnen ihn als automatischen Forschungsassistenten, „der ein tiefes Verständnis einer großen Sammlung von Menschengeschriebenen Artikeln in einem Zielbereich erzielt und umfassende Hintergrundwissensgraphen konstruiert".[137] Und er schreibe schrittweise einige Schlüsselelemente eines neuen Artikels auf der Grundlage von Memory-Attention-Netzwerken. Er könne aus dem eingegebenen Titel, zusammen mit vorhergesagten verwandten Informationen, eine Zusammenfassung des Artikels, eine Schlussfolgerung und die zukünftige Arbeit generieren. Und – „last but not least" – sei er in der Lage, aus der Arbeit einen Titel für einen Folgeartikel zu generieren.

Die Möglichkeiten für Agenturen, das Programm gezielt für Fälschung und Betrug zu missbrauchen, liegen auf der Hand. Schwer wiegt, dass mit dem Programm ein weiteres Problem verbunden ist: Der PaperRobot ist für sich alleine genommen nicht intelligent, sondern dumm, so wie auch die KI allgemein. Beide unterscheiden nicht zwischen seriösen und frei erfundenen Informationen und Inhalten. Wird KI mit einer Reihe von Fake-Texten gefüttert, produziert sie neue Fake-Texte. Eigene wissenschaftliche Experimente führt sie nicht durch und kann daher auch keine neuen Forschungsergebnisse präsentieren. Und selbst wenn seriöse Wissenschaftler KI für ihre Arbeit nutzen, ist die Wahrscheinlichkeit hoch, dass diese auch auf Fake-Texte zurückgreift und deren Angaben in die neu produzierten Texte einfließen lässt. Für Gutachter wird es dann im Peer Review noch schwerer, gefälschte bzw. frei erfundene Angaben zu erkennen und herauszufiltern.

Die Entwicklung der KI liefert also ein geniales, jedoch leider – missbräuchlich eingesetzt – auch *teuflisch*-geniales, technisches Fundament für Text-, Bild-, Sprach-, und Videogenerierung. Ihre Entwicklung schreitet rasant voran, geradezu in atemberaubender Geschwindigkeit, wie Ende 2022 das von dem US-Unternehmen OpenAI aus San Francisco entwickelte, oben schon erwähnte Programm ChatGPT und dessen im März 2023 veröffentlichte Version GPT-4, die noch effizienter und sicherer arbeitet, zeigt. OpenAI, ein Unternehmen mit mehreren hundert festangestellten Mitarbeitern (ca. 770 im Herbst 2023), beschäftigt sich mit der Entwicklung von Künstlicher Intelligenz. Zu den Gründern des heute von CEO Sam Altman geleiteten Unternehmens gehörten 2015 auch Tech-Mogul Elon Musk und Microsoft. Elon Musk hat sich inzwischen offiziell zurückgezogen, unterstützt das Unternehmen aber weiterhin finanziell.

ChatGPT und ihr großer Bruder GPT-4 (GPT steht als Abkürzung für „Generative Pre-Training Transformer") bilden zwei Beispiele „generativer KI". Sie wurde entwickelt, um Texte zu generieren, und ihre Anwender können dabei zwischen verschiedenen Schreibstilen bzw. Textsorten wählen und damit zum Beispiel also auch wissenschaftlich-akademische Texte schreiben lassen. Gewählt werden kann jedes beliebige Thema, zu dem sich irgendwo im Internet Informationen finden. GPT-4 ist eine von vielen, die bekannteste und eine der ausgefeiltesten Sprachmaschinen, die auf dem Markt sind (Stand Sommer 2024). Sie indiziert Wörter, Phrasen und Sätze mithilfe von Statistiken und lernt selbständig und verstärkend.

Seit ChatGPT öffentlich verfügbar ist, können auch Laien Texte mit Hilfe von KI-basierten Sprachmodellen (Large Language Models; LLMs) produzieren. Bei LLMs handelt es sich um eine Art von Algorithmen, die Deep-Learning-Techniken bei großen Datensätze einsetzen. Eine Autorengruppe um Hu-Zi Cheng von der Indiana University Bloomington untersuchte die Infiltration von KI-generierten Texten in wissenschaftlichen Publikationen vor versus nach Verfügbarkeit von ChatGPT.[138] Die Autoren nutzten den „Binocularen LLM-Detector", um KI-generierte Texte mit ihrem Bino Score modellunabhängig zu erkennen. Sie testeten 45.000 sog. „Preprint"-Manuskripte, die in „pre-print-Servern" archiviert und dort öffentlich und kostenlos verfügbar waren (arXiv, bioRxiv oder medRxiv). Sie fanden heraus, dass die Nutzung von ChatGPT in vielen wissenschaftlichen Bereichen weit verbreitet ist, insbesondere in der Informatik und in den Ingenieurwissenschaften. Interessant ist, dass ihr Bino Score für die Erkennung von Texten, die mit Hilfe des Large Language Models (LLM) erstellt wurden, nicht in allen Manuskriptteilen gleichermaßen anschlug. Während die Manuskriptabschnitte „Literaturübersicht" und „Logische Schlussfolgerungen" eher nicht betroffen waren, zeigte der Bino Score durchschnittlich mehr LLM-Text in allen anderen Abschnitten der Arbeit: Hypothesen, Methoden, Datenbeschreibung und Analyse,

Interpretation der Ergebnisse, zukünftiger Ausblick und Schlussfolgerungen. Eine Analyse mittels „KI-Index", wie sich der Einsatz von ChatGPT in zeitlicher Hinsicht im Kontext wissenschaftlicher Publikationen entwickelt hat, zeigt keine ChatGPT-Nutzung bis November 2022, sodann jedoch einen massiven Anstieg auf 7,5 % der untersuchten Publikationen, die im Zeitraum Februar 2023 bis Januar 2024 erschienen sind. Länder mit der stärksten KI-Nutzung waren China und Italien, im Mittelfeld befanden sich Japan, USA, Indien und Deutschland.[139]

Eine Untersuchung von Andrew Gray vom UCL Library Services, University College London, bestätigte die verbreitete Nutzung von LLM-generierten Texten in wissenschaftlichen Publikationen.[140] Ihm fiel auf, dass LLM-Texte bestimmte Schlagwörter (Keywords) oder Kombinationen von Schlagwörtern überproportional häufig benutzen, was bei schätzungsweise 60.000 Publikationen im Jahr 2023 der Fall war (nahezu 1 % der gesamten Publikationen). Bieten die neuen, fortgeschrittenen KI-Instrumente auf vorsätzlichen Betrug ausgerichteten Papiermühlen hervorragende Werkzeuge, ist dennoch klar, dass der Anstieg der KI-Nutzung für das Verfassen wissenschaftlicher Artikel alleine für sich genommen *kein* hinreichender Indikator zur Identifizierung von Fake-Publikationen sein kann. Dennoch kann die Fähigkeit, KI-Text von Menschen-geschriebenen Texten voll automatisiert unterscheiden zu können, wertvolle Anhaltspunkte für Verdachtsfälle liefern.

Ein Team um Heather Desaire von der University of Kansas (USA) hat einen KI-Detektor zur Bewertung von Artikeln aus chemischen-Fachzeitschriften mit dem Ziel entwickelt, Texte zu identifizieren, die sowohl mit der GPT-3.5- als auch mit der GPT-4-Version von ChatGPT erstellt wurden, sowie Texte, die speziell entwickelt wurden, um den Einsatz von KI verbergen zu können. Als KI-Trainingsset verwendeten die Forscher 100 Beispiele aus besagten-Zeitschriften, um Texte zu erhalten, die tatsächlich von Menschen geschrieben wurden. Für jedes dieser Beispiele erzeugten sie zwei verschiedene „KI-Versionen": eine nur auf der Grundlage des Titels und eine auf der Grundlage der Zusammenfassung des entsprechenden Artikels. Für jeden dieser Texte ermittelte das Team 20 Detektionsmerkmale (z. B. Komplexität des Textes, Variabilität der Satzlängen, korrekte Verwendung von Satzzeichen, Häufigkeit bestimmter Wörter, die von menschlichen Schreibern bzw. ChatGPT bevorzugt werden). Mit den so erhaltenen Daten wurde sodann ein Detektor mittels maschinellen Lernens entwickelt, mit dem anschließend unabhängige Texte klassifiziert wurden, um zu prüfen, ob dieser Detektor in der Lage ist, von Menschen verfasste Texte von solchen von KI-erzeugten unterscheiden zu können. Ergebnis: Mit dem Detektor konnten 94 % der von Menschen erstellten Texte korrekt erkannt werden sowie 98 % der KI-erstellten Texte. Bei der Prüfung von KI-generierten Texten, die speziell entwickelt wurden, den Einsatz von KI zu verbergen, wurden die Artikel trotzdem zu über 90 % richtig erkannt, während die von Menschen geschriebenen Texte nicht detektiert wurden.[141]

Ein leichter Zugang zu LLM-basierten KI-Werkzeugen schafft allerdings auch neue Herausforderungen: Je mehr KI-generierte Veröffentlichungen als Trainingsmaterial für künftige KI-Methoden benutzt werden, desto größer wird die Wahrscheinlichkeit eines „Modellkollapses". Das bedeutet, dass KI-generierter Text schrittweise immer mehr gegenüber echtem Text überwiegt. Daraus ergibt sich zwangsläufig eine schrittweise Zunahme minderwertiger wissenschaftlicher Ergebnisse. Es ist die Abwärtsspirale eines Teufelskreises, wenn mehr „dummes" Wissen zu noch dümmeren Entscheidungen führt. So wird eine zunehmende Zahl von Fake-Publikationen das Finden ausgewogener und zuverlässiger Entscheidungen in allen Bereichen zunehmend behindern und so unsere wissens- und technologieorientierten Gesellschaften schädigen.

Auch die aktuell fortschrittlichste Sprachmaschine GPT-4 ist in diesem Sinne „dumm", denn sie rezitiert nur das, was die Mehrheit gesagt hat. Es ist keine „denkende Maschine", sondern letztlich lediglich eine Rechenmaschine, die kleine Informationsbruchstücke des Wissens statistisch verarbeitet. (Eine offene Frage ist es, ob es sich dabei schon um ein Plagiat handelt).

GPT-4 ist bei weitem nicht einsam auf weiter Flur, denn es gibt inzwischen immer mehr AI-Programme. Befragt man Google nach „AI-Tools", so wird von über 2.000 Machine Learning-Plattformen bis hin zu Natural Language Processing-Tools berichtet.[142] Fundamental für unseren Umgang sowohl mit seriöser, regulärer Wissenschaft als auch mit Fake-Publikationen ist es zu realisieren, dass KI weder inhaltlich „verstehen" noch den Wahrheitsgehalt von Informationen prüfen oder letztere in irgendeiner Form inhaltlich bewerten kann. Wenn also GPT-4 & Co. entscheiden sollen, entscheiden die Programme rein nach der Mehrheitsstatistik (oder -meinung). Ist aber die Mehrheit dumm, so führt die Hilfestellung durch GPT-4 auch zu falschen Entscheidungen.

Weil GPT-4 über mehr als eine Billion Parameter verfügt, ist es schwierig, ihre konkrete Funktionsweise zu bestimmen. Sie hat eine Vielzahl von Fähigkeiten: das Verfassen von Gedichten über empfindungsfähiges Leben, klischeehafte Liebeskomödien in Paralleluniversen bis hin zur einfachen Beschreibung von Quantentheorien oder dem Verfassen umfangreicher Forschungsarbeiten. Ihre Stärke liegt im schnellen Verarbeiten komplexer Daten. So können Artikel über Themen wie die Quantenphysik effektiv und sehr schnell erstellt werden. Die Zeiten, in denen Menschen viele Stunden damit verbrachten, die entsprechende Literatur zu lesen, zu verstehen und darüber zu schreiben, scheinen vorbei, jubeln die Anhänger. GPT-4 ist multimodal, das bedeutet, sie kann beispielsweise auch Grafikdateien in ihren Prompts verarbeiten. Ebenso kann sie Fragen zu Bildern beantworten. Noch hat die Software zwar ihre Grenzen, aber diese werden in naher Zukunft zweifellos immer weniger werden. Und schon bald werden andere vergleichbare Chatbots folgen. Dennoch wird ein zentrales, ja das wichtigste Problem, das den Programmen inhärent ist, ungelöst bleiben: ChatGPT & Co. werden auch zukünftig nicht zwischen seriösen und Fake-Texten unterscheiden können. Sie nehmen also automatisch Lügen und freie Erfindungen, Manipulationen und sonstige Falschdarstellungen in die von ihnen selbst produzierten Texte auf.

Ein Beispiel: Ein Arzt, der gerade Sportlern Blutproben entnommen hat, ruft laut im Stadion: „Die Sportler sind gedopt!!!" Alle Zuschauer sind gutgläubig empört, wollen sich nicht den Spaß des Wettbewerbs verderben lassen und schicken ihren Freunden die Textnachricht „Da werden falsche Behauptungen in die Welt gesetzt, die Sportler seien angeblich gedopt". Daraufhin prüfen die Freunde den Sachverhalt mittels KI-Nachfrage. Da KI das ausspuckt, was im Internet die „Mehrheitsmeinung" ist, antwortet GPT-4: „Die Sportler sind nicht gedopt, denn es ist eine falsche Behauptung". Pech für den wackeren und wahrheitsaffinen Arzt, denn er wird gefeuert. So sorgt die Software dafür, dass sich auch verdächtige

Publikationen und echte Fakes verbreiten, sobald sie im Internet auftauchen. Die Manipulation des Journal Impact Factors wird dieses Monster füttern.

Auch wenn der Anstieg der KI-Nutzung für das Schreiben wissenschaftlicher Artikel offensichtlich ist, ist dies kein Indikator, der für sich alleine genommen Fake-Publikationen entlarven kann. Allerdings sollte sich jeder ethisch verpflichtet fühlen, die Nutzung von KI als Quelle zu zitieren.[143]

Zwischenzeitlich haben die seriöse Wissenschaft und ein Teil der Verlagsbranche begonnen, auf die massive Welle der Fake-Publikationen zu reagieren. Damit hat auf beiden Seiten ein technisches Wettrüsten eingesetzt, sich vor dem Betrug der Fälscher wirksam zu schützen oder eben die einer integren Wissenschaft verpflichtete Community weiter an der Nase herumzuführen. Nur lässt sich bereits beobachten und leider zukünftig erwarten, dass jede neue Technik zur Entlarvung von Fakes eine Gegenreaktion derjenigen auslösen wird, die an diesen prächtig verdienen. So können wir mit Sicherheit davon ausgehen, dass das wissenschaftliche Publizieren auch in den kommenden Jahren von einem permanenten Wettlauf um die neueste Technik des Fälschens und Enttarnens begleitet wird.

Hinzu kommt ein weiterer Aspekt: Diejenigen, die die Kontrolle über KI-Generatoren haben, besitzen die Macht, ihre politischen, gesellschaftlichen und ideologischen Einstellungen auf Knopfdruck zu verbreiten. Ein Beispiel kann das deutlich machen. So stellte ich Ende 2022 folgende Frage an ChatGPT: „Erzähle mir Witze über Männer". Die Antwort war eine Reihe richtig guter Witze zum Krumm- und Schieflachen. Auf meine weitere Frage „Erzähle mir Witze über Frauen" erhielt ich eine Antwort, die mich verblüffte: „Das ist eine diskriminierende Frage".

KI-basierte Programme wie ChatGPT machen deutlich, wie wichtig es ist, menschliches Verfassen von Texten von künstlich generiertem Schreiben unterscheiden zu können. Dies gilt insbesondere für alle Bereiche geistigen und kreativen Schaffens, die mit einer öffentlich-relevanten Rezeption von Texten verbunden sind, wie beispielsweise im Journalismus, in der Kultur und im Bildungswesen, von der Schule bis zur hochspezialisierten Wissenschaft.
Vier Wissenschaftler der University of Kansas haben eine Methode zur Unterscheidung von durch ChatGPT generierte und durch akademische Wissenschaftler

selbstverfasste Texte entwickelt und sich dabei auf gängige und überwachte Klassifizierungsmethoden gestützt.[144] Sie haben sich darauf konzentriert, in welcher Weise eine bestimmte Gruppe von Menschen, in diesem Fall akademische Wissenschaftler, anders schreiben als ChatGPT, und dieser gezielte Ansatz führte zur Entdeckung neuer Merkmale zur Unterscheidung von Texten von Menschen und solchen von KI. Ein Beispiel: Wissenschaftler neigen dazu, lange Absätze zu schreiben, und haben eine Vorliebe für mehrdeutige Sprache, wobei sie häufig Wörter wie „aber", „jedoch" und „obwohl" verwenden. Mit 20 Funktionen haben die vier Wissenschaftler aus Kansas ein Modell erstellt, das den Autor mit einer Genauigkeit von über 99 % als Mensch oder KI erkannte. Die Forscher hoffen, dass der von ihnen angewandte Ansatz weiter angepasst und weiterentwickelt werden kann, um so den Zugang zu vielen hochpräzisen und zielgerichteten Modellen zur Erkennung der KI-Nutzung beim akademischen Schreiben zu ermöglichen.

Eins ist klar: Das Wettrüsten beim Angriff auf die Wahrhaftigkeit und Integrität wissenschaftlicher Forschung oder ihrer Verteidigung gehört zukünftig zum Alltag der Wissenschaft. Doch wie es ausgehen wird, steht in den Sternen. Für die Fälschungsagenturen – und die mit ihnen gezielt kooperierenden Verlage – bieten solche modernen technologischen Lösungen, ihre permanente und immer raschere Entwicklung, möglicherweise blendende Aussichten. ChatGPT, GPT-4 und ihre Bot-Kollegen werden immer hochprofessioneller ihre Arbeit erledigen – und mit rasanter Geschwindigkeit scheinbar wissenschaftliche Texte zu jedem gewünschten Thema aus jedem Bereich der Wissenschaft in Sekunden verfassen können. Was das für den Kampf gegen Fakes bedeutet, ist noch überhaupt nicht absehbar – leichter, unkomplizierter und weniger zeitaufwendig wird er jedoch sicher nicht. Allerdings könnten die Chatbots auch große Gefahren für die Zukunft der Fälschungsagenturen bergen, denn wenn eines kaum mehr fernen Tages jeder Wissenschaftler seine Texte mit solchen Programmen selbst verfassen kann, werden die Agenturen möglicherweise gar nicht mehr gebraucht. Andererseits: Auch das Aufkommen der Musikkassetten mit der Möglichkeit, Musik selbst zuhause aufzunehmen, war nicht das Ende von Schallplatte oder Radio, und das gilt ebenso in einer Zeit, in der Musikstreaming-Dienste wie Spotify & Co. den

Markt erobert haben. Entscheidend für unser Thema ist, dass das Fälschen spielend einfach wird.

Zentrale Fragen sind also, wie KI sich auf die Wissenschaft auswirken wird und wie weit KI die Wissenschaft verändern kann, insbesondere im Hinblick auf die „Qualität" der Forschung. Unterstützt die KI methodische Strenge und die humanistischen Werte, die wesentliche Säulen des wissenschaftlichen Fortschritts sind? KI kann sowohl Segen als auch Fluch sein und es besteht die berechtigte Sorge, dass sie diese Grundpfeiler der Wissenschaft brechen und vielleicht verzerren und – im schlimmsten aller Szenarien – gar zerstören könnte. Ja, KI wird mit Sicherheit die Verbreitung des Wissens verändern. KI kann „Leuchtfeuer" einer neuen „Aufklärung" werden oder Verdränger des menschlichen Einflusses auf die Inhalte der Forschung. Und auch die herkömmliche, bislang selbstverständliche Rolle der Akteure unserer globalen Forschungsgemeinschaft ist gefährdet: Wissenschaftler, Förderorganisationen, Fachgesellschaften, Industrie und Politik.

Zu Antworten auf die o.g. Fragen kann eine historisch-kritische Perspektive zur Rolle der KI bei der Erstellung von Wissenschaftskommunikation beitragen. Damit verbunden ist die Frage danach, wie der Austausch von Wissenschaft weiterhin erfolgen und überprüft werden soll, und wer die Kontrolle über die Wissenschafts-Kommunikation hat oder haben soll. Mit anderen Worten: Wer kontrolliert den Hahn der Quelle des Weltwissens, den Auswahlprozess (also die Inhalte) der derzeit fast fünf Mio. Originalpublikationen, die jedes Jahr unser Wissen erweitern sollen?

In Anbetracht des Interessenkonflikts der großen Wissenschaftsverlage möchte ich dem Vorschlag von Gerd Gigerenzer vom Max-Planck-Institut für Bildungsforschung in Berlin folgen. Er schlug auf dem APE-Kongress 2024 vor, die „Editorial Policy" und die Publikationsentscheidungen wieder zurück in die Hände der Wissenschaft bzw. deren Organisationen zu legen. Da der Staat (sprich: wir Steuerzahler) ohnehin die Zeche zahlt, sollten sich die Staaten der Welt das ernsthaft überlegen.

Denn während es im Interesse der Gesellschaften weltweit sein sollte, dass Wissenschaft die Hüterin der Erkenntnis ist, so könnten die Verlage weiterhin die Herstellung und den Vertrieb von Publikationen technisch und logistisch betreuen. Es wird darüber eine notwendige, jedoch unbequeme Diskussion geben müssen, da hier zwei Welten diametral aufeinandertreffen: die Wissenschaft als Garant der Suche nach der Erkenntnis hier – und dort die Verlage als kommerzielle Unternehmen, deren vorrangige Aufgabe es ist, die Erkenntnisse zu verbreiten, Autoren- und damit Urheberschaften sichtbar zu machen und ihren Anteilseignern wirtschaftlichen Erfolg zu bescheren.

Fluch und Segen der Künstlichen Intelligenz

Unbequem wird die Diskussion auch deshalb, weil Wissenschaftler und Verlagsvertreter sich häufig in ihrem Bildungshintergrund und ihrer Psychologie unterscheiden. Plakativ formuliert: Wissenschaftler gründen ihre berufliche Karriere in aller Regel stets auf ein langes, spezialisiertes wissenschaftliches Studium, das neben mehreren umfangreicheren Abschlussarbeiten (Bachelor, Master, Dissertation, Habilitation) intensive eigene Forschungen mit sich bringt. Sie verstehen Statistiken und können mit Zahlen umgehen, sind vorwitzige, kreative Freidenker, immer auf der Suche nach neuen Erkenntnissen, Entdeckungen oder Erfindungen, und sie sind dem Prinzip der Wahrhaftigkeit zugewandt. Mitarbeiter in den Verlagen, auch in deren Redaktionen und Lektoraten, haben dagegen nicht selten deutlich kürzer studiert, und dies häufig in Disziplinen, die wenig oder nichts mit den Inhalten zu tun haben, deren Zeitschriften oder Bücher sie betreuen. So finden sich in vielen Fachverlagen vor allem geistes- und sozialwissenschaftlich ausgebildete Mitarbeiter, denen es schwerfällt, die ihnen zugewiesenen natur- und neurowissenschaftlichen oder medizinischen Texte in der notwendigen fachlichen Tiefe zu prüfen und zu bearbeiten. Das obere Verlagsmanagement wiederum bringt zumeist ein betriebswirtschaftliches oder juristisches Studium mit.

Wissenschaft und Verlage blicken entsprechend unterschiedlich auf die KI-Revolution. Wissenschaftler erkennen in der KI zwar ein nützliches Handwerkszeug auf dem Weg der wissenschaftlichen Erkenntnis – gemäß einer auf dem APE-Kongress 2024 vorgestellten Umfrage von Springer Nature aus dem

Jahre 2024 finden 50 % der Wissenschaftler KI hilfreich –, machen sich jedoch zugleich Sorgen darum, dass sie eine erhebliche Gefahr für die Wissenschaft sein kann. Wissenschaftsverlage sehen dagegen die besonderen Chancen, die ihnen KI eröffnet, die von ihnen veröffentlichten Inhalte systematisch nutzen zu können, um in der Mine wissenschaftlich-technischer Informationen noch erfolgreicher schürfen zu können.

KI bietet mithin die ideale Möglichkeit, die Suche nach Information nicht mehr durch das Scannen von Information in Zeitschriften oder Suchmaschinen (zum Beispiel Google) betreiben zu müssen, sondern Information zukünftig eher in einer Art „Konversation" mit KI-Algorithmen bzw. von diesen weitgehend selbständig zu suchen. Immerhin kann man ja schon länger mithilfe von Siri und Alexa mit Computern sprechen.

Wissenschaftsverlage wollen sich neu aufstellen, ja gar neu erfinden und sich damit von einem vornehmlich vertrieblich ausgerichteten Gewerbe dank KI zu Hightech-Unternehmen zu transformieren, um so zum Hüter des heiligen Grals des Weltwissens zu avancieren. Denn Wissen ist Macht, und Macht ist Profit.

Aus Sicht der Wissenschaft kann KI also sowohl Segen als auch Fluch sein:

Segen – Potenziell positive Auswirkungen von KI aus der Perspektive der Wissenschaft
- KI hilft Wissenschaftlern bei ihrer fachlichen Fokussierung
- KI extrahiert Information sehr schnell
- KI spart Zeit und Geld
- KI kann helfen, (ehrliche) Publikationen zu schreiben
- KI verbessert die Sprache
- KI identifiziert neue Themen
- KI ermöglicht die schnelle Zusammenfassung von Wissen und Ergebnissen
- KI ermöglicht Verlagen das bessere Matching von Manuskripten mit Journalen und Fach-Gutachtern
- KI bietet Unterstützung bei Aus-, Fort-, und Weiterbildung
- KI ermöglicht ein besseres Design des Workflows in der Publikationsproduktion der Verlage („text mining", Informationssammlung)

Fluch – Potenzielle Risiken und negative Auswirkungen von KI aus der Perspektive der Wissenschaft

- KI kann nicht kreativ sein und (bisher) kaum natürliche (d. h. logische, verständliche) Narrative erzeugen
- KI transformiert, wie wir denken und arbeiten, und dies hinter unserem Rücken
- KI automatisiert die Herstellung von Fake-Publikationen
- KI automatisiert die Erstellung von Manuskripten wie ebenso von Reviews und Reviewer-Empfehlungen, in welchem Falle KI dann sogar sich selbst bewerten würde
- KI trägt dazu bei, dass Menschen immer seltener kritisch und weniger abwägend denken, denn maschinelle Algorithmen, die rechnen, dominieren
- KI transformiert die Verlage zu Kristallisationspunkten einer neuen Hightech-Industrie: durch die Transformation von Content-Pipelines zu Content-Plattformen werden sie zu einer Art „Wissenskartell"
- Trainings-Methoden für KI können nicht extern kontrolliert werden
- KI ermöglicht und fördert, gewollt oder ungewollt, potenziell einseitige, nicht objektiven Bias bei den Trainingsdaten (den „Sources"), die primär durch deren Quantität (Masse) und nicht durch deren Qualität bestimmt werden. Viele Schreihälse (die Fake-„Mehrheit") bestimmen die Inhalte der KI-Antworten, nicht die Zahl kompetenter Personen.
- KI ermöglicht die willentliche Schaffung und Förderung von unfairem Bias und gezielter Desinformation.
- KI benötigt ein großes Processing-Volumen zum Lernen (1 Zettaflop), was die Kapazitäten der Aktualisierungsfrequenz deutlich begrenzt.
- Man kann nicht jeden Tag neue Modelle trainieren (also Inhalte kaum „up-to-date" halten)
- KI bringt die Gefahr mit sich, durch das Verbinden von Forschung, Politik, und Öffentlichkeit über die Mehrheits-Dominanz der Algorithmen das Denken „gleichzuschalten".

- KI verleiht großen, global tätigen Wissenschaftsverlagen die Macht, als „Spinne im Netz" das Zentrum des allgemeinen Wissensnetzwerks zu kontrollieren; Wissenschaftler als Interessenvertreter einer auf Wahrheit und im Zweifel auch nicht-kommerziell nutzbaren Erkenntnisgewinn ausgerichteten Wissenschaft drohen an den Rand gedrängt zu werden

KI, darüber gibt es keinen Zweifel, wird das Ökosystem der Wissenschaft dramatisch verändern. Und das nicht nur in der Wissenschaft selbst. Denn die Verlagsbranche entwickelt gezielt ein neues Geschäftsfeld: KI-extrahiert Wissensinhalte aus ihren geschützten Datenbanken, um diese dann soweit zu vereinfachen („dumming down"), dass sie Newsbeiträge automatisiert für die öffentlichen Medien aufbereitet und Meinungen vermarktet. So bekommt unsere Gesellschaft nicht mehr das, was sie bestellt hat: nicht die Dialektik der „Wissen-schaft" sondern KI „schafft-Wissen" selbst, und zwar mittels „dummer" Algorithmen. Ganz einfach. Teuer bezahlt, aber letztlich ist nicht immer das drin, was draufsteht. Die Ergebnisse können verzerrt und Rezipienten getäuscht werden.

Was planen die großen Verlage? Ein Vortrag von Georg Tsatsarouis, Vice President of Data Science at the Operations Division bei Elsevier Science Publishers, gab auf der Konferenz der APE (Academic Publishing in Europe) im Januar 2024 dazu einen beispielhaften Einblick. Er berichtete, KI werde mehr für die Tagesarbeit der Verlage genutzt werden, und zwar als redaktioneller Assistent für Sprache und als Mittel, Ergebnisse zusammenzufassen. Das Problem von KI sei allerdings, dass man die Wahrhaftigkeit der Quellen („truthfulness to the sources") und damit den Wahrheitsgehalt ihrer Informationen/Daten kennen müsste, der durch den sog. „Halluzinations-Index" gemessen werden könne. Auch aus Sicht von Elsevier sei KI sowohl mit Vorteilen als auch mit Risiken behaftet.

Risiken von KI aus der Perspektive von Verlagen:
- Potenzieller Bias bei den Trainingsdaten („sources")
- KI benötigt ein großes Datenverarbeitungs-(Processing-)Volumen zum Lernen (1 zettaFLOP, d. h. mind. 10^{21} IEEE 754 Double Precision (64-bit) Additionen und/oder Multiplikationen pro Sek.).

- Man kann nicht jeden Tag neue Modelle trainieren (also kaum „up-to-date" sein)
- Das Training mit hochqualitativen (wissenschaftlichen) Daten ist nicht möglich

Vorteile von KI aus der Perspektive von Verlagen:
- KI spart Zeit und Geld
- KI verbessert die Sprache
- KI identifiziert neue Themen
- KI erstellt schnell und effizient Zusammenfassungen von Ergebnissen
- KI liefert automatisierte Manuskript-Reviews
- Ki ist in der Lage, fachlich geeignete Reviewer zu empfehlen
- KI hilft beim Matching von Manuskripten mit Journalen
- KI unterstützt die Aus-, Fort-, und Weiterbildung
- KI trägt zu einem besseren Design von Workflows bei (text mining, Informations-Sammlung)
- KI verhindert (oder unterstützt) die Entstehung von Bias

Die Chancen, die KI bietet, fest im Blick, kann es nicht verwundern, dass Großverlage wie Elsevier und Springer Nature bereits KI-Werkzeuge für spezifische Aufgaben entwickelt haben. So sei „Scopus AI", gemäß den Angaben des Verlag Elsevier „in enger Zusammenarbeit mit der akademischen Gemeinschaft entwickelt", nicht nur „ein intuitives und intelligentes Suchtool, das auf generativer KI (GenAI)" basiere, sondern „ein zuverlässiger Leitfaden für den Umgang mit der enormen Menge an menschlichem Wissen, das auf Scopus, der weltweit größten multidisziplinären und zuverlässigen Abstract- und Quellenangaben-Datenbank, zu finden" sei.[145]

Konkret sind bereits jetzt schon ebenfalls Digitalisierungs-Aktivitäten der Verlage im Gange, die Wissenschaftspublikationen in Alltagssprache übersetzen: Dazu zählen Audio-Podcast-Beiträge und Printmedien-Berichte, gegebenenfalls automatisch von KI unterstützt. Mit dem Argument, der Gesellschaft einen nützlichen Dienst zu erweisen, werden zudem „Discover-Plattformen" mit dem Ziel entwickelt, auch die Politik zu „beraten" bzw. zu beeinflussen. So könnten entsprechende Wissensangebote z. B. dazu beitragen, die sog. „Sustainable Development Goals" (SDG-Ziele: u. a. Nachhaltigkeit, Klimawandel, Inequality, erneuerbare Energien) schneller zu erreichen.

Die Pläne der wissenschaftlichen Großverlage hinterlassen, nüchtern betrachtet, jedoch einen ziemlich schalen Geschmack, und man muss sich sorgen. Denn was ist das Individuum noch wert, wenn Computer-Algorithmen entscheiden, mit welchen Informationen unser Gehirn unbemerkt medial gefüttert wird? Werden wir eines Tages immer nur eine einzige Antwort auf unsere Fragen an die Wissenschaft erhalten, ohne jeglichen öffentlichen Diskurs? Immerhin bieten traditionelle Literaturrecherchen (zum Beispiel Scopus, PubMed®, Google Scholar) immer noch reichhaltige Angebote an Auswahlmöglichkeiten. KI aber gibt auf eine Frage nur eine Antwort. Ist das nicht Gift für die Kreativität und für den Glanz der „zündenden" Idee, die aus zufälligen Beobachtungen Neues hervorbringen kann? Birgt KI nicht das Potenzial tief antidemokratischer und diktatorischer Wirkungen, weil sie allein – ohne Beteiligung der Öffentlichkeit und der aus ihr hervorgehenden kontroversen Debatten – zur Entscheidungsfindung führen kann und weite Bevölkerungsteile dadurch global und in allen gesellschaftlichen und wissenschaftlichen Bereichen (plakativ formuliert) gleichgeschaltet denken?

Wir müssen uns diesen Fragen stellen, denn die KI-Transformation findet bereits *jetzt* statt – hinter unserem Rücken. Die großen Player der Wissenschaftsverlage bringen sich in Stellung und arbeiten an neuen Geschäftsmodellen, um die vergangenen und zukünftigen Wissensressourcen der Menschheit zu schürfen und die Kontrolle darüber zu erlangen, welches Wissen extrahiert, genutzt und verbreitet wird. Und alles mit der vermeintlich ehrenwerten Absicht, die Öffentlichkeit „zu ihrem Wohle" zu informieren und so zu „erziehen", um „hehre" Ziele zu erreichen. Aber da war doch noch was ..., ach ja, und um ihre Umsätze und Rentabilität zu erhöhen. Die Risken der KI für die Wissenschaft hat zwischenzeitlich auch das Bundesministerium für Bildung und Forschung (BMBF) erkannt. Im aktuellen „BMBF-Aktionsplan Künstliche Intelligenz" heißt es dort mit Verweis auf die von Gerd Gigerenzer und mir publizierten Studie: „So trägt KI zu einem enormen Aufwuchs sog. ‚Fake Science' bei, d. h. vorgeblich wissenschaftliche Arbeiten mit unsinnigen Inhalten, die dennoch in akademischen Zeitschriften publiziert werden."[146]

Welche zahlreiche „Vorzüge" KI hat, zeigt eindrucksvoll auch ein Video von James Zou. Er arbeitet als Assistant Professor an der Stanford University an der Frage, wie mit KI wissenschaftliche Arbeiten und Gutachten voll automatisiert und hochqualitativ geschrieben werden können, bevor sie zu dem jeweiligen Vorgesetzten gegeben werden können.[147] Sind KI-Engineering und -Textmanufaktur ein wünschenswertes Forschungsfeld? Segen und Fluch gleichzeitig?

Wenn Fake-Science unser Wissen verseucht und KI-gesteuerte Fake-„Erkenntnisse" massenhaft in öffentliche Medien gelangen, wird es gefährlich. Es drohen das Ende der Aufklärung, der Tod des Vertrauens in die Integrität wissenschaftlicher Forschung und in die Wahrhaftigkeit deren Erkenntnis.

9 Raubjournale: Piraten der Wissenschaft

Raubjournale sind ein weiteres Problem, das sich längst in der Welt der Wissenschaft breitgemacht hat. So wie Piraten fremde Schiffe kapern, so kapern Raubjournale die Publikationswelt. Sie ködern unerfahrene oder blauäugige Wissenschaftler mit dem Angebot, ihre Publikationen für (meist) kleines Geld, schnell und unkompliziert in besonderen Themenheften bzw. themenspezifischen Zeitschriftenausgaben („Special Issues") zu publizieren. Viele der so agierenden „Zeitschriften" gibt es in Wahrheit gar nicht und sie veröffentlichen nach Geldeingang auch oft nicht, so dass hier ein weiteres Feld organisierten Betrugs in der Wissenschaft stattfindet. Das zeigt das folgende Beispiel.

Im Juli 2018 tauchte eine Gemeinschaft internationaler Journalisten in die Unterwelt ein und deckte unlautere Machenschaften des Unternehmens OMICS International auf. In hunderten wissenschaftlicher Pseudo-Zeitschriften, die von diesem Unternehmen herausgegeben werden, wurden Studien naiver Wissenschaftler veröffentlicht, die keine Ahnung hatten, dass sie betrogen wurden; ebenso Studien, die wissenschaftlicher Nonsens und ohne Wert waren. Bei den besagten unseriösen Zeitschriften handelt es sich dabei um sog. „Predatory Journals" (oder auch „Raubjournale"), die ein betrügerisches Geschäftsmodell verfolgen: Wissenschaftlern wird eine kostenpflichtige Veröffentlichung ihrer wissenschaftlichen Arbeit angeboten, ohne jedoch einen Qualitätssicherungsprozess und eine redaktionelle Bearbeitung zu gewährleisten.[148] OMICS selbst behauptete, jährlich 50.000 Artikel zu veröffentlichen.

Besagte Gruppe investigativer Journalisten, darunter aus Deutschland ein Team aus WDR, NDR und Süddeutsche Zeitung, ging Vorwürfen nach, die sich gegen immer mehr Verlage der akademischen Welt richteten und die behaupteten, diese Verlage gäben Raubjournale heraus. Deren einziger Sinn sei es, möglichst viel Geld zu verdienen, während der Wert der wissenschaftlichen Beiträge bestenfalls gering sei und in vielen Fällen schlicht bei null liege. Die Journalisten reichten vermeintlich wissenschaftliche Artikel mit frei erfundenen Autorennamen ein, um sie in solchen Raubjournalen zu publizieren und auf Konferenzen vorzustellen. Ihnen gelang ein durchschlagender Erfolg: Die Artikel wurden allesamt nach der Zahlung einer Gebühr angenommen und in einer OMICS-Zeitschrift veröffentlicht.[149]

OMICS existiert seit 2008 und hatte sieben Jahre später rund 700 Zeitschriften, vor allem aus den Bereichen Medizin, Ingenieurs- und Naturwissenschaften, im Angebot. Der global agierende Verlag mit Hauptsitz in Indien arbeitet mit dem Open Access-Prinzip – Autoren veröffentlichen ihre Studien gegen Gebühren, die zwischen ein paar Hundert bis 1.700 Euro liegen, während sie für die Leser online kostenlos sind. OMICS organisiert auch (pseudo-)wissenschaftliche Tagungen und Konferenzen, allein 2016 mehr als 3.000. Sie tragen zu rund 60 % des Umsatzes des Unternehmens bei, der 2016 bei 11,6 Mio. US-Dollar lag. Das Unternehmen hat mit iMedPub Ltd. und Conference Series LLC Ltd Tochterunternehmen und es gibt noch eine Reihe weiterer Unternehmen, die mit OMICS verbunden sind.[150]

Die Aufdeckungen der Journalisten erregte 2018 das Aufsehen einer breiteren Öffentlichkeit. In den USA war die Handelsbehörde Federal Trade Commisson (FTC) schon zwei Jahre zuvor auf das indische Unternehmen aufmerksam geworden und reichte eine Beschwerde beim Bezirksgericht von Nevada ein (wo OMICS über Adressen verfügte). Deren Oberste Richterin Gloria M. Navarro verstand gut, was die Behörde dem Raubverlag vorwarf und verurteilte dieses zu einer Strafe von 50 Mio. Dollar, einem Betätigungsverbot in den USA sowie weiteren Restriktionen.[151] Das war ein wichtiger Schlag gegen eine Praxis, die analog der Machenschaften einer Mafia von Fälschungsagenturen um sich griff und weiter greift.[152]

Raubjournale sind dabei tatsächlich schon etwas länger als die Papiermühlen in den Fokus kritischer Beobachter gelangt. Bei ihnen handelt es sich um Zeitschriften, die ohne Peer Review-Verfahren arbeiten, eine schnelle Pay-to-publish-Strategie verfolgen, Redaktionsausschüsse, die es gar nicht gibt, vortäuschen und bekannte Wissenschaftler ohne deren Kenntnis davon in ihren Autorenlisten angeben, die nie darin publiziert haben. Ihre Titel sehen seriösen Zeitschriften äußerlich sehr ähnlich. Sie fördern gänzlich gefälschte „Wissenschaft" oder solche von sehr niedriger Qualität und arbeiten mit einem aggressiven Marketing. Raubjournale, die auch als „Verdrängungsjournale" bezeichnet werden, weil sie die seriöse Wissenschaft verdrängen, haben sich in den vergangenen rund 15 Jahren seit der Morgenröte von „Open Access-Publishing" massiv ausgebreitet.[153]

Der im Frühjahr 2022 veröffentlichte Report „Combatting Predatory Academic Journals and Conferences" berichtet, dass es schätzungsweise über 15.000 Raubjournale gibt und eine möglicherweise größere Zahl von Raubkonferenzen.[154] Raubjournale leisten einen wenig schmeichelhaften Beitrag zum weltweiten Anstieg wissenschaftlicher Veröffentlichungen und profitieren insbesondere durch das sich global immer stärker durchsetzende Vertriebsprinzip „Open Access". So existierten bereits 2018 mehr als 42.000 Zeitschriften, die jährlich fast fünf Mio. Artikel veröffentlichen. Gründe für dieses hohe Aufkommen sind der weltweite Anstieg der Anzahl von Wissenschaftlern und von Fake-Publikationen sowie die großen Teile des Wissenschaftsbetriebs zugrunde liegende „Kultur" des „publish or perish".[155] Diese Entwicklung hat – neben den Fälschungsagenturen – findigen Geschäftsleuten mit Raubjournalen neue, lukrative Betätigungsfelder eröffnet. Ihre genaue Zahl ist schwer zu beziffern, weil es auch Zeitschriften gibt, die nicht vollständig auf der dunklen Seite arbeiten, sondern sich irgendwo in einer Zwischenwelt bewegen und halb-seriös oder schlicht von sehr minderer Qualität sind. Jüngere Studien haben sich auf Zahlen von rund 12.000 bis 15.500 weltweit existierenden Raubjournalen eingependelt.[156] Es wird geschätzt, dass jeden Monat rund 150 neue auf den Markt kommen.[157] Der Anstieg der Zahl der Raubjournale korrespondiert mit dem Anstieg der darin veröffentlichten Artikel: wurden 2010 rund 53.000 Artikel gezählt, so waren es 2014 bereits 420.000.[158] Heute dürften es ungleich mehr sein (mindestens doppelt so viele).

Auch die Raubjournale treten in bestimmten Ländern besonders häufig auf. Dazu gehören Indien, China, Nigeria, Pakistan, darüber hinaus Kasachstan, Irak, Albanien, Malaysia und Indonesien ebenso wie die 17 Mitgliedsstaaten der Organisation für Islamische Zusammenarbeit. Jeder sechste Artikel in Raubjournalen stammte aus Kasachstan, die meisten der angegebenen Co-Autoren kommen aus

· Raubjournale: Piraten der Wissenschaft ·

China und Indien.[159] Das Problem ist jedoch global. 2018 untersuchten Journalisten 175.000 wissenschaftliche Artikel von fünf Veröffentlichungsplattformen und kamen zu dem Ergebnis, dass zwischen 2013 und 2018 etwa 400.000 Wissenschaftler weltweit in diesen Zeitschriften Artikel publiziert hatten. In Deutschland verfünffachte sich die Zahl solcher veröffentlichten Texte zwischen 2013 und 2018.[160] In Italien haben 5 % aller Wissenschaftler schon mindestens einmal in einem Raubjournal veröffentlicht.

Von den Artikeln in Raubjournalen, deren Autoren von öffentlichen Einrichtungen finanziert wurden, waren die National Institutes of Health (NIH) der USA der am meisten genannte Geldgeber, die ihre Vergabe der Finanzmittel nicht an Bedingungen geknüpft hatten, wo die Wissenschaftler publizieren sollten. Tatsächlich ist davon auszugehen, dass die Autoren in ihrer großen Mehrheit gutgläubig und ahnungslos darüber waren, dass sie von den Raubjournalen ausgequetscht wurden, und zwar ohne brauchbare Gegenleistung. Zu den hinters Licht geführten Autoren finden sich allerdings auch zahlreiche prominente Vertreter der Wissenschaft. Die Gründe, warum Wissenschaftler überhaupt in Raubjournalen veröffentlichen, liegen, wie bei den Kunden der Fälschungsagenturen, in erster Linie im Veröffentlichungsdruck und Karrierestreben, vor allem jedoch in ihrer Unerfahrenheit und damit Unkenntnis bezüglich des Umgangs mit solchen Medien. Und eine „ehrenwert" erscheinende Einladung für eine schnelle Publikation hat einen gewissen Verführungscharakter. Es ist schließlich eine komplette Verschwendung des Aufwands an Zeit, Geld und Arbeitskraft, wenn das Geschriebene gar nicht publiziert wird bzw. Eingang in die seriöse, reguläre Wissenschaft findet. Und auch an dieser Stelle ist es vor allem die Biomedizin, die von diesem Virus befallen ist.[161]

Eine Schwester der Raubjournale sind die pseudowissenschaftlichen Raubkonferenzen, deren Organisatoren über die Erlöse aus Teilnahmegebühren prächtig profitieren. Die sie betreibenden Unternehmen sind mit maßgeschneiderter, per Spam-E-Mails verbreiteter Werbung aktiv, sie gehören keinem seriösen Verlag oder einer etablierten Wissenschaftsorganisation an bzw. täuschen eine solche Assoziation vor, erstatten im Falle eines Rücktritts keine einmal bezahlten Gebühren und ihre Tagungen finden entweder an einem hübschen Ort oder nur online statt – oder gar nicht. Es ist eine Form des Phishings. Ihren Anbietern geht es ausschließlich um das Geldverdienen und nicht um die Wissenschaft. Nicht selten stecken sie mit Raubverlagen wie z. B. OMICS unter einer Decke. Sie bieten „akademische" Tagungen an, die von minderer Qualität und meistens auf bewusst unbestimmte Themen fokussiert sind, um auf diese Weise möglichst viele Forscher aus möglichst vielen Disziplinen anzulocken.

Solche Konferenzen sind deshalb ein lohnendes Geschäftsfeld, da viele Forscher dem Druck ausgesetzt sind, nicht nur möglichst viel zu veröffentlichen, sondern möglichst häufig auch auf Konferenzen ihre Forschungsergebnisse vorzustellen. Fanden die Tagungen in früheren Zeiten häufig in unscheinbaren Veranstaltungsorten statt, so mieten die Organisatoren inzwischen große Hotels und Konferenzzentren an oder führen sie sogar an Universitäten durch, deren Städte (Hotellerie, Gastronomie) von solchen Veranstaltungen profitieren. Die Organisatoren der Raubkonferenzen werben zuweilen sogar dreist mit der angeblichen Teilnahme von Nobelpreisträgern (die davon allerdings oft nichts wissen und selbstverständlich gar nicht teilnehmen). Eine Reihe von Tagungen findet in Wahrheit erst gar nicht statt, sondern existiert nur in Ankündigungen sowie allerdings in vollständigen „Tagungsberichten", deren Erstellung und Verbreitung für die Fälschungsagenturen wiederum ein gutes Geschäftsfeld darstellen, wie wir schon gesehen haben.

Die Ausbreitung dieser Pseudotagungen, die auch „Verdrängungskonferenzen" genannt werden, da sie zu Lasten regulärer, seriöser Fachkongresse gehen können, ist enorm. Schon 2017 soll ihre Zahl die der seriösen Konferenzen überstiegen haben. Für die Jahre danach darf getrost angenommen werden, dass sich an diesem Verhältnis nichts geändert hat. Das deutet auf eine große Nachfrage hin. Recherchen haben ergeben, dass möglicherweise einige etablierte Wissenschaftler und Institutionen die Konferenzen unterstützen, obwohl zumindest ein Teil von ihnen weiß, mit wem sie zusammenarbeiten. Umso erstaunlicher ist es, dass die internationale Forschungsgemeinschaft dem Treiben bis heute fast tatenlos zuschaut.[162]

Dass die Raubjournale die Wissenschaft verschmutzen, ist unumstritten. Die Frage ist aber, in welchem Ausmaß dies geschieht. Der Grad der Kontamination ist schwierig zu messen, weil die Übergänge zwischen Raubjournalen und einfach nur schlecht gemachten, gleichwohl seriösen Zeitschriften fließend sind. Die besondere Gefahr liegt darin, dass gefälschte, nicht nachprüfbare oder nicht nachgeprüfte Ergebnisse in scheinbar wissenschaftlichen Zeitschriften veröffentlicht werden und von dort den Weg in die breite Öffentlichkeit finden. Dort werden sie in Artikeln der Publikumsmedien, z. B. auf Wikipedia, sowie in Materialien, die in die schulische oder universitäre Bildung einfließen, und in wissenschaftlichen, bspw. medizinischen Leitlinien zitiert.[163] Das alles geschieht zum Teil, weil die Nutzer der angebotenen Informationen wie Journalisten oder Blogger diese selbst nicht nachprüfen können und sie gutgläubig übernehmen. Oder weil sie diese bewusst verwenden, um die eigene Meinung zu unterstützen, vor allem, wenn sie seriös erforschten wissenschaftlichen Erkenntnissen widersprechen. So fördern Raubjournale Fake-News-Artikel im Internet und in Verschwörungstheorien. Die Folgen beschreibt ein Bericht der InterAcademy Partnership (IAP), ein globales Netzwerk von mehr als 140 wissenschaftlichen, technischen und medizinischen Akademien, so: „Fehlerhafte wissenschaftliche Erkenntnisse zu umstrittenen Themen (zum Beispiel Impfungen, Klimawandel) werden dann von Interessengruppen genutzt, um ihre eigene Agenda voranzutreiben und die Regierung und die politischen Entscheidungsträger zu beeinflussen. Selbst wenn nur ein kleiner Teil dieser Arbeiten direkt schädlich ist, kann der langfristige und kumulative Ansturm fehlerhafter Wissenschaft die wissenschaftlichen Erkenntnisse, die der öffentlichen Politik zugrunde liegen, erheblich schwächen."[164]

Ein weiteres Problem stellen „gekaperte" Zeitschriften dar. Solche Zeitschriften werden von Verlagen herausgegeben, die den Titel, die ISSN-Nummer und andere Metadaten einer rechtmäßigen Zeitschrift nachahmen. Sie kassieren von Autoren Gebühren für die Veröffentlichung, ohne irgendein ein Peer-Review durchzuführen.

Laut den Recherchen von Anna Abalkina, Wissenschaftliche Mitarbeiterin am Osteuropa-Institut der Freien Universität Berlin, gibt es mehr als 200 dokumentierte Fälle gekaperter Zeitschriften.[165] In ihrer Studie aus dem Jahr 2022 erfasste die Wissenschaftlerin alle von „Dimensions", einer bibliometrischen Datenbank mit mehr als 100 Mio. Veröffentlichungen, indizierten Datensätze.[166] Ein „Citejacked-Detektor" erfasste dabei fragwürdige Artikel, die gekaperte Zeitschriften zitierten, also „Citejacked Articles". Abalkinas Detektor überprüfte zwölf Zeitschriften, die nachweislich gekapert wurden, und deren gekaperte Version fälschlicherweise in internationalen bibliografischen Datenbanken indexiert wurde. Die Wissenschaftlerin unternahm eine Volltextsuche für den Zeitraum von November 2021 bis Januar 2022 in der Dimensions-Datenbank unter Verwendung des Namens einer der zwölf gekaperten Zeitschriften und berücksichtigte Artikel, die zwischen dem 01.01.2021 und dem 31.01.2022 veröffentlicht und in Dimensions indexiert wurden (erfasst wurden aber nur Artikel, die in Zeitschriften veröffentlicht wurden, die im „Norwegian Register for Scientific Journals, Series and Publishers" aufgeführt sind). Abalkina und ihr Team überprüften jeden gefundenen Artikel manuell, um echte Positivmeldungen (also Zitate aus gekaperten Zeitschriften) zu erhalten und falsche Positivmeldungen (Zitate aus echten Zeitschriften oder andere Erwähnungen von Zeitschriften) auszuschließen. Die Forscherin berichtete über ihr Ergebnis: „Mit dieser Methode wurden 1.421 Artikel gefunden, die den Namen einer gekaperten Zeitschrift enthielten. Die manuelle Analyse der Bibliografie dieser Artikel ergab, dass 828 (58,3 %) von ihnen unzuverlässige Artikel aus gekaperten Zeitschriften zitieren. Die gekaperten Artikel wurden von 67 Verlagen veröffentlicht."[167] Selbst Flaggschiffverlage, so ein Ergebnis ihrer Recherche, seien nicht davor gefeit, Verweise auf gekaperte Zeitschriften in ihren Zitationsindex aufzunehmen.

Und es gibt weitere Beispiele von Piraterie im auf kommerziellen Betrug angelegten Konferenzwesen, z. B. gekaperte „Markenzeichen". So warb etwa ein Kongress mit dem Markenlogo „IOVS" für seine „International Conference on Ophthalmology and Vision Science" (24.–25.10.2024 in Montreal, Kanada). Dies ist dieselbe Wortmarke wie das einer bei Sehforschern sehr anerkannten Zeitschrift „Investigative Ophthalmology & Visual Science (IOVS)". Auf Nachfrage bestätigten mir die Organisatoren, dass ihr Kongress nichts mit dem Journal zu tun habe. Täuschung mit Raub-Logos: ein Köder für Anfänger.

10 Wissenschaftsverlage: Transportunternehmen „blinder" Passagiere

Verlage ticken anders

Um zu verstehen, was die Wissenschaft im Inneren zusammenhält und welche Rolle die Verlage in diesem „Uhrwerk" spielen, hier ein kurzer Abriss dieses Beziehungsgeflechts. Aber Vorsicht: Es ist eine sehr allgemeine Beschreibung, die nicht auf alle Akteure in gleicher Weise zutrifft! Mir ist durchaus bewusst, dass ich hier Kritikern Angriffsfläche biete, die vielleicht denken, es sei doch alles gar nicht so schlimm. Trotzdem kann meine Beschreibung helfen zu verstehen, wie die Protagonisten in diesem Uhrwerk ticken.

Verlage haben eine andere Denkweise als Wissenschaftler. Sie sind weder per se noch in erster Linie romantische „Wahrheitssucher" oder „Wohltäter" wissenschaftlichen Erkenntnisstrebens. Auch wenn es ihr Ziel und Anspruch ist, entscheidend dazu beizutragen, qualitativ hochwertiges und innovatives Wissen aufzubereiten und zu verbreiten, sind es doch vor allem gewinnorientierte Wirtschaftsunternehmen, die ihren Anteilseignern und Mitarbeitern wirtschaftlichen Erfolg zu sichern haben. Ihren Hauptanliegen gerecht zu werden, dient ihre Bereitstellung und kontinuierliche Entwicklung einer modernen Infrastruktur, die Veröffentlichungen von Zeitschriften, Büchern und diversen digitalen Informationsdienstleistungen ermöglicht. Damit verbunden sind sehr profitable Geschäftsmodelle, trotz der relativ kleinen Zielgruppe von ca. 8 Mio. Wissenschaftlern weltweit, die zusammen ca. 5 Mio. Arbeiten publizieren. Mit weltweiten Gesamteinnahmen von jährlich über 19 Mrd. US-Dollar spielen die Wissenschaftsverlage, so die Angaben von „WordsRated" vom Juni 2023, durchaus in der Liga der Kinofilm- und Musik-Industrie, sind dabei aber weitaus profitabler. Statistisch betrachtet würde jeder Wissenschaftler den Verlagen 2.375 EUR Umsatz ermöglichen, also etwa die Größenordnung der Publikationsgebühren (APC). Die Hälfte aller Einnahmen wird von den fünf größten Wissenschaftsverlagen verbucht, die jeweils mehr als 1.000 und zusammengerechnet mehr als 11.000 Zeitschriften herausbringen: Elsevier (2.928), Springer Nature (2.920), Taylor & Francis (2.508), John Wiley & Sons (1.607), und SAGE (1.151). An der Speerspritz des finanziellen Umsatzes liegt Elsevier, mit stolzen 3,35 Mrd. US-Dollar (2022), während die vier weiteren o. g. Verlage Erlöse von jeweils über 1,5 Mrd. US-Dollar erwirtschaften. Die Gewinnspannen ihrer Geschäfte können dabei bis zu ca. 40 % betragen. Das lässt sich sehen. Allein Elsevier hat 2022 über 700.000 Zeitschriftenartikel veröffentlicht (davon 25 % auf dem Open Access-Weg), was 13 % aller publizierten Artikel weltweit entspricht, gefolgt von Springer Nature mit knapp 450.000 Artikeln (davon gut 36 % Open Access). Zu den weiteren fünf Verlagen, die im Jahr 2022 mehr als 100.000 Artikel produzierten, gehört auch MDPI AG (301.000 Artikel, davon nahezu alle, d. h. 99.99 %, als Open Access-Publikationen), was ebenso für Frontiers Media SA gilt (126.000 Artikel, davon 100 % Open Access).[168]

Da das Geschäftsmodell der Verlagsbranche darin besteht, Einnahmen aus wissenschaftlichen Inhalten zu generieren, ist sie anfällig für disruptive Veränderungen, wie sie auch durch gefälschte Veröffentlichungen ausgelöst werden können. Fälschungen steigern zwar die Einnahmen, bergen aber auch das Risiko von Störungen und eines Zusammenbruchs des Wissens (Wissenskollaps) aufgrund der Steigerung von Fake-Zitaten.[169]
Gerade die Open Access-Publikationen scheinen, dafür sprechen meine Analysen und die Erfahrung vieler weiterer Wissenschaftler, besonders Fake-verseucht zu sein. Wie merkte ein Kollege einmal süffisant an? „Wenn eine [seriöse] Zeitschrift Deine Arbeit ablehnt, schicke sie doch einfach zu MDPI oder Frontiers".

Das Geschäftsmodell der Wissenschaftsverlage erklärt Richard Smith, ehemaliger Herausgeber des „British Medical Journal" (BMJ) und Geschäftsführer der BMJ Publishing Group von 1991 bis 2004. In seinem Vorwort zu Luca de Fiores Buch „Sul Pubblicare in Medicina" (2024) („Über das Publizieren in der Medizin"), dem er die Überschrift „Das unersättliche Streben nach den beiden Währungen des wissenschaftlichen Publizierens – Geld und Publikationen – hat die Wissenschaft korrumpiert: Zeit für ein grundlegendes Umdenken" gegeben hat, umreißt Smith das Problem und gibt einen kurzen Einblick in das Geschäft der Verlage.[170]

„Robert Maxwell, einer der erfolgreichsten Geschäftsleute Großbritanniens, verdiente sein erstes Vermögen mit wissenschaftlichen Publikationen. Er gehörte zu den ersten, die erkannten, dass sich mit wertvollen Informationen, die den Verlagen kostenlos zur Verfügung gestellt wurden und für die sie von Forschern und Universitäten einen hohen Preis verlangen konnten, enorme Gewinne erzielen ließen. Dass Maxwell schließlich als Betrüger entlarvt wurde, passt auch zur Geschichte des wissenschaftlichen Publizierens, denn, wie Luca beschreibt, haben raffinierte Betrüger das wissenschaftliche Publizieren infiltriert. [... Maxwell ...] wurde von Ferdinand Springer aufgesucht, dessen Unternehmen, der Springer-Verlag, Wissenschaft veröffentlichte. Der Verlag war während des Krieges nicht in der Lage gewesen zu publizieren und hatte einen riesigen Rückstand an Artikeln und Büchern. Als deutscher Staatsbürger konnte Springer keine großen Lieferungen in andere Länder vornehmen. Maxwell, der schon lange darüber fantasierte, wie er reich werden könnte, sah seine Chance. Er sicherte sich die weltweiten Rechte für den Vertrieb der Publikationen des Springer-Verlags. Maxwell verschob Tonnen von Büchern und Zeitschriften nach London. Zu dieser Zeit gab es in Großbritannien keinen großen Wissenschaftsverlag. Maxwell gründete den Verlag Butterworth-Springer, der später in Pergamon Press umbenannt wurde [...] In einem Jahr verdoppelte sich der Gewinn von 250.000 auf 600.000 Pfund (von mehr als 12 Mio. auf fast 30 Mio. Pfund zu Preisen von 2024). Maxwell veränderte die vornehme Welt der wissenschaftlichen Verlage. Wie Mark W. Neff geschrieben hat: ‚Maxwell verstand, dass das wissenschaftliche Verlagswesen ein Markt war, der sich von anderen Märkten unterschied, weil es eine fast unaufhörlich wachsende Nachfrage und freie Arbeit gab.' Wie ich zu sagen pflege, sind Wissenschaftsverlage wie Ölfirmen, die Öl umsonst bekommen. Sie müssen kein Geld ausgeben und keine Risiken eingehen, um das ‚Öl' aus unwirtlichen Gegenden zu fördern. Das ‚Öl' wird ihnen kostenlos in einer sauber verpackten Form geliefert, die oft mit minimalen Eingriffen zu hohen Preisen weiterverkauft werden kann. Der Wert einer randomisierten kontrollierten Studie liegt in dem langen und komplexen Prozess der Beschaffung von Finanzmitteln und der Durchführung und Abfassung der Forschungsarbeiten; [...] Die enormen Gewinne, die mit wissenschaftlichen Veröffentlichungen erzielt werden können. Pergamon Press wurde 1991 für 440 Mio. Pfund an Elsevier verkauft, und Elsevier ist der weltweit größte Wissenschaftsverlag mit mehr als 2900 Zeitschriften, darunter ‚The Lancet' und die dazugehörigen Zeitschriften. Elsevier ist heute Teil von

· Wissenschaftsverlage ·

RELX, einem Unternehmen mit einer Marktkapitalisierung von 82 Mrd. Dollar. Im Jahr 2023 veröffentlichte es mehr als 630 000 Artikel aus fast drei Mio. eingereichten Artikeln. Das Unternehmen hat vier Geschäftsbereiche, aber der Bereich Wissenschaft, Technik und Medizin (der frühere Elsevier-Bereich) macht mehr als ein Drittel des Unternehmens aus, mit einem Umsatz von 3.062 Mio. Pfund und einem Gewinn von 1.165 Mio Pfund, was einer Gewinnspanne von 38 % entspricht. Dies ist eine extrem hohe Gewinnspanne, was nicht überrascht, wenn das Unternehmen sein ‚Öl' kostenlos erhält. RELX bezeichnet sich selbst als analytisches Unternehmen: Es nutzt Daten, einschließlich der Daten in den zehn Mio. Artikeln, die es besitzt, um weitere Gewinne zu erzielen. ‚Daten' wurden als ‚das neue Öl' bezeichnet. [...] Der gesamte wissenschaftliche, technische und medizinische Markt beläuft sich heute auf etwa 30 Mrd. Pfund, mit 36 000 Zeitschriften und 5 Mio. veröffentlichten Artikeln pro Jahr. Die Gewinne sind stetig gewachsen. Akademiker haben schon vor langer Zeit erkannt, dass sie von Unternehmen wie Elsevier ausgebeutet werden, und haben verschiedene Versuche unternommen, ihnen die Macht zu entreißen – durch Boykott, Rücktritt als Herausgeber, Gründung eigener Zeitschriften, Förderung des freien Zugangs und Schaffung offener Forschungsrepositorien. Aber während sie dies taten, ist der Aktienkurs von RELX von 7 Dollar pro Aktie im Jahr 1994 auf 41 Dollar im Jahr 2024 gestiegen. Mit anderen Worten: Die Akademiker waren ineffektiv."

Irgendwo zwischen den Verlagen und der Wissenschaft stehen die gemeinnützigen („non-profit") wissenschaftlichen Organisationen, Gesellschaften und Universitäten. Als Fachgruppen oder Interessenverbände sind sie der (inhaltlichen) Förderung der verschiedenen Wissenschaftszweige verpflichtet. Sie betreiben Workshops, Konferenzen und digitale Informations-Plattformen, die der Kommunikation der Wissenschaftler untereinander, meist nach Fachgebieten getrennt, dienen. Allerdings verlegen sie oft auch selbst Bücher und Zeitschriften. Auch sie müssen natürlich profitabel arbeiten. Oxford University Press zum Beispiel, der weltweit größte Universitätsverlag mit über 4.500 Mitarbeitern in mehr als 50 Ländern und allein über 500 peer-reviewed Zeitschriften (davon 60 vollständig Open Access), führt regelmäßig 30 % seines Gewinns (jährlich mindestens 12 Mio. Englische Pfund) an die Universität Oxford ab.[171] Hauptmotivation solcher gemeinnütziger Organisationen und Unternehmen, zu denen z. B. auch die Society for Neuroscience, die Massachusetts Medical Society oder der Universitätsverlag MIT Press (mit Sitz in Cambridge, Mass. USA) gehören, ist der wissenschaftliche Fortschritt, und nicht vorrangig – bzw. wie im Falle der Raubverlage ausschließlich – das Streben nach Gewinnen.

Tatsächlich sind es vor allem die kommerziellen (gewinn-orientierten) Verlage, die sich an die Nase fassen müssen, wenn es um das Thema der Fake-Publikationen geht. Neben allerhand kleinen Verlage gehören vor allem die Großverlage wie Elsevier, Springer Nature, Wiley und Taylor & Francis zu den Haupttransporteuren der blinden Passagiere, also der Fake-Publikationen einer Fake-Mafia, die sich in den vergangenen Jahren so rasant verbreitet haben. Doch, wer zahlt die Zeche der damit verbundenen Kollateralschäden? Wer ist „Kunde"? Und wer prüft die Qualität der Wissenschaftsprodukte, Manuskripte und Publikationen?

Follow the money

Wissenschaftsverlage, die sich im großen, internationalen Maßstab vor allem auf die Veröffentlichung von Forschungsartikeln in Zeitschriften, Tagungsbänden und Datenbanken konzentriert haben, können, sehr vereinfacht formuliert, als eine Art „Transportunternehmen" von „Wissen" betrachtet werden, die Infrastruktur und Vertrieb von Publikationen bereitstellen. Sie transportieren die Ergebnisse der Wissenschaft in Print- und, bzw. zunehmend ausschließlich, in digitaler Form. Das Wissen selbst (also das Produkt „Wissen") wird von Wissenschaftlern produziert und zu diesem Zweck über standardisierte Eingabemasken, die die Verlage ihnen anbieten bzw. vorgeben, in Form gebracht. Die herkömmliche Aufgabe der Verlage, im Sinne einer Qualitätssicherung aktiv, auch mittels einer eigenen Programmplanung, dazu beizutragen, Wissen zu filtern, zu selektieren, inhaltlich, didaktisch und gestalterisch aufzubereiten – die bis heute von vielen Fachverlagen bspw. im Lehr- und Sachbuchbereich wahrgenommen wird –, kommt bei diesem Geschäftsmodell fast gar nicht mehr zum Tragen. Dies betrifft ebenso die „klassische" Rolle der Verlage, die Verbreitung von Wissen dergestalt vorzufinanzieren, dass sie mit ihren Leistungen in „Vorlage" und damit ins verlegerische, unternehmerische Risiko gehen, in der Annahme, den eingesetzten Aufwand bei hinreichender Nachfrage und erfolgreichem Absatz der Publikation amortisieren zu können. Dass eine solche Rolle bei einem primär auf steuerfinanzierten „Publikationszuschüssen" und Open Access beruhenden Geschäftsmodell obsolet ist, liegt auf der Hand, zumal bei rein digitaler (Open Access-)Produktion und Vertrieb deutlich geringere Kosten und Risiken anfallen und gerade die großen Wissenschaftsverlage weitaus höhere Profitmargen erwirtschaften, über die sich deren Anteilseigner, aber (noch) nicht die Steuerzahler freuen.

Um das heute zumeist gängige, digitale Uhrwerk des Publizierens wissenschaftlicher (und pseudo-wissenschaftlicher) Artikel zu verstehen, die als Beiträge von Zeitschriften, deren Sonderausgaben (Special Issues) und Sammelbänden tatsächlicher oder fiktiver Tagungen erscheinen, folgt hier ein kurzer Abriss über den diesem zugrunde liegenden Publikationsprozess und darüber, wer die Zeche zahlt, d. h. die finanziellen Mittel aufbringt, um Wissen zu schaffen (was übrigens im Interesse der Allgemeinheit sowie der Industrie ist)(▷ Abb. 2):

1. Wissenschaftler führen Experimente im Labor durch, verwenden dabei Materialien (zum Beispiel Chemikalien, radioaktive Substanzen etc.) und Geräte, die je nach Fachgebiet unterschiedlich aufwändig sind. Es entstehen Kosten für Personal, Materialien, Geräte und Infrastruktur. Da kommen zum Beispiel in der Medizin schnell 200.000–300.000 EUR pro Publikation zusammen (indirekte Kosten für Erstellen und Betrieb der Infrastruktur noch gar nicht mitgerechnet). Wer finanziert den Arbeitsaufwand für die Forschung? Der Steuerzahler, eine Stiftung oder ein Unternehmen. Jedoch nicht der Verlag, der die Ergebnisse gewinnbringend publiziert.

2. Die Wissenschaftler schreiben sodann ein Manuskript und reichen es online bei dem Herausgeber einer Zeitschrift ein. Fertig formatiert muss der Autor dann in einer Eingabemaske auf der Webseite des Verlags alle Teile der Arbeit fein säuberlich Stück für Stück selbst eingeben. Wer bezahlt den Arbeitsaufwand des Wissenschaftlers? Sie ahnen es wohl schon, liebe Leser: Der Steuerzahler, eine Stiftung oder ein Unternehmen. Aber nicht der Verlag.

· Wissenschaftsverlage ·

3. Das so fertig formatierte Digital-Produkt geht im nächsten Schritt über den Verlagsserver an den Herausgeber („Editor-in-Chief"), der die Aufgabe übernimmt, das Manuskript auf die grundsätzliche Eignung zur Veröffentlichung zu prüfen. Wenn der erste Check positiv ist, verschickt der Herausgeber die Digitalversion an mehrere unabhängige Gutachter, die Experten auf dem entsprechenden Forschungsfeld („Reviewer") sind oder sein sollten, die daraufhin auf eigene Kosten eine kritische Stellungnahme mit Änderungsvorschlägen erstellen oder die Arbeit als „ungeeignet" ablehnen. Manchmal bedarf es mehrerer Korrekturschleifen, wenn die Gutachter mit der eingereichten Arbeit nach der ersten Begutachtungsrunde noch nicht zufrieden sind. Die Gutachter bleiben (fast) immer anonym, um sicher zu stellen, dass Sie auch „objektiv" und „kritisch" bewerten. Wenn schlussendlich das Manuskript nach einer oder mehreren Schleifen hinreichend revidiert worden ist, entscheidet der Herausgeber über Annahme oder Ablehnung und reicht es (wiederum online) dem Verlag ein. Diese Prüfung des Manuskripts, das sog. „Peer Review", ist letztlich die einzige „Qualitätskontrolle" im Publikationsprozess. Weil aber der Gutachter zwar fachkundig ist, um den Inhalt der Arbeit zu prüfen, aber nicht informiert darüber ist, wie Fake-Publikationen erkannt werden können, ist es für gut geschriebene Fake-Manuskripte ein Leichtes, den Peer-Review-Schritt zu überstehen. Mit anderen Worten: Das Verfahren der „Qualitätskontrolle" ist nicht immer geeignet, die Spreu zuverlässig vom Weizen zu trennen. Die meiste Arbeit haben die Gutachter, die diese mühevolle Arbeit ehrenamtlich erledigen, also ohne jedwede Bezahlung. Es gibt (bisher) auch keine systematische Schulung der Herausgeber, um der Fake-Krise effektiv zu begegnen. Diese könnte in enger Kooperation mit den Verlagen organisiert werden. Noch einmal also die Frage: Wer zahlt die Zeche im Wesentlichen? Der Steuerzahler, eine Stiftung oder ein Unternehmen. Aber nicht (oder nur unwesentlich) der Verlag.

4. Bis zu diesem Punkt hat der Verlag sich vornehm zurückgehalten und andere arbeiten lassen. Erst jetzt beginnt er, selbst tätig zu werden. Er finalisiert (weitgehend automatisiert) die Formatierung für den Druck

· Wissenschaftsverlage ·

in der Zeitschriftenproduktion nebst PDF-Produktion, oder nur eine PDF, wenn er gar keine reale Zeitschriftenhefte in Papierversion mehr an seine Kunden verschickt (Privatpersonen, Bibliotheken etc.). Während die Produktionskosten für eine Print-Zeitschrift finanziell beim Verlag zu Buche schlagen, sind dessen Kosten für eine reine Online-Zeitschrift minimal. Die Kosten für die Administration, Werbung, digitale Infrastruktur, PDF-Produktion, gegebenenfalls Druckereikosten und den Versand von Print- Zeitschriften sowie den Export digitaler Zeitschrifteninhalte an die Bibliotheken trägt ausschließlich der Verlag.

5. Schlussendlich müssen die Wissenschaftler (oder die Öffentlichkeit) die Werke lesen können, online oder in einer Bibliothek. Das allerdings gibt es meist nicht umsonst. Und wer zahlt das? Der Steuerzahler, eine Stiftung, oder ein Unternehmen. Das Geld fließt auf das Konto des Verlags.

Ich versuche, den Vorgang mit einer „Küchenmetapher" zu verdeutlichen, inspiriert durch die kritischen Kolumnen des Blog-Autors Rick Anderson in „The Scholarly Kitchen".[172] Denken Sie sich ein Restaurant, das den einladenden Namen „Restaurant Wissen" führt. Wer trägt die Kosten dafür und wer verdient daran?

1. Zunächst muss das Lokal gebaut und in Betrieb genommen werden – dazu gehören auch die Geräte wie Kühlschänke, Öfen etc. In der Wissenschaft ist das vergleichbar mit den Laboren, Büros für Mitarbeiter, Konferenzsälen, der Verwaltungen inklusive Kommissionen, Buchhaltung etc.

2. Dann müssen die Lebensmittel für Mahlzeiten gekauft werden – Mehl, Eier, Obst, Fleisch und vieles mehr. Oder eben: das Labor- und Büromaterial, die Gerätenutzung, der Rechnerbetrieb, die Datenverarbeitung, Künstliche Intelligenz etc.

3. Nicht zuletzt fallen die Gehälter der Angestellten, des Kochs und der Küchenhilfen aller Art ins Gewicht. Oder eben die der Professoren, Wissenschaftler, Doktoranden, des weiteren Laborpersonals, des Sekretariats und der Verwaltung.

4. Sobald das Gericht gekocht ist, steht es zum Abholen bereit – vergleichbar mit den wissenschaftlichen Ergebnissen und dem Manuskript.

· Wissenschaftsverlage ·

5. Dann leistet sich unser Restaurant den Luxus eines Vorkosters, so wie es im Verlag den Gutachter im „peer-review"-Verfahren gibt, der, der guten Sache wegen, umsonst arbeitet.
6. Um sich erst einmal bekannt zu machen, muss das Restaurant Werbung machen, ebenso müssen Menükarten gedruckt und die Buchhaltung finanziert werden. Ein Verlag wirbt für seine Zeitschrift, sammelt die „geprüften Manuskripte", fertigt daraus weitgehend automatisiert Produkte (Zeitschriften, Bücher oder nur digitale Texte in Datenbanken), und verwaltet sie.
7. Das Gericht muss anschließend auf die Teller – für diesen Schritt muss die Küche dem Restaurantbetreiber eine „Serviergebühr" bezahlen (!), damit die Bedienung das Gericht zum Gast bringt und für ein kundenfreundliches Ambiente sorgt. Später räumt die Bedienung das Geschirr wieder ab. Analog dazu – und das ist originell – berechnen die Verlage der Wissenschaft, d. h. den Autoren selbst oder den diese finanzierenden Institutionen, für die druckreifen Manuskripte (das „Gericht") eine Eintrittsgebühr („Einreichungs-" bzw. „Publikationsgebühr", die sog. Article Processing Charge (APC)), um die Kosten für den Service zu finanzieren.
8. Am Ende steht der Bezahlvorgang: Der Gast zahlt die Rechnung und bewertet die Qualität des Gerichts. In der Wissenschaft begleichen die Rechnung für das Verlagsprodukt (Publikation) und den Service (Vertrieb) die Bibliotheken (Abonnement-/Subskriptionsgebühr) und zuweilen, nämlich im Falle kostenpflichtiger OA-Modelle, weiterhin die Leser, die sich das (meist) zurückerstatten lassen. Von wem? Dem Steuerzahler, einer Stiftung oder einem Unternehmen.

Auch wenn es unterschiedliche Bezahlmodelle gibt – die Verlage experimentieren noch damit –, ist der Punkt folgender: Während die Zeche für den Bau und Betrieb der Küche der Restaurantbetreiber zahlt und die Kosten über die Einnahmen deckt, zahlt die Zeche für das „Produkt Wissen" vor allem der Staat, eine Stiftung oder ein Unternehmen. Auf diesen lastet der größte finanzielle Aufwand pro Wissenschaftsartikel, während bei den Verlagen, trotz ihrer Herstell-, Personal-

und Gemeinkosten, deutlich geringere Kosten pro Artikel anfallen. Für die Wissenschaftsverlage ist dies ein perfektes Geschäftsmodell. Keine „Scholarly Kitchen", sondern eher ein „Scholarly Delivery Service".

In Anbetracht der knappen öffentlichen Mittel (etwa für Gesundheit, Bildung und Forschung) und einer gleichzeitigen Profitmarge der Wissenschaftsverlage von bis zu 40 % stellt sich darum die Frage, ob es nicht dringend an der Zeit wäre, mit den Verlagen ein ernstes Gespräch mit dem Ziel einer fairen Lastenverteilung zu führen. Klar und unbestritten ist: Verlage müssen wie jedes Unternehmen gewinnorientiert wirtschaften, doch wir Steuerzahler und unser auf das Gemeinwohl verpflichteter Staat sollten nicht zulassen, dass diese mittels eines einseitigen Geschäftsmodells Gebühren und Preise durchsetzen, die sie auf Kosten anderer zu den wahren Profiteuren des wissenschaftlichen Betriebs und so zu den „Darlings" der Börse machen. Die Wissenschaft (und der Steuerzahler) sind keine Kuh zum unbegrenzten Melken, und den Verlagen steht keine Lizenz zur unkontrollierten Bereicherung zu!

Nun entsteht das „Produkt" Wissen vor allem zum Vorteil der Gesellschaft und der Industrie, da es die Basis von Innovation ist. Die Qualität der Mahlzeit oder auch die Frage, ob man satt geworden ist und wie gut es geschmeckt hat, ist nur für den einzelnen Restaurantbesucher interessant. Falls er nicht zufrieden ist, wird er dieses Restaurant in Zukunft nicht mehr aufsuchen. Ob die Mahlzeit aber gesund und verträglich ist, das weiß er (vielleicht) erst hinterher. Aber er verlässt sich darauf, dass alles in Ordnung ist, denn das Restaurant untersteht immerhin der Gewerbeaufsicht und für die Sauberkeit des Betriebs und die Hersteller der Nahrungsmittel, also zur Qualitätssicherung, steht immerhin ein zuständiges Bundesamt zur Verfügung.

Die Frage ist, wie es aber um die Qualitätssicherung in der Wissenschaft steht. Das ist ein wichtiger Begriff, der aber – ausgerechnet! – in der Welt der Wissenschaftspublikationen kaum vorkommt. Um Kunden aller Art vor unlauteren Geschäften zu schützen, gibt es viele staatliche Normen und Regeln, die in Deutschland von dem unabhängigen Deutschen Institut für Normung e. V. (DIN) publiziert werden, mit dem Zweck der Optimierung, Sicherheit und Qualitätssicherung, sowie der Harmonisierung von Wissenschaft, Wirtschaft, Technik, Verwaltung und Öffentlichkeit. Durch die Unabhängigkeit ist das DIN auch frei von Interessenskonflikten. Anders ist es für die Produzenten von Wissenschaftspublikationen. Zwar gibt es eine inhaltliche Qualitätskontrolle durch Peer-Review. Eine Regulierung des wissenschaftlichen Publikationsprozesses – also ein von den Verlagen unabhängiges Qualitätssicherungssystem – gibt es bisher jedoch nicht. Dieses wäre aber in Anbetracht der Flutung der Wissenschaft mit Fake-Publikationen nunmehr dringend erforderlich.

Denn auch die wesentlichen Kosten der „Wissensproduktion" übernimmt der Steuerzahler, während Herstellung und Vertrieb in der Hand der Verlage liegen. Verlage haben zwar gewisse interne, jedoch intransparente Qualitätskontrollen, die – allem Anschein zufolge – in vielen Häusern möglichst der Wertschöpfung jedoch nicht im Wege stehen sollen. Was Fake-Publikationen betrifft, so handelt es sich um „fehlerhafte Billigprodukte" oder gar Desinformationen, die wertlos oder sogar schädlich sind. Sie schädigen die „Besteller" des „Wissens" (Forscher, Industrie, Staat und Bürger), da sie neben vielen hochwertigen und teuren Produkten der „ehrlichen Wissenschaft" auch sinnlose und gar schädliche Produkte vertreiben. Ob dies wissentlich, unwissentlich oder „liberal" geduldet passiert – wer weiß? Nicht alle Verlage versuchen, angemessene Qualitätsstandards zu beachten. Und eine spürbare Durchschlagskraft in Sachen „Integrität der Wissenschaft" haben verlagsnahe Organisationen wie COPE (Committee on Publication Ethics) und STM (International Association of Scientific, Technical, and Medical Publishers) (noch) nicht, trotz anders lautender Beteuerungen (▷ Kap. 12).

Jedenfalls existiert keine unabhängige Aufsichtsbehörde für die Beaufsichtigung wissenschaftlicher Prozesse, die Verlegern oder Verlagen auf die Finger schaut und überprüft, ob, wo und wieviel betrogen wird. Und das, obwohl die „Produktion" von Wissen ein Fundament der modernen Welt ist, unser höchstes Gut. Gerade in Deutschland als einem Land, in dem alles und jedes irgendwie reguliert zu werden scheint, ist das ein erstaunlicher Befund. Doch mit Blick auf die Wissenschaftsproduktion gilt der gute alte Spruch: Vertrauen ist gut, Kontrolle ist besser!

· Wissenschaftsverlage ·

Wenn man bedenkt, dass der Großverlag Springer Nature für das Jahr 2023 einen Umsatz von 1,85 Mrd. EUR (Gewinnsteigerung: 7,1%) mit einem operativen Ergebnis (Gewinn) von 511 Mio. EUR erwirtschaftet hat, dann ist die Kasse gefüllt für die Transformation von einem ursprünglich herkömmlichen Verlagsunternehmen zu einem Unternehmen der „Wissens-Technologie". Die offensichtliche Notwendigkeit, dass gute „Wissensprodukte" nicht durch Fake verseucht sein sollten, erklärt die Investition des Verlags von 173 Mio. EUR in neue Technologien, um Betrugsfälle in Forschungsprojekten (Fake-Publikationen) aufzudecken.[173] Dies wäre in der Tat eine begrüßungswerte und beachtliche Maßnahme gegen die lawinenartige Verseuchung der Literatur durch die Fake-Mafia. Sofern dies – was ich sehr hoffe – nicht nur ein Lippenbekenntnis oder gar eine Maßnahme ist, den Betrug der Fake-Mafia besser zu verdecken, müsste man denklogisch davon ausgehen, dass die Zahl wissenschaftlicher Publikationen bei Springer Nature im Jahr 2025 um 15 % oder mehr sinken müsste.

Open Access Publishing

Im Jahr 2003 forderte eine Deklaration der Max-Planck-Gesellschaft (MPG) den „offenen Zugang zu wissenschaftlichem Wissen", damit Wissenschaft allen frei und leicht zugänglich sei:

> „Das Internet hat die praktischen und wirtschaftlichen Realitäten der Verbreitung von wissenschaftlichem Wissen und kulturellem Erbe grundlegend verändert. Zum ersten Mal bietet das Internet die Möglichkeit, eine globale und interaktive Darstellung des menschlichen Wissens, einschließlich des kulturellen Erbes, zu schaffen und einen weltweiten Zugang zu garantieren".

Dabei sollten, so die MPG, zwei Bedingungen erfüllt sein: Erstens sollten Autoren und Rechteinhaber solcher Beiträge „allen Nutzern ein kostenloses, unwiderrufliches, weltweites Zugangsrecht gewähren sowie eine Lizenz zur Vervielfältigung, Nutzung, Verbreitung, Übertragung und öffentlichen Darstellung des Werks sowie

· Wissenschaftsverlage ·

ein Recht zur Herstellung und Verbreitung abgeleiteter Werke in einem beliebigen digitalen Medium für jeden verantwortungsvollen Zweck, vorbehaltlich der ordnungsgemäßen Nennung der Urheberschaft [...] sowie das Recht, gedruckte Kopien in geringer Zahl für den persönlichen Gebrauch herzustellen".

Zweitens sollte „eine vollständige Version der Arbeit [...] in einem geeigneten elektronischen Standardformat in mindestens einem Online-Repository hinterlegt (und damit veröffentlicht), das geeignete technische Standards (wie die Open-Archive-Definitionen) verwendet und von einer akademischen Einrichtung, einer wissenschaftlichen Gesellschaft, einer Regierungsbehörde oder einer anderen etablierten Organisation unterstützt und gepflegt wird, die den freien Zugang, die uneingeschränkte Verbreitung, die Interoperabilität und die Langzeitarchivierung ermöglichen will".[174]

„Open Access" (OA) bedeutet praktisch, dass elektronische Publikationen, online global verfügbar gemacht, allen Lesern ein „kostenloses, unwiderrufliches, weltweites Zugangsrecht" einräumt. Ist bzw. wäre die unmittelbare, freie Verfügbarkeit von Wissen prinzipiell eine gute Sache, so sind viele OA-Zeitschriften jedoch tatsächlich eine Mogelpackung, denn sie sind nicht „frei", sondern nur hinter Bezahlschranken verfügbar. In dem OA-Paket „freies Wissen" ist nicht das drin, was draufsteht. Somit widerspricht die heutige Praxis vieler Wissenschaftsverlage ganz klar dem Geist der Deklaration der Max-Planck-Gesellschaft. Die Verlagsbranche hat es darüber hinaus geschafft, den Begriff „frei zugänglich" in Verhandlungen zu verwässern: Mittels des sog. „grünen Weges" ist es ihnen z. B. möglich, Publikationen erst im Nachhinein ihrer Erstveröffentlichung im „geschützten", d. h. kostenpflichtigen Rahmen (häufig nach eine „Sperrfrist" von 6–12 Monate) auf einem Open-Access-Repositorium frei zugänglich zu machen, während der sog. „goldene Weg" direkt die Erstveröffentlichung auf der OA-Schiene vorsieht.[175] Dass die Publikationsgebühren von Zeitschriften- oder Buchbeiträgen (Article Processing Charge, APC, bzw. Book Processing Charge, BPC) für den „goldenen" Weg deutlich über den des „grünen" Weges liegen, versteht sich. Stand Juni 2024 wurden im Directory of Open Access Journals (DOAJ) 20.527 Open Access-Zeitschriften gelistet, wobei davon ca. 7.000 nicht kostenlos verfügbar sind. Alle OA-Journals zusammen genommen haben rund 10 Mio. Artikel veröffentlicht.[176]

· Wissenschaftsverlage ·

Open Access ist bei Papiermühlen beliebt, da die Begutachtung (pseudo-)wissenschaftlicher Artikel oft unkompliziert und rasch erfolgen und die Publikation damit schnell erscheinen kann. Der amerikanische Wissenschaftler und Wissenschaftsjournalist John Bohannon berichtet in einen Artikel über seine Erfahrungen eines bibliographischen Experiments: So schickte er gefälschte Artikel mit Inhalten ohne wissenschaftliche Bedeutung und mit offensichtlichen Fehlern und Auslassungen an über 300 Open-Access-Zeitschriften. Mehr als 150 seiner Fantasie-Artikel wurden von Zeitschriften veröffentlicht, ohne dass es Anzeichen für eine dort zuvor erfolgte Qualitätskontrolle oder ein Peer-Review gab. Erschütternd ist, dass auch die Branchenriesen Elsevier und SAGE Publications, eine Universität in Kobe, Japan, und sogar wissenschaftliche Fachgesellschaften zu den Herausgebern bzw. Verlagen dieser Zeitschriften gehörten. Und dass seine Artikel mitunter selbst dort landeten, wo sie für das Thema völlig deplaziert waren.[177] Zu einem äußerst ernüchterten Urteil gelangt im Juni 2024 auch Ulrich Dirnagl vom QUEST-Zentrum der Charité, Universitätsmedizin der Humboldt-Universität zu Berlin. Angesprochen auf zurückgezogene bzw. stark kritisierte, mangelhafte Artikel in renommierten Zeitschriften wie „Nature", „Science" oder „British Medical Journal Open", weist dieser hin auf ein offenkundiges – und so steht zu befürchten – systematisches Versagen des Peer Review: „Wir können uns nicht darauf verlassen, dass Publikationen in angesehenen Magazinen eine hohe Qualität haben."[178]

„Open Access"-Publizieren (OA) gibt es schon seit über 20 Jahren. Durchgesetzt hat sich das OA-Geschäftsmodell in Deutschland auf breiter Front durch die sog. DEAL-Verträge, die im Jahr 2014 durch die Allianz der (deutschen) Wissenschaftsorganisationen erstmals angestoßen, 2019 mit Wiley, 2020 mit Springer Nature und schließlich 2023 mit Elsevier zum Abschluss kamen. Mittels sog. „Publish and Read"-Vereinbarungen sichern die DEAL-Verträge einerseits den am DEAL-Konsortium beteiligten 700 überwiegend öffentlich finanzierten wissenschaftlichen Einrichtungen einen dauerhaften, unmittelbaren Zugang zu den digitalen Inhalten der ca. 2.500 Zeitschriften der besagten Großverlage, diesen andererseits eine nahezu automatisierte Einnahmequelle. Die Verträge sehen vor, dass die staatlicherseits geleisteten OA-Gebühren über eine 100%ige Tochter der

· Wissenschaftsverlage ·

Max-Planck-Gesellschaft (MPDL Services gGmbH) direkt an die Verlage fließen. Für den einzelnen Wissenschaftler oder dessen Institution, der bzw. die sich zuvor (und im Falle von Zeitschriften, die nicht durch die DEAL-Verträge abgedeckt sind, weiterhin) um die Finanzierung der Publikationsgebühren (Article Processing Charge) kümmern musste, ist dies zweifelsohne entlastend. Für die an DEAL beteiligten Verlage ist das jedoch vor allem sehr komfortabel. Gegenüber den Verlagen, die nicht Teil des „Deals" mit den Giganten der wissenschaftlichen Verlagsbranche sind, ist es zugleich ein gutes Stück weit wettbewerbsverzerrend.[179]

Für die meisten Wissenschaftsverlage ist Open Access seit zwei Jahrzehnten das neue Zauberwort. Kein Wunder, denn das mit ihm verbundene Publikations- und Geschäftsmodell ist so lukrativ, dass sie den hier führenden Verlagen ein Bombengeschäft erlauben und diese damit regelrecht in Gelddruckmaschinen verwandeln. Klar, in die Karten lassen sich die Verlage nicht gerne reingucken. Aber ein paar Zahlen sind dennoch bekannt – und sie dürften jedem Finanzexperten die Freudentränen in die Augen schießen lassen. „Überschlagsrechnungen" zufolge, die Henrik Müller im Juni 2023 in der Zeitschrift „Laborjournal" auf der Grundlage gründlicher Recherchen aufgemacht hat, veröffentlichte allein Marktführer Elsevier im Jahr 2022 in seinen OA-Zeitschriften über 700.000 Artikel. Laut der Artikeldatenbank Scilit ergaben sich rein rechnerisch, bei einer durchschnittlichen Publikationsgebühr in Höhe von EUR 2.679,- daraus Einnahmen von gut 1,8 Mrd. Euro. Auch die allseits bekannten weiteren Riesen der Branche durften sich freuen: Springer Nature (447.372 Artikel; 1,23 Mrd. Euro Umsatz), Wiley-Blackwell (255.580 Artikel; 703 Mio. Euro Umsatz) und MDPI (301.236 Artikel; 393 Mio. Euro Umsatz). Alleine Elsevier erwirtschaftet jährlich bei einem Umsatz von rund drei Mrd. Euro rund eine Mrd. Euro Gewinn – eine Marge von über 30 %.[180]

· Wissenschaftsverlage ·

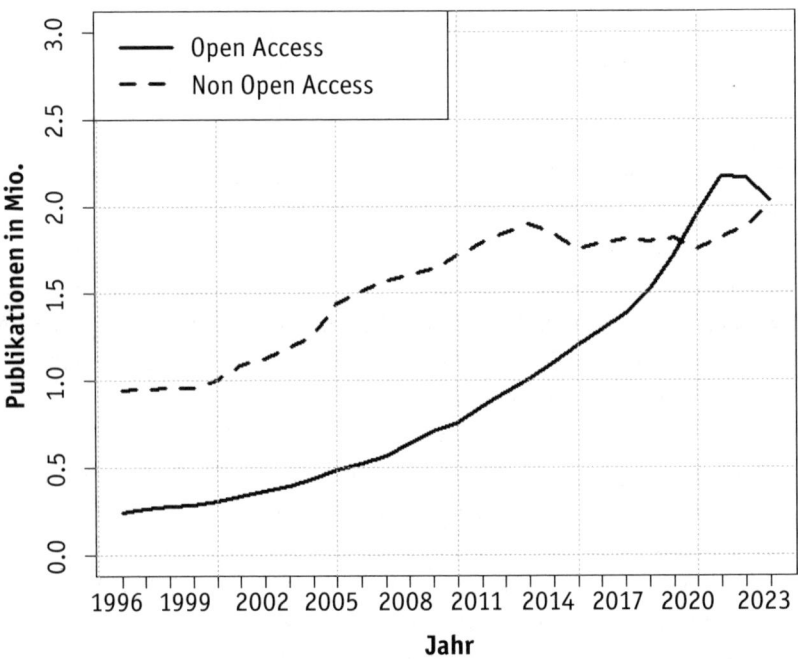

Abb. 5: Der Siegeszug der Open Access (OA)-Publikationen. OA hat zuletzt die Zahl der Publikationen ohne Open Access-Option (NOA) überholt.[181]

Überschlägt man für das Jahr 2023 die Umsätze, die sich aus der Zahl der OA-Publikationen und einer durchschnittlichen APC von 2.000 EUR ergeben, landet man bei einem kumulierten Umsatz von drei Mrd. EUR (weitere Einnahmen aus der Bezahlschranke nicht mitgerechnet). Kommen wir auf die oben erwähnten, insgesamt bislang publizierten gut 10 Mio. OA-Artikel aller an diesem Geschäft beteiligten Verlage zurück, ist von einem Gesamtumsatz von ca. 20 Mrd. EUR auszugehen, dass allein auf den Publikationsgebühren basiert (Lese-/Download-Gebühren *nicht* mitgezählt).

Alle Achtung, damit lässt es sich leben! Dass die an diesem Geschäft beteiligten Verlage an diesem schicken Modell nichts ändern möchten, liegt auf der Hand und ist betriebswirtschaftlich verständlich. Überraschenderweise sind aber gerade chinesische Wissenschaftsorganisationen nicht so begeistert von dem OA-Modell, da sie die Höhe der OA-Gebühren als übertrieben betrachten, wie der Blog „The Scholarly Kitchen" berichtet.[182] In einem Treffen namhafter chinesischer Wissenschaftler und Repräsentanten chinesischer Wissenschaftsinstitutionen mit führenden Vertretern großer westlicher Verlage am 16.10.2023 in Frankfurt/Main im Vorfeld der Jahrestagung der International Association of Scientific, Technical, and Medical Publishers (STM) sei auch darüber diskutiert worden, wer denn für das Papiermühlen-Problem verantwortlich sei:

> „Die chinesischen Teilnehmer machten deutlich, dass sie der Meinung sind, dass es die Verlage sind, die weitgehend für die Wahrung der Forschungsintegrität verantwortlich sein sollten. Die Diskussionsteilnehmer und die internationalen Verlagsvertreter widersprachen dieser Ansicht. Sie behaupteten, dass die wichtigsten Faktoren das Anreizsystem für die Veröffentlichung von Forschungsergebnissen in China und die technischen Herausforderungen bei der Aufdeckung von Papiermühlen und anderen Fällen von akademischem Betrug sind. Während einige in China das Open Access- Geschäftsmodell als Hauptursache für akademisches Fehlverhalten sehen, kann man argumentieren, dass die Rücknahmen [Retraktionen, *Anmerkung des Autors*] von Open Access-Publikationen eher ein Symptom eines umfassenderen Problems sind".[183]

Die Kehrseite der Medaille: Dieses Open Access-Geschäftsmodell ist leider eine Entwicklung, die das Publizieren von Fake-Wissenschaft stark begünstigt. Die Publikationen müssen bei diesem Modell nicht mehr in einem gedruckten Journal verbreitet, sondern nur noch online publiziert werden. Wesentliche Kosten für den Druck und (den klassischen, mit physischen Produkten verbundenen) Vertrieb fallen damit erfreulicherweise weg, da über strukturierte Online-Einreichung, -Produktion, und -Vertrieb alles mehr oder weniger automatisiert wird. Ein geniales Geschäftsmodell, das nur geringfügige Kosten mit sich bringt, bei hoher Profitabilität! Finanziert werden die Veröffentlichungen letztlich in aller Regel durch Steuerzahler, Stiftungen und Unternehmen (▷ Abb. 2). Kein Wunder, dass die Verlage das Open Access-Modell laut propagieren und mit dem Argument von

„Inklusion" und „Teilhabe" verteidigen: So habe die Gesellschaft ein Anrecht auf freien und leichten Zugang wissenschaftlicher Erkenntnisse.

Wie bitte? Wissenschaft war doch schon immer öffentlich und zugänglich! Zwar musste man als Wissenschaftler oder Otto-Normalverbraucher immer auch Bibliotheken besuchen und notfalls per Fernleihe Publikationen bestellen oder den Artikel einfach gegen Bezahlung bestellen oder herunterladen. Aber wer – außer Wissenschaftlern, Spezialisten oder Wissenschafts-Journalisten – liest überhaupt wissenschaftliche Originalarbeiten? Um sie zu verstehen, muss man ja selbst Fachmann sein und hat in der Regel über seinen Arbeitgeber ungehinderten Zugang zu relevanten Publikationen. Und die wenigen Wissenschaftsjournalisten haben die sie interessierenden Artikel in der Vergangenheit notfalls auch direkt vom Autor kostenlos erhalten. Worin, bitte schön, liegt denn in Wahrheit der substanzielle Mehrwert von OA-Publishing, außer darin, dass die Verlage damit ihre Herstell- und Versandkosten senken und Umsatz bzw. Profitabilität beachtlich erhöhen können? Diese Vorteile erklären auch, warum die Zahl der OA-Publikationen stark wächst und somit – ganz nebenbei – das Fake-Geschäft auf der Vertriebsseite (bemerkt oder unbemerkt) befördert. Klar, für die Nicht-Wissenschaftler – also den Verbraucher – ist es leichter, wenn man nicht zur Bibliothek gehen muss.

Für all diejenigen unter Ihnen, liebe Leser, die sich für die (Un-)Tiefen des Open Access-Modells näher interessieren, sei hier auf einen Beitrag in „The Scholarly Kitchen" vom 07.12.2023 verwiesen. Dort interviewt der amerikanische Bibliothekar der Brigham Young University, Rick Anderson, den unabhängigen britischen Wissenschaftsjournalisten Richard Poynder, was mit dem Modell schiefgelaufen ist und worin es versagt hat.[184]

11 China, Indien, Russland & Co.: Die Aufholjagd autokratischer Länder

Neben dem wirtschaftlichen Erfolg (und Erfolgen in weiteren öffentlich sichtbaren Bereichen: Sport, Kultur) zählt der wissenschaftliche Fortschritt als Leistungsbarometer von Institutionen und Staaten. Genauer hingesehen, wird dabei ein Zusammenhang zwischen Wissenschaft und politischen Systemen offenkundig: Umso autokratischer ein Staat regiert wird, desto größer lastet der Erfolgsdruck auf die dort tätigen wissenschaftlichen Institutionen und Personen, das Ansehen ihres Staates und seiner Führung zu mehren.

Schaut man auf die Entwicklung der Wissenschaft in einschlägigen autokratischen Ländern, wird deutlich, dass *eine* Strategie, dem vielerorts immensen Druck hochgesteckter Ziele und Erwartungen auszuweichen darin besteht, es mit den Standards wissenschaftlicher Wahrheit und Integrität nicht so genau zu nehmen. Fälschung und Betrug werden in Kauf genommen. Und KI, Papiermühlen und Open Access liefern dafür die schon bekannten Werkzeuge und Kanäle, wissenschaftlichen Schein als vermeintliche seriöse Forschung zu verkaufen. Tatsächlich liegt die Zahl der Fake-Publikationen, die aus autokratischen (zentral verwalteten) Staaten stammen, deutlich über der westlicher Demokratien, die kaum oder gar keine Sanktionen für das Verfehlen administrativ geforderter Ziele kennen. Besonders auffällig ist das Phänomen in China, wo der Druck auf die Wissenschaft enorm und das Ausmaß des Fälschens und Betrügens außerordentlich hoch erscheinen.

Ob und wie weit der chinesische Regierungsapparat das Fake-Problem nicht oder nur ansatzweise erkannt hat, stillschweigend duldet oder gar aktiv befördert, lässt sich von außen nicht verlässlich beurteilen. Kein Zweifel dürfte jedoch darüber bestehen, dass nicht erkannte Fake-Publikationen zu den Statistiken des „Wissenschaftserfolgs" im Systemwettbewerb zwischen der freien (demokratischen) „westlichen" und der „nicht-westlichen" (eher autokratischen)

Welt beitragen. Weiterhin darf bereits seit längerer Zeit von Chinas Anspruch ausgegangen werden, (auch) auf dem Felde der Wissenschaften weltweit führend zu werden. Dieses Ziel wurde 2019 insofern schon erreicht, als China erstmals die USA darin ablöste, weltweit die meisten Publikationen zu produzieren. Können möglichst viele „erfolgreiche" Wissenschaftler möglichst viele Veröffentlichungen vorweisen, erhöht dies nicht nur das Selbstwertgefühl nationaler Institutionen und Regierungen. Die Goldmedaille für die höchste Zahl an Publikationen dient zugleich als Indikator internationaler Anerkennung im globalen Wettbewerb um wissenschaftliche Stärke und Führerschaft. Die diesem Wettbewerb zugrunde liegende Metrik wird von anderen Ländern bislang in aller Regel ungeprüft übernommen. Und doch: Wenn aber Sein und Schein nicht deckungsgleich sind, kann der Durst nach Anerkennung den Ruf nachhaltig schädigen.

Die Konkurrenz der Systeme im Bereich der Wissenschaften erinnert an den internationalen Sport zu Zeiten des Kalten Krieges, als die damalige DDR und ihre kommunistischen „Bruderländer" ihre Sportler schon seit Kindesalter gnadenlos im staatlichen Auftrag gezielt förderten, und dabei, auch vor Doping nicht zurückschreckend, wenig bis keine Rücksicht auf deren Gesundheit nahmen. Es ging nur um den internationalen Erfolg, also möglichst viele Siege und Medaillen bei Olympia und Weltmeisterschaften, um nichts sonst. Sicher, auch in der demokratischen Bundesrepublik und anderen westlichen Staaten wurde gedopt, jedoch in viel geringerem Ausmaß und i.d.R. durch Einzelpersonen, die sich damit strafbar machten. Das war ein wesentlicher Unterschied – genauso, wie es heute bei der Veröffentlichung von Fake-Publikationen einen Unterschied zwischen autoritären und demokratischen Staaten gibt.

· China, Indien, Russland & Co. ·

Unnatürliche Wachstumsraten in der Zahl wissenschaftlicher Publikationen

Viele Länder verzeichnen in den vergangenen knapp 30 Jahren einen großen Anstieg wissenschaftlicher Publikationen (▷ Abb. 2). Länder, in denen bereits Ende des 20. Jahrhunderts systematisch Wissenschaft betrieben wurde, sind sich darin grundsätzlich ähnlich. Manche Länder fallen hierbei jedoch aus dem Rahmen. Weisen nahezu alle Nationen im statistischen Mittel ein „natürliches" Wachstum von etwa 300 % auf, was im Laufe eines Vierteljahrhunderts wissenschaftlicher und wirtschaftlicher Entwicklung plausibel ist, wuchs die Anzahl der Publikationen von zwei Nationen im selben Zeitraum mit Indien und Süd-Korea (jeweils um 1.000 %) mehr als doppelt so schnell. China setzt dem Ganzen aber die Krone auf: Es führt die Hitliste des „Wachstums" mit deutlichem Abstand und liegt bei sage und schreibe 3.278 %, also das zehnfache des durchschnittlichen Wachstums aller anderen Länder. Selbst wenn man berücksichtigt, dass China sich im besagten Zeitraum in nahezu allen Bereichen außerordentlich und überdurchschnittlich entwickelt hat, bleibt es fraglich, ob diese Steigerung allein einen echten, realen Fortschritt der Wissenschaft widerspiegelt: Chinas Ausgaben für Forschung und Entwicklung erfuhren von 1996 bis 2021 nur eine Verfünffachung (0,56–2,43 % des Bruttosozialproduktes).[185]

Tab. 2: Wachstum der Zahl zitierbarer Publikationen im Zeitraum 1996–2023 der 20 führenden Länder mit jeweils mehr als 10.000 Publikationen im Jahr 1996, gelistet in der Reihenfolge ihrer Wachstumsraten.[186]

Länder	Publ 1996	Publ 2023	Wachstum 1996–2023	Änderung in %
China	30.885	1.043.131	1.012.246	3.278
Indien	21.512	306.647	285.135	1.326
Südkorea	10.486	101.414	90.928	867
Spanien	25.141	122.876	97.735	389
Polen	12.384	58169	45.785	370
Australien	25.745	119770	94.025	365
Taiwan	10.935	44.393	33.458	306
Italien	40.429	155.258	114.829	284
Schweiz	15.868	56.553	40.685	256
Belgien	11.735	40.640	28.905	246
Russland	32.416	107.056	74.640	230
Niederlande	23.378	72.640	49.262	211
Kanada	43.470	128.502	85.032	196
Schweden	16.918	49.505	32.587	193
Deutschland	77.551	202.397	124.846	161
Großbritannien	92.424	238.568	146.144	158
Israel	11.010	26.795	15.785	143
Frankreich	56.623	122.302	65.679	116
USA	363.066	714.412	351.346	97
Japan	90.995	134.358	43.363	48
Mittelwert	50.649	192.269	141.621	462
… ohne CN/IND	51.689	147.487	95.798	257

Auch andere Staaten, die 1996 weniger als 10.000 Publikationen verbuchen konnten (nicht in Tab. 2 gelistet), fallen durch beachtliche Wachstumsraten ihrer seitdem bis heute erfassten Publikationen auf: Ägypten (1.330 %), Türkei (1.191 %), Thailand (2.013 %), Saudi-Arabien (2.903 %), Malaysia (4.085 %), Pakistan (4.310 %), und Iran (8.532 %). Diese hohen Zahlen könnten sich zum Teil aber auch aus dem relativ niedrigen Ausgangsniveau erklären, das diese Länder bis Ende des 20. Jahrhunderts aufwiesen.

Zurück zu China: Ebenfalls auffällig ist die überproportionale Zahl von Eigenzitaten chinesischer Arbeiten im Jahr 2023: 75 %, denn auch sie ist deutlich höher als in anderen Ländern (USA 44 %, Indien 42 %, Deutschland 31 %). Dies könnte verschiedene Gründe haben: Chinesische Autoren vertrauen ihrer eigenen Forschung mehr als der Forschung anderer Länder, oder die chinesischen Publikationen sind zitierwürdiger wegen größerer Relevanz und/oder höherer Qualität als die Veröffentlichungen anderer Länder. Sofern man allerdings nicht davon ausgeht, dass alle anderen Länder diese vermeintlich besondere Qualität chinesischer Artikel nicht zu schätzen wissen, liegt vielmehr die Vermutung nahe, dass es sich hier schlicht um „impact factor engineering" handelt, also das „Dopen" chinesischer Publikationen durch systematische Impact Factor-Manipulation mit dem Ziel erhöhter Sichtbarkeit eigener Forschungserfolge. Dass das durchaus denkbar ist, zeigt der Bestechungsversuch einer Papiermühle, die mir als Herausgeber anbot, meine Zeitschrift auch in ihren anderen Fake-Publikationen zu zitieren (▷ Kap. 6).

Wenn im Bericht des Committee on Publication Ethics (COPE)[187] die Ansicht vertreten wird, dass sich manche Redakteure wissenschaftlicher Zeitschriften und Gutachter von Artikeln nur schwer vorstellen können, dass ein Forscher Fake-Publikationen erfindet, und deshalb nicht mit Nachdruck und Engagement nach Anzeichen von Fälschungen Ausschau halten, so können die Autoren des Berichts eigentlich nur demokratische Länder im Blick gehabt haben. Doch auch hier sollten sie inzwischen längst aufgewacht sein. Aber Aufwachen alleine reicht nicht.

Nach meiner eigenen ausführlichen Untersuchung gibt es keinen Grund mehr, sich eine solche Zurückhaltung aufzuerlegen, wie es noch der COPE-Bericht tat. Ohne Umschweife können wir festhalten: Bei den Ländern, die sich beim systematischen Publikationsbetrug besonders hervortun, handelt es sich fast ausnahmslos um autokratische Staaten wie China, Russland, Iran und Saudi-Arabien sowie darüber hinaus um weitere aufstrebende Nationen wie Indien und die Türkei, deren innere politische und gesellschaftliche Verfasstheit nur bedingt als freiheitlich zu bezeichnen ist.

China – das Reich der Papiermühlen

Das gilt insbesondere für ein Land: China. Längst ist das Reich der Mitte zum Reich der Papiermühlen geworden und größter Standort (bzw. wichtigstes Zielland) der Papiermühlen. Nach unseren Schätzungen stammt der Großteil aller verdächtigen Publikationen aus dem Reich der Mitte und Indien.[188] Dabei ist dem chinesischen Staat das Papiermühlen-Problem wohl durchaus bekannt, denn er sanktioniert auffällige Zeitschriften, indem diese auf eine „schwarze Liste" kommen. Kamen in 2020 noch 72 % alle verdächtigen Arbeiten aus China, waren es 2023 deutlich weniger: 20 %. Indien hingegen legt zu: Lag der Anteil von Fake-Publikationen im Jahr 2020 noch bei 13 %, ist dieser 2023 auf 59 % gestiegen (▷ Abb. 4). Die o.g. Entwicklung könnte ihre Erklärung darin haben, dass China das Problem der Fake-Publikationen zwischenzeitlich verstanden hat und ernst nimmt. Oder, dies wäre ein anderer Erklärungsansatz, die in China für die Fake-Wissenschaft Verantwortlichen haben inzwischen die Detektionsmethoden besser verstanden und ihr Vorgehen gleich angepasst. Möglich ist auch eine Kombination von beidem.[189]

Sowohl chinesische als wohl auch indische Wissenschaftler füttern weiterhin die Massenproduktion von Fake-Publikationen und nehmen verantwortungslos in Kauf, dass die Integrität der Wissenschaft massiv geschädigt wird – global und im eigenen Land. Chinesische Repräsentanten der Wissenschafts-

und Verlagsszene stellen sich auf den Standpunkt, es sei die Verantwortung der Verlage, das „Integrity"-Problem zu lösen, nicht die Aufgabe staatlicher chinesischer Behörden. Ausgerechnet die chinesische Regierung, die die Menschen des Landes und alle Bereiche von Wirtschaft und Gesellschaft bis in den letzten Winkel beaufsichtigt (Stichwort: Social Score), will sich also eines solchen schwerwiegenden Problems nicht annehmen? Das spricht eher für ihr stillschweigendes Akzeptieren der Situation. Den Dreck, den man selbst produziert, sollen andere wegkehren.[190]

Immerhin forderte die Chinese Academy of Sciences (CAS) die wissenschaftliche Community eindringlich zur Wahrung wissenschaftlicher Integrität auf.[191] Darin und bei späteren Gelegenheiten erinnerte sie im Jahr 2018 wiederholt daran, wie sich chinesische Wissenschaftler zu verhalten haben, um integer zu bleiben. Zitat: „Die Autoren verwenden nicht die Kontaktinformationen ihrer Organisation als ihre Kontaktinformationen. Es wird nicht empfohlen, soziale Kommunikationsmittel wie öffentliche E-Mail-Adressen als Kontaktinformationen der Autoren zu verwenden" (übersetzt von DeepL). Interessant ist hier, dass die Behörden wohl das Phänomen der problematischen privaten E-Mails als Detektor problematischer Arbeiten erkannt haben. Wie bereits beschrieben, zeigen unsere Recherchen genau solch eine Nutzung (privater E-Mail-Adressen) als eines der Hauptmerkmale zur Entdeckung Fake-verdächtigter Publikationen. Gleichwohl bleibt festzustellen, dass viele chinesische Wissenschaftler diese Aufforderung offensichtlich ignoriert haben, denn das Treiben geht munter weiter.

Zwar gibt es in China bereits viele solcher Richtlinien und Regeln gegen Integritätsverstöße und die Beauftragung von Papiermühlen wie ebenso jährlich aktualisierte schwarze Listen für problematische Journals (in der Regel stehen hier allerdings weniger als 30 Journale auf der Liste). Diese Regeln werden jedoch wenig beachtet, praktisch nicht umgesetzt und nicht sanktioniert (jedenfalls nicht öffentlich). „Die brauchen keine neuen Regeln. Es gibt schon jede Menge alte Regeln", sagt Shi-Ming Fang, ein Journalist aus San Diego, Kalifornien, dessen Arbeit sich auf wissenschaftliches Fehlverhalten in China fokussiert.[192] Aber Regeln, deren Missachtung nicht sanktioniert wird, sind nicht nur wertlos, sondern sie können selbst als Täuschung oder sogar als Aufforderung verstanden werden. Die Verantwortlichen suggerieren zwar nach außen, dass sie gegen den

Missstand vorgehen, signalisieren jedoch zugleich nach innen, diesen zu tolerieren oder sogar zu fördern. Oben hui, unten pfui, oder eine weitere Variante des Scheins statt Seins!

Der kurze Marsch
zum Zenit des intellektuellen Himmels

Unter Präsident Xi Jinping verfolgt China bereits seit Jahren mit Vehemenz das hochgesteckte Ziel, die führende Wissenschaftsmacht der Welt zu werden und dafür den großen Konkurrenten USA vom angestammten Thron zu stoßen. Der heutige Kopiermeister soll zum Erfindungsmeister werden. Und dazu braucht es Forschung. Aus einem „Made in China" soll ein „Invented und designed in China" werden. Keine Frage, das mit klarer Handschrift regierte Land hat Erfolge auf dem Weg zu diesem Ziel errungen – oft mit tatkräftiger Unterstützung westlicher Länder, allen voran Deutschland. Denn Jahrzehnte lang flossen beständig Technologie und Wissen in das Reich der Mitte. Dabei galten die Chinesen schon immer als talentierte Kopierer und beherrschen diese „Kunst" nach wie vor. Vielleicht sind die damit verbundenen Fähigkeiten, historisch betrachtet, durch die Lehren des chinesischen Politikers und Philosophen Konfuzius (551–479 v. Chr.) inspiriert worden. So lautet einer seiner bis heute viel zitierten Sprüche: „Der Mensch hat dreierlei Wege klug zu handeln: erstens durch Nachdenken, das ist der edelste, zweitens durch Nachahmen, das ist der leichteste, und drittens durch Erfahrung, das ist der bitterste".

Nachahmen ist also klug und leicht? Mag das vor 2.500 Jahren gepasst haben, stellt das fleißige Kopieren in der heutigen Welt von Copyright, Marken-, Urheber- und Patentschutz ein Problem dar. Oder sollte es eigentlich darstellen. Dass hemmungsloses Kopieren funktioniert, zeigt sich nicht nur bei Alltags- oder Luxusprodukten wie zum Beispiel einer Gucci-Handtasche, sondern es wird jetzt auch bei der Entwicklung auf dem Markt der Elektroautos ein Problem. Jahrzehnte des Abkupferns zeigen ihre Wirkung. Chinesische Hersteller haben Deutschland – viele Jahre die Nummer 1 auf dem chinesischen Markt der Autos mit Verbrenner-

Motor – von der Poleposition verdrängt. Ihr technischer Vorsprung hat sie mittlerweile VW und Co. weit enteilen lassen. Und es erscheint fraglich, ob die Konkurrenten aus Deutschland ihren Rückstand jemals wieder aufholen können. Derzeit müssen sie offenbar eher fürchten, dass die Chinesen den stolzen Markt des Autolandes Deutschland aufrollen.

Dass China auch in der Wissenschaft stark aufgeholt hat, steht außer Zweifel und ist angesichts der schieren Größe des Landes mit der zweitgrößten Bevölkerung der Welt (2023 wurde es erstmals von Indien überholt) durchaus logisch und nachvollziehbar. Mit Maßnahmen wie den Projekten 211, 985 und World Class 2.0 fördert die Regierung gezielt eine ganze Reihe von Elite-Universitäten. China hat heute mit mehr als 40 Mio. Studenten die meisten weltweit; einige Universitäten klettern kontinuierlich in den weltweiten Rankings in ihrer Publikations- und Zitierungs-Statistik steil nach oben. Und das, obwohl die Ausgaben für Forschung und Entwicklung im Jahr 2021 bezogen auf den jeweiligen Anteil am Bruttosozialprodukt, mit 2,4 % unter den der USA (3,5 %) und Deutschlands (3,1 %) lagen.[193]

Gut erfunden:
das Wachstum der Patentstatistik

Die Jagd nach statistischen Erfolgen findet sich auch im Patentwesen, also in der Zahl der Schutzrechtsanmeldungen für Erfindungen. Hier hat China die USA – trotz geringerem BIP – bereits seit dem Jahr 2010 weit überholt. Während sich die chinesische „Patentproduktion" zwischen 2013 und 2022 verdoppelte, stieg die Zahl der Patentanmeldungen beim Europäischen Patentamt (EPA) nur um rund 30 %. In den USA wiederum blieb die Vergleichszahl beim United States Patent and Trademark Office (USPTO) im gleichen Zeitraum sogar nahezu konstant (▷ Abb. 6).

· China, Indien, Russland & Co. ·

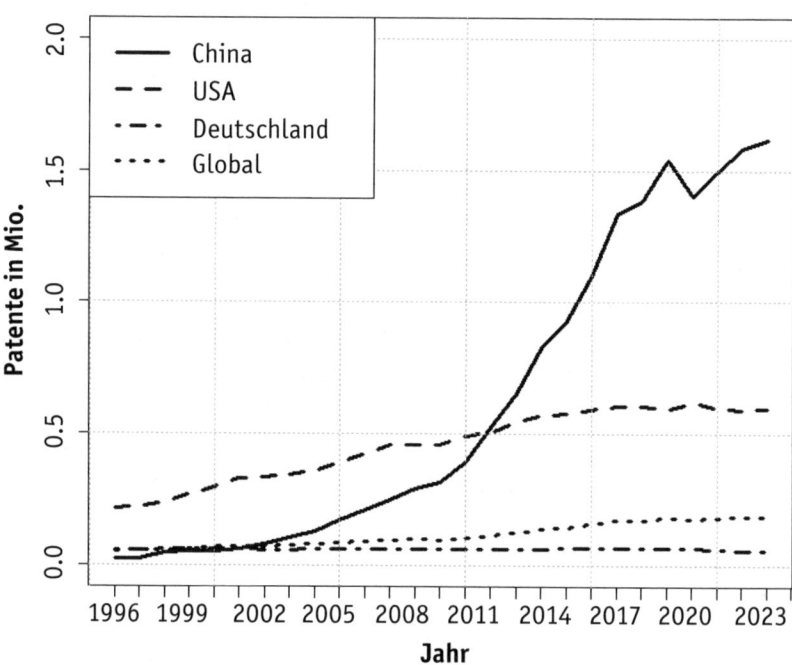

Abb. 6: Zahl der Patentanmeldungen im Zeitraum 1996–2022 in den USA (USPTO), China (CNIPA) und Deutschland (DPMA) sowie der globale Durchschnitt der 20 führenden Forschungsnationen per 1996.[194] Eine genaue Betrachtung der Kurve zeigt drei Phasen: (1) bis 2002: geringe Anmeldezahl; (2) 2002–2010: linearer Anstieg um ca. 400.000 (= 50.000 Anmeldungen/Jahr); (3) 2010–2022: ebenfalls linearer, jedoch steilerer Anstieg um ca. 1.200.000 (= 100.000 Anmeldungen/Jahr).

Die Statistik zeigt, dass ein großer Anteil der Patente ausschließlich in China, nicht jedoch parallel dazu in den USA angemeldet werden, was zu erwarten wäre, sofern es sich bei diesen um werthaltige Erfindungen handelte. Auch die Abfrage im Statistischen Datenzentrum der World Intellectual Property Organization (WIPO) der „gebietsansässige Anmeldungen pro Mio. Einwohner" offenbart die

· China, Indien, Russland & Co. ·

alles überragende Wachstumsquote der chinesischen Patente. Gab es im Jahr 1985 in China 3,9 Anträge pro 1 Mio. Einwohner, wuchs die Vergleichszahl im Jahr 2022 auf 1.037 Anträge. Im gleichen Zeitraum steigerten sich die entsprechenden Zahlen in Deutschland von 414,5 auf 736,0, in Schweden von 459,9 auf 652,2 sowie in den USA von 267,6 auf 757,1. Alle vier Länder erlebten einen signifikanten Anstieg ihrer Patentanmeldungen um die Jahre 1995/1996, jedoch allein Chinas Wachstum war in den Folgejahren exponentiell!

Wie lassen sich die chinesischen Zahlen erklären? Vieles, nahezu alles deutet darauf hin, dass sie das kombinierte Ergebnis zweier Phänomene sind: Einerseits einer echten, herausragenden wissenschaftlichen und wirtschaftlichen Entwicklung, andererseits aber auch eines enormen staatlichen Drucks auf Wissenschaftler und Erfinder, Regierungsvorgaben zur Steigerung der Patentanmeldungen einzuhalten, der auch – so steht zu vermuten – zu wenig werthaltigen Anmeldungen geführt hat.

Noch etwas fällt auf: Die Dynamik des Zuwachses an neuen Patenten ähnelt in China weitgehend der Dynamik wissenschaftlicher Publikationen. Dies spricht ebenfalls dafür, dass Forscher in chinesischen Institutionen staatlich festgelegte Patent-Quoten erfüllen müssen. Masse statt Klasse!

Martin Holmberg-Schwindt, in Schweden praktizierender europäischer Patentanwalt, hat während seiner drei Jahrzehnte währenden Tätigkeit einen raschen Anstieg der Patentanmeldungen beobachtet, den er mir wie folgt beschrieb (persönliche E-Mail an den Verfasser):

> „Der Anstieg der Patentanmeldungen ab Mitte der 1990er Jahre entspricht mehreren Trends, die sich in diesem Zeitraum überschnitten und die allgemeinen wirtschaftlichen, technologischen und regulatorischen Entwicklungen weltweit widerspiegeln. Ein wichtiger Faktor ist natürlich die Gründung der Welthandelsorganisation (WTO) im Jahr 1995. Dadurch wurden alle WTO-Mitgliedsländer verpflichtet, bestimmte Mindeststandards für den Schutz und die Durchsetzung des geistigen Eigentums einzuhalten. Zusammen mit der zunehmenden Anerkennung des geistigen Eigentums als kritischer Faktor für den Geschäftserfolg war dies ein Anreiz für Unternehmen, sich international um Patentschutz zu bemühen, um ihre Marktposition in verschiedenen Regionen zu sichern."

Speziell zur chinesischen Entwicklung führt Holmberg-Schwindt aus:

„Das chinesische Patentgesetz trat erst relativ spät in Kraft, im April 1985, und die chinesische Regierung scheint deutlich gemacht zu haben, dass von den chinesischen Hochschulen, Forschungseinrichtungen und Unternehmen erwartet wird, dass sie das System nutzen. Anfänglich lag der Schwerpunkt auf Zahlen, und der Ansatz scheint der einer Planwirtschaft gewesen zu sein: Wir werden in diesem Jahr X Tausend Anmeldungen registrieren und diese Zahl jedes Jahr um Y % erhöhen. Dieser Trend ist zwar auffällig, spiegelt aber auch die zunehmende Bedeutung Chinas als Forschungs- und Entwicklungsstandort, die enormen Produktionskapazitäten und natürlich den steigenden chinesischen Binnenkonsum wider."

Ein Blick auf ▷ Abb. 6 zeigt: die Vorgabe des chinesischen Staates begann etwa im Jahr 2002 mit einer Quote von ca. 50.000 Patentanmeldungen jährlich und eine neue, 2010 ausgegebene Vorgabe führte grob zu einer Verdoppelung auf 100.000, was die „Hockeyschläger"-Kurve der Entwicklung erklären könnte. Die jährlichen Erfindungsziele der Regierung wurden, so sieht es aus, gut eingehalten. Ausnahme: 2019 zu Beginn der COVID-Pandemie, wo die Jahresschlussrally zur Erfüllung der Quote, so wie sonst alljährlich, vermutlich nicht so genau umsetzbar war.[195]

Kein Zweifel, Chinas Innovationskraft ist beeindruckend: 47 % aller Patentanmeldungen *weltweit* gingen im Jahr 2022 auf das Reich der Mitte zurück. Aufschlussreich ist dabei jedoch, dass die meisten der über 1,6 Mio. Patente ausschließlich national (d. h. im Inland) angemeldet wurden.

Nun mag es, allgemein betrachtet, durchaus legitime wirtschaftliche und strategische Gründe geben, sich auf den heimischen Markt von über 1 Mrd. Einwohnern zu konzentrieren. Und doch stellt sich die Frage, warum viele chinesische Erfindungen nicht international angemeldet werden für die restlichen 7 Mrd. Menschen auf der Erde. Sind ihre Urheber tatsächlich nur am chinesischen Markt interessiert? Liegt den außergewöhnlichen Zahlen vor allem die Absicht zugrunde, mit schönen Statistiken zu glänzen? Oder hält die Qualität der angemeldeten Erfindungen schlicht internationalen Standards nicht stand? Interessant in diesem Kontext: Von allen chinesischen Patentanmeldungen treten nur

50–60 % in die nationale Prüfphase ein und von diesen gelangen, so die Vermutung des schon oben zitierten Experten Holmberg-Schwindt, sogar nur weniger als 10 % in die internationale Prüfphase.[196]

Die hohe Zahl der Patentanmeldungen, unabhängig davon, ob sie zu erteilten Patenten führen oder nicht, überschwemmt das System mit einem schwer zu überblickenden Stand der Technik. Obwohl die Informationen recherchierbar sind, besteht zunehmend die Gefahr, dass wichtige Informationen übersehen werden. Es könnte sein, dass diese Anmeldungen technische Informationen enthalten, die dazu verwendet werden könnten, spätere Patente, die ohne eine gründliche Recherche erteilt wurden, für ungültig zu erklären. Gegenwärtig wird ein Patent nach einer gründlichen Recherche und Prüfung erteilt, mit der festgestellt werden soll, dass die Erfindung wirklich neu und erfinderisch (nicht offensichtlich) ist [...] Im schlimmsten Fall könnte die exponentielle Zunahme der Informationen zum Zusammenbruch des Patentsystems, wie wir es kennen, führen."

Wissenschaftler im Hochdruckkessel

Zu den Kehrseiten der erfolgreichen Publikations- und Patentstatistiken gehören in China die Studiengebühren, die so hoch sind, dass oftmals mehrere Generationen einer Familie einem Spross gemeinsam das Studium finanzieren müssen (was wiederum durch die jahrzehntelange Ein-Kind-Politik einfacher ist als in Ländern, in denen Eltern immer selbst entscheiden durften, wie viele Kinder sie haben möchten). Die Forderung des chinesischen Präsidenten Xi Jinpings, die Universitäten sollten „Bollwerke der Politik" sein, weisen zugleich darauf hin, dass von einer freien Wissenschaft im Reich der Mitte kaum die Rede sein kann. Stattdessen herrscht eine strenge ideologische Kontrolle: Wer nicht spurt, muss mit institutionellen oder gar staatlichen Repressionen rechnen. Das Internet und die sozialen Medien werden überwacht und zensiert, Vorlesungen mit Kameras aufgezeichnet, wie sich beispielsweise im Bericht der Konrad-Adenauer-Stiftung über China als aufstrebende Wissenschaftsmacht aus dem Jahr 2020 nachlesen lässt.[197]

Da gerade chinesische Wissenschaftler in einer Reputationsökonomie oft unter besonderem Publikationsdruck im Hochdruckkessel institutionell festgelegter Quoten leiden, könnte mein Buch, das die Schattenseite dieses Drucks verdeutlicht, bei ihnen vielleicht auf besondere Aufmerksamkeit und Zustimmung stoßen.

Auch wenn das deutlich kleinere Deutschland immer noch einen sehr guten Platz im globalen wissenschaftlichen Ranking hält, so gilt der chinesische Angriff auf die wissenschaftliche Führerschaft einer anderen Macht, die in diesem bis heute eindeutig auf Platz eins liegt: den USA. Ob das „Reich der Mitte" das „Land der unbegrenzten Möglichkeiten" wie geplant 2050 als Nummer I abgelöst haben wird, muss sich erst noch zeigen. Keine Frage ist es, dass sich die beiden Supermächte in einem harten, unerbittlichen Wettlauf befinden, in dem China durch eine gezielte Politik zuletzt Boden gut gemacht hat.[198]

Im Mittelpunkt des technologischen und wissenschaftlichen Wettbewerbs steht die Entwicklung der Künstlichen Intelligenz, denn beide Länder haben erkannt, dass diese entscheidend für die Zukunft der Menschheit ist. Wer hier führt, führt die Welt. Wissen ist Macht. So war es ein subtiles, jedoch deutliches Zeichen, als Xi Jinping bei seiner Neujahrsansprache 2019 zwar wie immer vor einem Bücherregal zu sehen war – dass aber, wie die „Süddeutsche Zeitung" berichtete, erstmals nicht nur die Klassiker der kommunistischen Literatur wie die Werke von Karl Marx darin zu erkennen waren, sondern auch zwei Standardwerke zur Künstlichen Intelligenz.[199]

Als Indiz für Chinas Sturm an die Spitze wird gerne die vermeintliche Tatsache betont, dass die Zahl der wissenschaftlichen Publikationen chinesischer Autoren seit 2019 vor denen der US-amerikanischen liege. Da wir nun wissen, dass die Zahl der Fake-verdächtigen Artikel chinesischer Wissenschaftler in den letzten Jahren bei nahezu der Hälfte oder darüber liegen dürfte, sieht die Realität dann allerdings doch etwas anders aus: Tatsächlich liegt China noch immer hinter dem Erzrivalen aus dem Westen, wenn man nur die harte Währung der Wahrhaftigkeit gelten lässt, also die echten, seriösen Artikel, die auf ehrlicher, regulärer Wissenschaft beruhen.

Interessant sind in diesem Zusammenhang auch die Ergebnisse meiner Recherchen bezüglich der enorm gewachsenen Zahl chinesischer Publikationen und deren Zitationshäufigkeit. Wie meine Forschung zeigt, kommen Publikationen von Papiermühlen vor allem aus China (und neuerdings auch aus Indien) und versorgen „freundliche" Journale nicht nur mit Fake-Arbeiten, sondern zitieren zusätzlich vermehrt in ihren eigenen Fake-Arbeiten schon publizierte eigene Fake-Veröffentlichungen, um diese zu fördern, also zu „dopen". Das hilft dem Kerngeschäft der Fake-Mafia und verleiht ihrem Dreck viel Glanz. Die Hypothese, dass verdächtige Länder unverhältnismäßig viele Arbeiten aus der eigenen Produktion zitieren (sog. „Selbstzitate"), wird durch einen Blick in die SCImagoJR-Liste für das Jahr 2023 bestätigt (▷ Tab. 3).

Tab. 3: Zahl der Zitate und Selbst-Zitate im Jahr 2023.[200]

Rang	Land	Publikationen	Zitate	Selbst-Zitate	Anteil Selbst-Zitate
1	China	1.018.423	1.094.503	768.786	75 %
2	USA	609.674	654.637	270.853	44 %
3	India	269.183	252.299	113.231	42 %
4	Italy	137.096	170.158	54.453	40 %
5	UK	201.255	272.435	66.276	33 %
6	Germany	179.861	202.876	56.510	31 %
7	Spain	111.563	125.846	29.830	27 %
8	Canada	113.461	137.877	27.662	24 %
9	France	110.009	121.557	26.658	24 %
10	Japan	124.330	102.180	26.579	21 %

Anmerkung: Ein Selbstzitat liegt bspw. vor, wenn eine Arbeit aus Indien eine andere Arbeit aus Indien zitiert.

Die 1.018.423 Publikationen chinesischer Autoren weisen mit 768.786 chinesischen Selbstzitaten" eine Quote von 75 % auf, während die Quote des Systemrivalen USA bei 44 % liegt (609.674 Publikationen, 270.853 Selbstzitate). Zum Vergleich hat Deutschland eine Quote von nur 31 %. Die hohe Zahl chinesischer Selbstzitate kann u. a. durch das „Impact Factor Engineering" der Papiermühlen erklärt werden. Dabei ist das Doping „freundlich gesinnter" Zeitschriften keineswegs selbstlos: Die Fälschungsagenturen streben mit den so verbesserten Rankings der Journals an, von den Autoren ihrer Fake-Publikationen zukünftig höhere Gebühren verlangen zu können. More hope with dope!

In China hat der organisierte Betrug mit vermeintlich wissenschaftlichen Texten einer Fake-Mafia (oder besser: Fake-Triaden) eine lange Vorgeschichte, ja regelrechte Tradition. „Seit 2012 hat das Land" – so schrieb bereits die „New York Times" im Jahr 2017, unter Bezug auf die Recherche des Blog Rectration Watch – „mehr wissenschaftliche Arbeiten wegen gefälschter Peer-Reviews zurückgezogen als alle anderen Länder und Territorien zusammengenommen".[201] So kam es z. B. 2017 zu jenem Skandal, bei dem 107 in der Zeitschrift „Tumor Biology" veröffentlichte, gefälschte Artikel aus chinesischer Fabrikation zurückgezogen werden mussten. Die Peer Reviews waren nicht echt, sondern erfunden und mindestens ein Teil von ihnen von Drittunternehmen erstellt. Daraufhin entschloss sich das chinesische Ministerium für Wissenschaft und Technologie gegen ein solches Fehlverhalten vorzugehen. Anfang 2020 ordnete das Ministerium an, dass wissenschaftliche Institutionen entgegen der bis dato gängigen Praxis ihren Forschern keine Prämien mehr für Veröffentlichungen zahlen sollten. Ein halbes Jahr später erließ das Ministerium zudem eine Richtlinie, die auch unabhängige Auftragnehmer, die wissenschaftliche Arbeiten verkaufen, umfasst.

Die offiziellen staatlichen Maßnahmen des chinesischen Staates erweckten den Eindruck eines gezielten Vorstoßes gegen die im Lande aktiven Fälschungsagenturen. Und doch, so lässt sich ernüchternd feststellen, an den seit langem herrschenden Missständen änderte sich seitdem offenbar nichts. Waren es also bestenfalls halbherzige, primär für die kritische, westliche Öffentlichkeit bestimmte Maßnahmen? Dass die chinesischen Institutionen, sofern sie ernsthafte Absichten verfolgten, gegenüber den Papiermühlen machtlos sein sollten, wirkt so wahrscheinlich wie Schneefall im Juli in Rom.

Experten haben daher wenig Hoffnung, dass sich dadurch das Unwesen der chinesischen Papiermühlen eindämmen lassen wird – und sie haben offensichtlich recht. Der Grund liegt auf der Hand, denn ein wesentliches Übel existiert weiter: der große Publikationsdruck, der vor allem auf Ärzten in China lastet. Gerade Ärzte, die in Krankenhäusern arbeiten, müssen Forschungsartikel veröffentlichen, wenn sie ihre Chance erhöhen wollen, auf der Karriereleiter voranzukommen. Weiterhin spürbar scheinen auch die Auswirkungen jener unseligen Praxis zu sein, die chinesischen Autoren, unabhängig davon, wie (un)seriös ihre wissenschaftliche Arbeit ist, für jede Publikation eine nicht unerhebliche Bonuszahlung zu teil werden lässt, was vielen „Autoren" erst ermöglicht, die Mittel für die Beauftragung ihrer Fake-Publikation aufzubringen. So veröffentlichte die Pekinger Gesundheitsbehörde im August 2020, also ausgerechnet zu der Zeit, in der das Ministerium Schritte gegen die Papiermühlen unternahm, neue Richtlinien, nach denen jeder behandelnde Arzt, der eine Beförderung zum stellvertretenden Chefarzt anstrebt, mindestens zwei Erstautorenartikel in Fachzeitschriften veröffentlichen muss; wer Chefarzt werden möchte, muss es sogar auf drei bringen. Klar – wer befördert wird, verdient mehr Geld, hat mehr Autorität und darf wichtigere Operationen durchführen. Die neue Regelung, so viel lässt sich sicher sagen, spielt den Fälschungsagenturen in die Hände, und sie lässt daran zweifeln, wie ernst die Regierung ihr vermeintliches Vorgehen gegen das Treiben der Papiermühlen meint.

Denn das Problem ist: Die wissenschaftliche Zusatzbelastung, die die Vorgaben vom Sommer 2020 mit sich bringen, wenn sie denn tatsächlich ernst genommen würden, ist für viele chinesische Ärzte, neben ihrem ohnehin schon stressigen Arbeitsalltag mit langen Schlangen ungeduldig wartender Patienten, nicht zu bewältigen. Dieses System bietet den Hintergrund für die Geschäftspraktiken der Fake-Mafia, denn es führt ihnen einen regelmäßigen Strom von Kunden zu. Denn weil sie der Anforderung dieser Veröffentlichungen nicht nachkommen können, bestellen viele Ärzte ihre Publikationen bei einer Papiermühle oder kaufen fertige „wissenschaftliche" Artikel, die im Internet direkt ausgewählt werden können – wie ein T-Shirt im Klamottenladen. Die Folgen sind bekannt.

Neben dem Druck, dem chinesische Ärzte und Wissenschaftler ausgesetzt sind, trägt zudem ein effektives System von Anreizen dazu bei, dem Geschäft mit Fake-Publikationen in die Karten zu spielen. Dabei geht es nicht nur um Beförderungen, sondern auch ganz einfach um Geld. Wissenschaftliche Institutionen des Landes bieten ihren Mitarbeitern großzügige Belohnungen für veröffentlichte Forschungsergebnisse an. Ob es sich dabei um eigene, hart erarbeitete handelt oder um gekaufte oder gefälschte, scheint keine Rolle zu spielen. „Sofern Ihre Arbeit in einer einflussreichen Zeitschrift veröffentlicht wird, können Sie buchstäblich eine Wohnung als Belohnung oder ein Auto bekommen", stellte schon 2020 der chinesische Wissenschaftler *Tiger* fest, der heute in den USA lebt und anonym auf die Jagd nach Fake-Texten geht.[202]

Die Schaffung finanzieller Anreize für chinesische Wissenschaftler an Universitäten und Forschungseinrichtungen nahm in den 1980er Jahren ihren Anfang. Das erklärte Ziel der Regierung in Peking war es schon damals, systematisch die Zahl wissenschaftlicher Publikationen in Zeitschriften weltweit zu steigern. Zunächst waren die Summen noch klein und begannen bei 25 US-Dollar. Daraus entwickelte sich in den folgenden 30 Jahren ein System, das die Arbeit chinesischer Wissenschaftler stark beeinflusste. Heute ist die Höhe der Vergütungen viel höher als das Jahresgehalt eines Professors; Spitzen-Belohnungen lagen schon 2016 bei bis zu 165.000 US-Dollar. Wer nicht veröffentlicht, hat keine Chance, als Wissenschaftler gutes Geld zu verdienen, und so funktioniert das System nach der goldenen Regel: Veröffentliche oder verarme! So fassten die drei Wissenschaftler Wei Quan, Bikun Chen und Fei Shu im Jahr 2017 die Ergebnisse ihrer Studie zusammen, die die Entwicklung der sog. „Cash-per-Publikationen" im Zeitraum von 1999 bis 2016 an 168 Universitäten untersuchte.[203]

Das System entwickelte sich immer weiter und sorgte dafür, dass sich die Zahl der Publikationen chinesischer Wissenschaftler in Zeitschiften der Web of Science (WoS) permanent und rasant vergrößerte – und es wurde offenbar gezielt von der Regierung gefördert. Jede Universität und Einrichtung hat ihre eigenen Regeln, die zumeist vollkommen intransparent sind. Im Mittelpunkt, so die besagte Studie, stehen die Informatik (deep learning), Naturwissenschaften und die Medizin, denn es herrscht wohl die Meinung vor, dass in diesen Disziplinen die meisten Lorbeeren zu ernten sind.[204] Und klar ist, dass in der jüngeren Vergangenheit das Thema Künstliche Intelligenz immer stärker an Bedeutung gewonnen hat, so dass auf diesem Feld die Preise in die Höhe schießen.

· China, Indien, Russland & Co. ·

Das staatlich initiierte und geförderte Belohnungssystem führte schon bald zu einer Entwicklung, die wir hier – in unterschiedlichen Variationen – schon mehrfach beschrieben haben: Masse statt Klasse. Die chinesische Regierung hat diese Entwicklung, und die mit ihr verbundenen Auswirkungen auf den Wissenschaftsbetrieb, vermutlich lange bewusst in Kauf genommen hatte: Ihre Priorität lag eindeutig auf der Quantität, Inhalt und Qualität der Publikationen waren wohl eher zweitrangig. Wenn es das Ziel war, die USA zu überholen, dann labten sich die verantwortlichen Politiker daran, dass sich die Zahl der Veröffentlichungen denen der US-amerikanischen annäherten und sie schließlich 2019 tatsächlich übertrafen.

Eine Folge dieser Politik, die sich bald für jene bemerkbar machte, die sich mit den wahren Grundlagen der boomenden Wissenschaft befassten, wurde bewusst in Kauf genommen: Entweder waren die Texte chinesischer Forscher wertlos oder gar gefährlich, weil sie von Papiermühlen hergestellt wurden, oder die Forscher aus dem Reich der Mitte bevorzugten eine schnelle Forschung, die schnelle Ergebnisse brachte, schnell in Zeitschriften veröffentlicht werden konnte und folglich auch schnell die staatliche Belohnung einbrachte. So oder so, die derart produzierten und publizierten „wissenschaftlichen" Beiträge drohten damit auch schnell wieder vergessen zu werden, weil ihre Inhalte, bei Licht besehen, belanglos waren. „Im Grunde genommen kann die Veröffentlichung in einem WoS-Journal [= einer im Web of Science indexierten Zeitschrift] zum einzigen Ziel eines Forschers werden", so die drei chinesischen Autoren in ihrer schon erwähnten Studie. Dazu passt, dass sich die Höhe der finanziellen Belohnung nicht an der Qualität der Ergebnisse orientierte, sondern am Ort der Veröffentlichung: Umso angesehener die Zeitschrift, desto höher die Summe. „Science" und „Nature" standen (und stehen) ganz oben auf der Hitliste.[205] Es treibt das Kerngeschäft der Fake-Mafia an; systematisches Doping vom Feinsten.

„Die Wirkung ist verheerend", berichtete Anfang des Jahres 2021 Changqing Li, ein ehemals leitender Arzt und gastroenterologischer Forscher eines chinesischen Krankenhauses, der jetzt in den Vereinigten Staaten lebt, in der Zeitschrift „Nature". Das Umfeld der chinesischen Publikationen sei, so Changqing Li, „bereits ruiniert, da kaum jemand ihnen [d. h. ihren Autoren] glaubt oder auf Studien von ihnen verweist." Im selben „Nature"-Artikel befürchtete Futao Huang, ein weiterer chinesischer Forscher, der an der Universität Hiroshima in Japan arbeitet: „Jetzt ist diese Plage in die internationalen medizinischen Fachzeitschriften eingedrungen. Die Tatsache, dass Menschen Fälschungsagenturen nutzen, wirkt sich auch auf Chinas Ruf weltweit aus."[206]

Kein Wunder, dass das Image der chinesischen Wissenschaft insgesamt darunter leidet. Dass sich Fake-Publikationen dennoch weiter wie ein Virus in der Welt der Wissenschaft verbreiten, steht dem nicht entgegen. Möglicherweise liegt sogar ein Grund dafür in ihrer begrenzten wissenschaftlichen Qualität, denn würde es sich um Artikel handeln, deren Inhalte wirklich relevant wären, würden die Experten und auch die Redaktionen vermutlich viel genauer hinschauen. Das ist vergleichbar mit einer Krankheit, die einen Körper befällt – stört sie dessen Organismus mit einem Schlag tiefgreifend, kommt der Betroffene sofort ins Krankenhaus und wird eingehend untersucht, behandelt und ggf. operiert. Befällt die Erkrankung dagegen den Körper schleichend, dauert es in aller Regel zumeist eine Weile, bis erste Maßnahmen getroffen werden, weil sie nicht rechtzeitig bemerkt oder nicht ernst genommen wurde. Dann aber kann es schon zu spät sein.

Da die chinesische Regierung nach ausländischer Kritik begriffen hat, dass das Ansehen des Landes als Wissenschaftsmacht nicht nur von der Anzahl der Publikationen abhängt, sondern eben auch – und auf Dauer sogar stärker – von deren Qualität, begann sie, wenngleich leider nur halbherzig, gegenzusteuern. Kaum ein Zufall ist es, dass dieser Prozess begann, als China die USA, als das Land mit den bis dahin weltweit meisten Veröffentlichungen, ablöste. Denn das atemberaubende Wachstum chinesischer Wissenschaft wurde, wie schon aufgezeigt, von der zunehmenden Zahl von Fake-Publikationen erst wesentlich mit ermöglicht.

Inzwischen hatten die Betreiber der Papiermühlen jedoch entdeckt, dass sich für sie ein riesiges Betätigungsfeld mit besten Geschäftsaussichten eröffnete, und sie nutzten ihre Chance. Sie mussten den Markt gar nicht erst schaffen, er war schon da. Kann man sich als Geschäftsmann eine bessere Ausgangslage vorstellen? So schossen die chinesischen Fälschungsagenturen wie Pilze aus dem Boden. Dadurch entstand zwischen ihnen allerdings auch eine Konkurrenzsituation, so dass die Papiermühlen ihr Marketing intensivieren mussten. Und sie sahen sich vor die Aufgabe gestellt, die Herausgeber der Zeitschriften, in denen ihre Kunden veröffentlichen sollten, zu überzeugen bzw. zu bestechen..

Es scheint nicht so, als habe die chinesischen Behörden diese Entwicklung wirklich gestört. Sie förderten das Ziel, die Zahl der Publikationen rasant zu steigern, und weil die Zeitschriften-Herausgeber und -Redaktionen auf die Masche hereinfielen (und letztlich auch die Verantwortung trugen), sahen sie keinen Grund, einzuschreiten. Erst als sich die Hinweise auf die zwielichtigen Methoden der Papiermühlen zunächst in der kleinen, abgeschotteten Welt der Wissenschaft mehrten und sodann in den USA auch erste Zeitungen und Medien mit globaler Reichweite wie die „New York Times" über die kritische Entwicklung berichteten, erkannte die Regierung in Peking den Ernst der Lage. Nachdem bekannt wurde, dass seit dem Jahr 2021 rund 17.000 wissenschaftliche Publikationen chinesischer Autoren aus wissenschaftlichen Journalen wegen wissenschaftlichem Fehlverhalten zurückgezogen werden mussten, forderte die chinesische Regierung am 20.11.2023 alle Universitäten des Landes auf, solche Fälle zu prüfen und innerhalb von drei Monaten die Ergebnisse ihrer Untersuchungen vorzulegen. Sofern Autoren sich nicht befriedigend zum Fehlverhalten erklären könnten, würden Sanktionen greifen wie Gehaltskürzungen, Rückforderung von Bonuszahlungen, Degradierungen oder zeitlich begrenzte Ausschlüsse von der Bewerbung um Forschungsstipendien und Prämien. Verantwortlich sei in jedem Fall der Hauptautor („corresponding author") der beanstandeten Publikation.[207] – Ob, und in welchem Umfang, letztlich sanktioniert wird, bleibt abzuwarten. Zugleich scheint sich ein altbekanntes Muster zu wiederholen: Zugegeben wird nur das, was öffentlich bekannt wurde und sich nicht mehr abstreiten lässt – in diesem Fall die o.g. hohe Anzahl von Fake-Publikationen, ausgelöst durch die Intervention von Retraction Watch. So darf man gespannt sein, welche praktischen Konsequenzen zur Fake-Bekämpfung jenseits der staatlichen Anordnungen vom November 2023 folgen werden.

Dass die öffentliche Aktion des chinesischen Staates zumindest eine erste konkrete Wirkung hatte, zeigt der Fall eines chinesischen Autors der von mir herausgegebenen Zeitschrift, der sich mit der flehenden Bitte gemeldet hatte, ich möge die Retraktion seines Artikels doch bitte rückgängig machen. Eine „Retraktion der Retraktion" lehnte ich allerdings nach nochmaliger Prüfung des Falles ab.

Betrug in Putins Russland

Wenn es eine besondere Häufung bekannter Fakes in bestimmten Institutionen oder Ländern gibt, dann sind auch die Ursprungsorte ein Grund, besonders vorsichtig zu sein. So wie es in früheren Zeiten die Erfahrung lehrte, auf hoher See einen Drei-Mast-Segler, der kaum sichtbar mit Kanonen bestückt war, zur eigenen Sicherheit am besten zunächst als „Piratenschiff" zu klassifizieren, so ist es für Herausgeber, Redaktionen und Peer Reviewer klug, mit Texten aus bestimmten Ländern heute besondere Vorsicht walten zu lassen und solche genau unter die Lupe nehmen. Dies zu fordern ist keinesfalls „unfair" oder gar ein Zeichen von „Rassismus" oder „Neokolonialismus", sondern kommt schlicht einer Wahrscheinlichkeitsaussage gleich, basierend auf der Statistik bekannter Fälle. Weiß man zum Beispiel, dass die meisten Fake-Publikationen aus China kommen, bedeutet es nicht, dass alle Publikationen aus China Fakes sind. Es ist so wie mit den Papageien und den Piraten: Wenn in alten Abenteuerfilmen ein Papagei auf der Schulter eines Piraten saß, so waren ja deshalb nicht alle Piraten Besitzer von Papageien und nicht jeder Papagei gehörte zu einem Piraten.

Neben China gehört auch Russland in diesem Zusammenhang zu den „üblichen Verdächtigen". Tatsächlich liegt just im Reich des Autokraten und Kriegsherrn Wladimir Putin diejenige Papiermühle, die am besten durchforscht ist, was uns immerhin einige Einblicke in die Arbeitsweise der dort tätigen Fälscherbande gewährt. Die schon weiter oben erwähnte Papiermühle „International Publisher LLC" besitzt eine feine Adresse im Moscow International Business Center.[208]

Auch deren Internetauftritt ist äußerst professionell aufgebaut und wirkt auf den ersten Blick seriös. Die Hauptseite (http://123mi.ru) ist mit einer Reihe weiterer Mirror-Webseiten verlinkt, die das Branding der Website nutzen und wie eine Art Franchise mit Außenposten in verschiedenen Ländern wirken, wie Retraction Watch schrieb. Inzwischen verfügt International Publisher LLC über eigene Büros in mehreren Ländern.[209]

Die Papiermühle war offenbar schon im Geschäft, als Wladimir Putin 2013 seine neue Wissenschaftsoffensive startete. Laut dem LinkedIn-Profil der „Chefredakteurin" Ksenia Badzuin existierte das Unternehmen im Frühjahr 2023 bereits seit 13 Jahren, also seit 2010. Seitdem „unterstützt" International Publisher LLC Forscher professionell bei der Veröffentlichung ihrer Arbeiten in Zeitschriften, die in den Datenbanken Scopus und WoS indexiert sind. „Zu unserem Kundenkreis gehören Wissenschaftler und Forscher aus verschiedenen Bereichen und Disziplinen, z. B. Philologie, Soziologie, Ingenieurwesen, Ökologie, Landwirtschaft, Biologie, Mathematik, Pädagogik, Medizin und viele andere. Unsere Redakteure unterstützen Sie dabei, Ihre Artikel innerhalb kurzer Zeit zu verbessern, die notwendigen Informationen bereitzustellen, die Qualität der Übersetzung zu überwachen usw.", heißt es auf der Website der Agentur. Weiter wird dort behauptet: „Wir haben mehr als 50 abgeschlossene Verträge mit Universitäten und Forschungsinstituten, die Sie in unserem Büro einsehen können. Wir sind die EINZIGEN auf dem Markt, die große Volumina bewältigen können – bis zu 400 Artikel pro Monat. Wir sind NICHT billig, denn WIR GARANTIEREN die Veröffentlichung und Indexierung zu 100 %."[210]

Ins Visier der Kritiker geriet International Publisher LLC erst neun Jahre nach der Gründung. Vermutlich begann die Papiermühle im Dezember 2018 mit ihrer massenhaften Produktion.[211] Als 2019 die WoS-Gruppe von Clarivate™ die Website untersuchte, stellte sie fest, dass aktuell 344 Artikel zum Verkauf angeboten wurden. Retraction Watch bat damals um eine Stellungnahme, worauf die Person mit Namen Ksenia Badzuin antwortete: „Bezüglich der Menge der von uns veröffentlichten Manuskripte möchte ich bestätigen, dass sie ständig wächst. Es wäre mir ein Vergnügen, die gesamte Liste der von uns veröffentlichten Manuskripte zu zeigen, aber aufgrund der Politik unseres Unternehmens kann ich dies nicht einfach tun. Andererseits möchte ich mitteilen, dass wir unser eigenes

· China, Indien, Russland & Co. ·

System und Programm mit allen Aufzeichnungen und Geschichten zu jedem einzelnen Manuskript haben, die uns von den Autoren zugesandt werden."[212]

Die Angaben zur Person von Ksenia Badzuin, angeblich eine gebürtige Ukrainerin, lesen sich laut ihrem LinkedIn-Profil beeindruckend, demnach handelt es sich bei der Chefredakteurin von International Publisher LLC um eine renommierte Linguistin und Rhetorik-Expertin mit internationalen Kontakten und zahlreichen Veröffentlichungen.[213]

Es ist kein Zufall, dass diese Agentur ihren Hauptsitz in Moskau hat und von hier aus ihr lukratives Geschäft betreibt. Denn Russland hat sich wie China zum Ziel gesetzt, im Publikations-Rennen ganz vorne dabei zu sein. Die Tatsache, dass das Land drittgrößter Fabrikant von Fake-Publikationen ist und prozentual am landeseigenen Output sogar den höchsten Anteil überhaupt hat, kann deshalb nicht verwundern. Auch in Russland kann von einer freien Wissenschaft, die unabhängig und ungehindert forschen und lehren darf, nicht die Rede sein. „Zar Wladimir" (Putin) sähe darin wohl nicht nur keinen Wert, sondern vielmehr eine potentielle Bedrohung seiner uneingeschränkten Macht. Stattdessen strebt man nach dem Ansehen einer (scheinbar) führenden Wissenschaftsmacht. So lassen sich Russland und China auf diesem Felde wohl zu Recht als Brüder im Geiste bezeichnen.

Russland erlebte im Jahr 2013 große Veränderungen bei den Kriterien für die Bewertung von Forschungsergebnissen, die seitdem massive Auswirkungen auf die Seriosität wissenschaftlicher Publikationen und Zitierungen in internationalen Zeitschriften haben, die in den internationalen Datenbanken Web of Science und Scopus veröffentlicht werden. Einhergehend mit Putins Zielsetzung, Russland zur führenden Wissenschaftsmacht der Welt zu machen, wurde die „Russian Academic Excellence Initiative" ins Leben gerufen. Bis 2015 wurden 21 Hochschulen des Landes ausgewählt, die mit staatlicher Unterstützung zu weltweit führenden Universitäten entwickelt werden sollten. Absicht und Vorgaben bestanden darin, das russische Wissenschaftssystem zu fördern, die Wirtschaft zu stärken, Bildung, Innovationen und Infrastruktur zu erweitern und die Internationalisierung des russischen Hochschulsystems anzuschieben.[214]

Dieses Programm erhöhte die Karriere-Chancen der Wissenschaftler, verstärkte jedoch zugleich auch deren Erfolgsdruck. Und weil für das Ansehen von

Wissenschaftlern die Zahl ihrer Publikationen mit ausschlaggebend ist, entwickelte sich rasch ein neues Geschäftsfeld. Wie in anderen Ländern entstanden auch hier Agenturen, die Wissenschaftlern fertige Texte zur Veröffentlichung unter ihrem Namen anboten. Zunächst konzentrierten sie sich auf das Verfassen von Dissertationen.

Dissernet, eine Freiwilligenorganisation russischer Wissenschaftler und Bürger, die Dissertationen nach Plagiaten durchforscht, fand 2017 binnen vier Jahren mehr als 10.000 solcher Plagiate in Doktorarbeiten und wissenschaftlichen Artikeln. Die Kommission der Russischen Akademie der Wissenschaften zur Bekämpfung von Fälschungen wissenschaftlicher Arbeiten untersuchte im selben Jahr 2.528 Arbeiten in 541 russischen Zeitschriften. Mehr als 800 der Texte, also fast ein Drittel, mussten daraufhin zurückgezogen werden.[215]

Immerhin zeigte die Arbeit von Dissernet und der Akademie, dass es damals, Mitte der 2010er Jahre, noch möglich war, die Entwicklungen des Wissenschaftsbetriebs kritisch zu begleiten. Die russische Zivilgesellschaft und die Wissenschaft als solche lagen noch nicht an Putins ganz kurzer Leine, so wie es heute der Fall ist. Weil das Geschäft für die Fälschungsagenturen aufgrund der höheren Beachtung des Problems in der Öffentlichkeit und Wissenschaft mühseliger wurde, verlagerten sie ihr Augenmerk auf ein neues Feld: die massenhafte Erstellung von pseudowissenschaftlichen Fake-Artikeln. Es war der Beginn eines gigantischen Schwarzmarkts. Und ein leichtes Geschäft, denn eine Überprüfung solcher Artikel findet in Russland praktisch nicht statt.

Dabei ist das Hauptproblem vieler russischer wissenschaftlicher Veröffentlichungen in der grundsätzlichen Schwäche der Peer-Review-Institution angelegt. „In einigen Zeitschriften wird das Peer-Review-Verfahren nur behauptet, aber existiert eigentlich gar nicht. Wie unsere Erfahrung zeigt, sind solche Zeitschriften ein leichtes Ziel für Autoren, die betrügerische Arbeiten veröffentlichen wollen", hielt Andrei Rostovtsev von Dissernet bereits 2017 fest.[216] Das Ziel der „Wissenschaftler" bestand darin, ihre Publikationsaktivität aufzublähen. Manchmal schickten sie denselben Text an mehr als zehn Zeitschriften, wobei sie den Titel des Artikels für jede Zeitschrift änderten. Gewerbsmäßige Betrüger witterten ein gutes – ein sehr gutes – Geschäft, und weil es das russische System ihnen so leicht machte, bauten sie ihr Geschäftsmodell binnen zwei Jahren permanent und rasant aus.

Fakes aus dem Reich der Ayatollahs

Auch in einem weiteren Land, das durch eine hohe Quote an Fake-Publikationen auffällt, kann von einer freien Wissenschaft keine Rede sein: dem Iran. Zwar können die Universitäten des Landes mit ihren rund vier Mio. Studenten in manchen Bereichen, vor allem in der Mathematik und den Ingenieurswissenschaften, international mithalten, aber sie stehen unter der strikten ideologischen Kontrolle der Regierung. Der Iran ist zugleich ein gutes Beispiel dafür, dass die pure Zahl wissenschaftlicher Veröffentlichungen, als Indikator für die Beurteilung der Wissenschaft des Landes, nichts aussagt. So stellt eine Analyse des Deutschen Akademischen Austauschdienstes (DAAD) fest: „Die Qualität von Forschungsleistungen lässt sich in erster Näherung quantitativ anhand der Veröffentlichungen darstellen: Laut dem Institut for Scientific Information (ISI) erreichte Iran Ende 2017 den 16. Platz auf der internationalen Länderliste hinsichtlich der Veröffentlichung wissenschaftlicher Publikationen und den ersten Platz unter den Ländern der Region. So produzierten iranische Wissenschaftler im Jahr 2017 36.766 wissenschaftliche Texte und damit einen Anteil von 1,93 % aller wissenschaftlichen Arbeiten weltweit." Träumt weiter! Gehen wir von dem in meiner Studie nahegelegten Anteil der weltweiten Verdachtsfälle von 16 % aller Publikationen aus, so rutscht der Iran im Ranking ab. Die DAAD-Analyse zeigt zugleich, wie gut die Masche der Fake-Publikationen funktioniert und wie leicht sich selbst erfahrene Wissenschaftler und wissenschaftliche Institutionen westlicher Länder von ihr täuschen lassen. Ein mir persönlich bekannter Wissenschaftler aus dem Iran berichtete mir 2023, er selbst habe beobachtet, wie ein Kollege von ihm alle seine Publikationen bei Fälschungsagenturen gekauft habe und aufgrund seiner „Produktivität" anschließend zum Direktor eines Forschungsinstituts ernannt worden sei (zum Schutz der betreffenden Person möchte ich seinen Namen hier nicht nennen).

Auch Erdogans Türkei will unbedingt mithalten

Auch die Türkei ist dringend auf ein positives Bild in der Welt angewiesen, denn viele Experten außerhalb des Landes und die Opposition im Lande selbst sehen das dieses nach mehr als 20 Jahren Herrschaft von Präsident Erdogan längst auf einer abschüssigen Bahn in Richtung Autokratie. Da kann die internationale Anerkennung der heimischen Wissenschaftler hilfreich sein.

Nach dem Putschversuch von 2016 wurden in der Türkei tausende Wissenschaftler entlassen, weil sie tatsächlich oder angeblich Erdogan-kritisch eingestellt waren.[217] Das bedeutete nicht nur einen empfindlichen Aderlass, sondern auch einen großen Ansehensverlust für die türkische Wissenschaft. Da Erdogan zur gleichen Zeit sehr erpicht darauf war, international als wichtiger politischer Akteur wahrgenommen zu werden und dabei auch eine erfolgreiche und florierende Wissenschaft vorweisen zu können, tat sich auch in der Türkei ein lukratives Betätigungsfeld für die Fälschungsagenturen auf. So kann es nicht wirklich erstaunen, dass Arbeiten aus der Türkei mit einem Anteil von 20 % Verdachtsfällen in der ober Region der Länder-Rangliste der Fake-Artikel zu finden sind (gemäß den Ergebnissen meiner eigenen Studie).

12 Lobby-Gruppen der Verlage und ihre maximale Halbherzigkeit

Wenn die in den vorausgehenden Kapiteln genannten Länder Förderer oder schweigsame Dulder von Fake-Publikationen sind und ihre jeweiligen Regierungen bzw. staatlichen Behörden das wahre Ausmaß der Flut von Fake-Publikationen angeblich nicht (oder nur unzulänglich) kennen – wie steht es dann eigentlich um die Wissenschaftsverlage?

Aufgeschreckt durch die Berichte der wachsenden Zahl zurückgezogener Artikel und von Fälschungsagenturen widmete das Committee on Publication Ethics (COPE) diesem Problem eine Stellungnahme („White Paper") für Akteure des wissenschaftlichen Publikationswesens wie Verleger, Redakteure und Forscher.[218] Diese Stellungnahme wurde auf dem von Felix Schönbrodt vom Open Science Center und mir, auch als Vertreter des Deutschen Hochschulverbands (DHV), organisierten Symposium an der Ludwig Maximilians Universität in München erstmals im Juni 2022 vorgestellt.[219] Bei COPE handelt es sich durchaus um eine passende Institution für ein solches Anliegen, da sie eine gemeinnützige, international besetzte Fachgruppe ist, die sich im Auftrag der Verlage mit ethischen Fragen wissenschaftlichen Publizierens beschäftigt. Dabei wurde COPE im Jahr 1997 gegründet und hat sich seither als eine wichtige Autorität auf dem Gebiet der Publikationsethik etabliert. Zu ihren Mitgliedern zählen Vertreter von Verlagen, Redaktionen, wissenschaftlichen Fachgesellschaften und Forschungsinstitutionen aus der ganzen Welt, die eng mit anderen Akteuren der wissenschaftlichen Community zusammenarbeiten, um die Qualität und Integrität wissenschaftlicher Publikationen zu sichern und zu fördern.

Der insgesamt ziemlich vorsichtige und zurückhaltende COPE-Bericht, mit Stand vom 1. Juni 2022, stellte fest, dass die Einstellung zu den Papiermühlen in den verschiedenen Ländern „offensichtlich sehr unterschiedlich" sei. „Dort, wo solche Dienste weit verbreitet sind und öffentlich beworben werden, ist der Kauf einer

Autorenposition nicht so inakzeptabel wie in Teilen der Welt, wo sie nicht bekannt sind."[220] Das klingt nicht nach: „Mist, wir haben ein Problem", sondern eher nach: „Yes, shit happens. Es kommt vor, aber kein Grund zur Sorge." Die Missstände ein bisschen zugeben, aber bloß nicht zu viel. Und wenn man die Augen verschließt, sieht man ja auch nichts. Wie praktisch!

Interessant ist, dass dieses „White Paper" erstmals fünf Monate nach einem Vortrag, den ich im Januar 2022 beim Kongress der APE (Academic Publishing in Europe) in Berlin hielt, veröffentlicht wurde. Tatsächlich hatten die Kongressorganisatoren zunächst versucht, meinen damaligen Vortrag zum Thema Fake-Publikationen zu verhindern. Als COPE sein „White Paper" sodann im Juni 2022 vorstellte, war COPE noch nicht bereit oder in der Lage, die Größe des für einen kritischen Betrachters durchaus ersichtlichen, von ihm jedoch lediglich angedeuteten Problems zu überblicken bzw. dieses öffentlich zu kommunizieren.

Die Untersuchungen mehrerer Zeitschriften, so das besagte „White Paper", deuteten darauf hin, dass Papiermühlen Dienstleistungen anböten, die von vorab verfassten Manuskripten bis zur Bereitstellung gefälschter Kontaktdaten für Peer-Reviewer während der Einreichung reichten und darauf basierend dann Gutachten von diesen fabrizierten Adressen lieferten. Es sei unklar, inwieweit die Autoren sich darüber bewusst seien, dass die von diesen Agenturen bereitgestellten Gutachternamen und E-Mail-Adressen gefälscht seien. Autoren, die Bedenken hinsichtlich einer unangemessenen Beteiligung von Agenturen beim Vorschlagen von Peer-Reviewern oder anderen Aspekten der Manuskriptvorbereitung und des Einreichungsprozesses hätten, sollten sich an die entsprechende Zeitschrift wenden.

Das klang angesichts dessen, was man im Frühjahr 2022 schon wissen konnte, wenn man es nur wollte, doch ziemlich zurückhaltend oder halbherzig, und in der Rückschau reichlich naiv. Fehlte es den gutgläubigen Leuten von COPE tatsächlich an Vorstellungskraft, dass Wissenschaftler massenhaft erfundene Artikel kaufen oder es Agenturen gebe, die mit dem Betrug viel Geld verdienen? Oder wollten die COPE-Verantwortlichen sich und anderen gegenüber einfach nicht die ganze Wahrheit eingestehen, frei nach der britischen Psychologin Dorothy Bishop: Wir erwecken den Anschein, als wären wir mit an Bord derjenigen, die sich für eine saubere Wissenschaft einsetzen, und versuchen zur glei-

· Lobby-Gruppen der Verlage ·

chen Zeit, Kritiker und Nestbeschmutzer auf freundliche Art zu verleumden? Wohl eher letzteres.

Mal abgesehen davon, dass nicht alle Menschen gut sind und hehre Ziele verfolgen, sowie eingedenk der Tatsache, dass auch Wissenschaftler nur Menschen mit Schwächen und Fehlern sind: Die früheren, weiter oben schon erwähnten Artikel aus „Science" und „Nature" mussten den COPE-Experten bekannt gewesen sein – sie hatten bereits deutlich gemacht, dass das Problem zumindest in China bereits weit verbreitet war. Und sie kannten meine Schätzungen, die ich im Januar 2022 beim APE-Kongress vorgestellt hatte (mehr als 100.000 verdächtige Publikationen pro Jahr; aus heutiger Sicht eher 245.000). Kam es ihnen wirklich nicht in den Sinn, dass Fake-Publikationen auch außerhalb Chinas virulent sein könnten? Oder hofften sie, die Probleme durch einen Aufruf an die wissenschaftliche Öffentlichkeit wieder eindämmen zu können? Es wirkt merkwürdig, dass ausgerechnet die im COPE vertretenen Verlagsrepräsentanten, die in besonderem Maße mit den kommerziellen Praktiken des wissenschaftlichen Publizierens und dessen Einfluss auf Wissenschaft und Gesellschaft vertraut sind, so naiv sein sollten!

So stellt sich ebenfalls die Frage, ob COPE im Juni 2022 die Absicht hatte, mithilfe seines „White Papers" ein veritables Ablenkungsmanöver zu starten. Anstatt sich einer Diskussion über die Integrität des Publikationswesens und kritischen Fragen im Hinblick auf die eigene Rolle als Verlagsbranche zu stellen, zog man es vor, die Aufmerksamkeit zu Fake-Publishing unter dem Deckmantel der „Integrität der Forschung" auf die Rolle der Forscher zu lenken. So betrachtet drängt sich der Eindruck auf, dass COPE nicht mehr primär als Verfechter und Garant einer integren Wissenschaft, sondern als Interessensverband der Wissenschaftsverlage, sprich als „Lobby-Organisation" auftrat, der es zuvorderst darum ging, das bisher recht störungsfreie und profitable Geschäft zu schützen. Auch die COPE-Initiative in 2023 „United2act" ist kaum ausreichend integritätsbemüht, wenn man bedenkt, dass die Aufsichtsgremien vor allem von Verlagsvertretern besetzt worden sind.

Wissenschaftsverlage und ihr halbherziges Interesse an der Integrität des Publizierens

Die meisten Verlage tun viel Gutes und üben eine sehr wichtige, kritische Rolle bei der Entwicklung der Wissenschaften aus. Die Anstrengungen der Branche und ihrer großen Player, eine seriöse, qualitativ hochwertige und saubere Wissenschaft zu fördern und zu erhalten, sind, trotz lautstarker Lippenbekenntnisse, jedoch sehr überschaubar. Ja, sie haben verlags- und wissenschaftsnahe Einrichtungen wie das Committee on Publication Ethics (COPE) und die International Association of Scientific, Technical, and Medical Publishers (STM) damit beauftragt, sich dem Problem der Fake-Publikationen anzunehmen; ja, sie organisieren Konferenzen zum Thema „Integrität der Wissenschaft" und ja, sie beauftragen neuerdings Kooperationspartner wie ClearSkies™ oder Morressier, eingereichte Zeitschriften-Manuskripte auf potentiellen Betrug zu untersuchen.

Und doch: Verlage sind und bleiben kommerzielle Unternehmen, die ihre Umsätze im Blick behalten und verteidigen, um den wirtschaftlichen Interessen ihrer Anteilseigner weitestmöglich gerecht zu werden. So ist zu erklären, dass sie zu wenig tun, gleichzeitig aber ausweichende und schwammige „Beteuerungen" anbieten, wenn sie danach gefragt werden, wie groß die Zahl problematischer Publikationen denn eigentlich sei. Ihre Antwort lautet dann sinngemäß stets, das Problem sei nur „klein", man solle es doch bitte schön nicht „überbetonen" und China auf die Anklagebank zu setzen sei diskriminierend. Na klar.

Die Angst nach dem Börsencrash des großen US-amerikanischen Wissenschaftsverlags John Wiley & Sons (2022/23; ▷ Kap. I) steckt der Branche noch heute tief in den Knochen und die Sorge, weitere Skandale könnten die wissenschaftliche Verlagsszene durcheinanderwirbeln, ist spürbar. Dass einige Verlage sich nicht so richtig aus der Deckung wagen, durfte ich selbst persönlich mehrfach erfahren.

Wie weiter oben schon erwähnt, meldete ich Ende 2021 für den Kongress Academic Publishing in Europe 2022 (APE 2022) einen Vortrag mit dem Thema „Fake-Publikationen in der Wissenschaft" an. Abgelehnt wurde er mit dem Argument, das Thema passe nicht zum Kongress. Meine anschließende Beschwerde veranlasste die Kongress-Organisatoren, mir einen halbherzigen Vorschlag zu unterbreiten: So sollte ich doch gerne parallel zu anderen Workshops, ein Video-Seminar zum Thema anbieten. Einen Hauptvortrag vor Ort beim Kongress lehnten die Verantwortlichen jedoch nach wie vor ab. Natürlich war ihnen die Brisanz des von mir vorgeschlagenen Themas bewusst, gerade deshalb wollten sie es wohl nicht bzw. so wenig wie möglich öffentlich machen. Erwartungsgemäß hielt sich die Teilnehmerzahl unseres Webmeetings dann sehr in Grenzen, zumal parallel eine attraktive Hauptveranstaltung lief. So wurde der Kongress nicht von meinen schlechten Nachrichten gestört. Es war faktisch eine Marginalisierung – oder Teilblockade – des so wichtigen, aber für die Verlage unangenehmen Themas.

Mein Vorschlag eines „Updates" auf den im Jahr darauffolgenden Kongress APE 2023 lehnten dessen Organisatoren komplett ab: „Das Thema kennt man ja jetzt schon", so ihre „Begründung". Ausführlich diskutierte man auf dem Folgekongress ein Jahr später (APE 2024), wie man KI nutzen könne, um wissenschaftliche Beiträge voll automatisiert in „Nachrichten" für die Presse zu übersetzen, wovon hunderte Verlagsvertreter begeistert waren.

Mein Manuskript mit den hohen Zahlen verdächtiger Publikationen reichte ich im Juni 2023 zur Veröffentlichung bei „Nature", „Science" und dem „New England Journal of Medicine" ein. Alle drei Zeitschriften meldeten prompt zurück, dass das Thema „nicht von allgemeinem Interesse" sei.

Mit meiner Erfahrung der Marginalisierung des so wichtigen Themas war ich nicht allein:

Ähnlich war es zuvor auch bereits zwei Wissenschaftlerinnen ergangen: Dorothy Bishop, Psychologie-Professorin der Oxford University und Jennifer A. Byrne, Professorin für molekulare Onkologie der University of Sydney, die sich beide intensiv und akribisch dem Thema des Betrugs wissenschaftlicher Forschung und Publikationen zugewandt haben. Bishop berichtete mir persönlich, dass Verlage die Ergebnisse ihrer Recherchen nicht nur weitestgehend ignorierten, sondern dass diese sie darüber hinaus behinderten, ihr Wissen zu Fake-Publikationen und deren Produzenten zu verbreiten: „Ich denke, sie verfolgen Strategien, die denen des ‚Greenwashing' der fossilen Brennstoffindustrie ähneln – d. h., sie erwecken den Anschein, als wären sie mit an Bord, und versuchen, Kritiker auf freundliche Art zu verleumden, aber im Großen und Ganzen ist ihr Ziel der Profit", ließ sie mich im August 2023 wissen.[221]

Beide Professorinnen nahmen an dem von mir organisierten Video-Symposium „How paper mills publish fake science industrial-style – is there really a problem and how does it work?" am Open Science Center der LMU München am 20.06.2022 teil. Persönlich gekommen war Chris Graph, Research Integrity Director bei Springer Nature. Er bestätigte, dass das Papiermühlen-Problem den Verlagen bekannt sei, beteuerte jedoch, es handele sich nur um „einige Tausend" Fälle (zur Erinnerung: meiner Schätzung nach geht es tatsächlich um einige hunderttausend Fälle!). Chris Graph stellte bei der Tagung erstmals die schon weiter oben erwähnte Stellungnahme von COPE und STM vor. Dazu passend schrieb er mir kurz vor der Tagung in einer E-Mail: „Ich bin sicher, dass es kein Zufall ist, dass COPE am Montag den Bericht der Vereinigung COPE/STM über Papierfabriken veröffentlichen wird.". Das zeigt ganz klar: Die großen Wissenschaftsverlage und Player der Branche ahnten oder kannten schon damals die wahre Dimension der grassierenden Fake-Publikationen, doch sie verfolgten die Strategie, nur das zuzugeben, was schon öffentlich bekannt ist, und das Problem kleinzureden Allerdings, Stand Juni 2024, gestand mir Chris Graph bei einem Kaffeeplausch auf einem Kongress in Athen, Springer Nature habe es alleine im Monat September 2023 mit über 100.000 problematischen Paper zu tun gehabt (persönliche Kommunikation)..

Ein Herausgeber einer seriösen, altehrwürdigen wissenschaftlichen Zeitschrift – der namentlich ebenfalls nicht genannt werden möchte – berichtete mir, der die Zeitschrift publizierende Verlag sei sehr „speziell", wenn es um die Veröffentlichung von Daten zu (mutmaßlich) betrügerischen Publikationen gehe: „Das musste ich erfahren, als ich [...] eine bibliometrische Analyse [meiner Zeitschrift] publizieren wollte. Etliche Daten durften da nicht konkret genannt werden".

Schlimmer noch: Der Chef einer Kongressorganisation berichtete mir, dass ein Großverlag seine Herausgeber gebeten habe, eingereichte Manuskripte aus Asien nicht zu streng zu bewerten; und ein Herausgeber einer bekannten Open Access-Journal-Serie besaß ähnliche Erfahrungen: der Verlag habe ihn aufgefordert, er möge doch möglichst viele Arbeiten akzeptieren.

Nicht nur die großen Verlage möchten eine Diskussion des störenden Themas in der Öffentlichkeit vermeiden – selbst Vertreter aus der Politik, die doch vor allem das Gemeinwohl vor Augen und die Interessen ihrer Wähler vertreten sollten, verhalten sich bei diesem irritierend zurückhaltend. In der Hoffnung, hier Gehör zu finden, kontaktierte ich einen Abgeordneten des Deutschen Bundestages und beschrieb ihm das Papiermühlen-Problem. Das fand er offenbar ganz spannend und forderte mich auf, Fragen zu formulieren, die er dem wissenschaftlichen Dienst des Deutschen Bundestages zur Prüfung weiterleiten könne. Gesagt – getan. Ergebnis: Monatelang keine Antwort. Still ruhte der See. Dann erkundigte ich mich persönlich bei dem Abgeordneten bei einem zufälligen Treffen während einer Veranstaltung zum Stand der Dinge. Der gute Mann hatte keine Zeit zur Diskussion und meinte nur kurz und bündig: „Herr Sabel, da treten Sie aber allerhand Leuten kräftig auf die Füße". Er muss da wohl etwas missverstanden haben und Ursache mit Wirkung verwechseln. Nicht *ich* trete den Fake-Autoren sowie den an diesem Geschäftsmodell beteiligten Agenturen und Verlagen auf die Füße. Nein, sie treten *uns allen* auf die Füße! Straff, verschwiegen und gut durchorganisiert. Mit System.

Folgen des Nichts-Tuns:
    wie Fake-Publikationen
        die Schmerzen schwangerer Frauen verlängern

Interessant ist die Frage, wie Verlage reagieren und wie die Konsequenzen aussehen, wenn Hinweise auf Fakes gemeldet werden. Die Antwort lautet, dass sie leider oft nur halbherzig reagieren. Liegt es daran, dass es Verlage so gar nicht schätzen, schon publizierte Zeitschriftenartikel wieder zurückziehen zu müssen, also sog. Retraktionen vorzunehmen? Zuweilen, wie in dem nun folgenden berichteten Fall, reagieren Verlage auch gar nicht und es geschieht, genau, nichts!

    Mitte März 2024 berichtete die F.A.Z. folgenden Fall: Chinesische Ärzte veröffentlichten im November 2022 einen Übersichtsartikel zum Nutzen von Akupunktur als wirksame Behandlung zur Linderung von Schmerzen bei schwangeren Frauen in der Open-Access-Zeitschrift „BMJ Open", ein für Frauen sehr wichtiges Thema.[222] Wissenschaftler der Universität Heidelberg der Arbeitsgruppe von Meinhard Kieser fiel jedoch auf, dass die Arbeit grundlegende Mängel habe und tatsächlich keine Evidenz vorläge, die Akupunktur für diese Anwendung zu empfehlen. Falschberatung zur angeblichen Wirksamkeit. Die Heidelberger Ärzte bemerkten mindestens drei in dem Artikel zitierte Studien, deren Ergebnisse und Zahlen nachweislich falsch waren und kamen zu dem Schluss „dass der Artikel aufgrund seiner schwerwiegenden Schwächen in Bezug auf Durchführung, Methoden und Berichterstattung nicht zur Klärung des Wertes der Akupunktur bei Kreuzschmerzen oder Beckenschmerzen in der Schwangerschaft beiträgt, sondern irreführend ist. Er erweist Ärzten und Patienten somit einen Bärendienst".

Übersetzt in die klinische Praxis bedeutet dies, dass der besagte Artikel dazu führen kann, dass sich die Schmerzen schwangerer Frauen, die sich auf deren (ausschließliche) Behandlung mit Akupunktur verlassen, vermehren bzw. verlängern.

Kieser schickte seine ausführlich begründeten Einwände an die Zeitschrift, doch auf diese haben weder die Autoren, die Herausgeberin der Zeitschrift, noch der Verlag substanziell reagiert. Die Publikation ist auch immer noch „life" im Netz, also lesbar. Die F.A.Z. zitiert Kieser: „Unabhängig davon, ob die unzulängliche Publikation noch korrigiert oder entfernt werden wird oder nicht: Der entstandene Schaden ist schon jetzt beträchtlich. Der Artikel wurde fast 18.000 mal heruntergeladen und wird schon von zwölf neuen Veröffentlichungen zitiert. Die zweifelhafte Botschaft zum Wert von Akupunktur in der Schwangerschaft verbreitet sich ungebremst weiter und weckt falsche Hoffnungen bei Ärzten und Patientinnen." Eine unabhängige Anfrage durch die F.A.Z. an die Herausgeberin oder die Autoren blieb immer noch unbeantwortet.

Spannend ist die Frage, inwieweit Fake-Publikationen die Ergebnisse beeinflussen, die KI erzeugt. Die Frage „Hilft Akupunktur bei Schmerzen in der Schwangerschaft?" ergab auf der Datenbasis von Ende August 2023 folgende Antwort: „Viele Frauen berichten von positiven Erfahrungen mit Akupunktur bei typischen Schwangerschaftsbeschwerden wie Rücken- und Beckenschmerzen, Übelkeit und Erbrechen. Es gibt jedoch wenige wissenschaftliche Studien, die die Wirksamkeit ausreichend belegen können". Auf welche „wenige wissenschaftliche Studien" sich

KI dabei wohl bezog und eine „Wirksamkeit" der Akupunktur behauptete, für die im rechten Lichte betrachtet gar keine Evidenz vorliegt? Und, wie viele Nutzer von KI (Schwangere, Ärzte, Hebammen, Pflegende) nehmen die Antwort als bare Münze und verlängern so vielleicht (unwissentlich) das Leiden der Frauen?

Ein kleiner Silberstreifen am dunklen Fake-Horizont?

Inzwischen, Stand Sommer 2024, haben COPE und die Verlage erfreulicherweise deutlich mehr sichtbare Aktivitäten unternommen, das Papiermühlen-Problem offensiver anzugehen und darüber offener zu sprechen. Das Wiley-Desaster des Börsencrashs seiner Aktien 2022 wirkte wohl wie ein Weckruf. So gab es beim APE 2024-Kongress weit mehr Vorträge zum Thema Fake-Publishing und Integrität der Wissenschaft als je zuvor. Tatsächlich haben die Verlage neuerdings konkret begonnen, Fake-Publikationen systematisch mit quantitativen Indikatoren zu suchen. Wie intensiv und nachhaltig diese Anstrengungen sind, lässt sich jedoch noch nicht bewerten, da diese Maßnahmen hinter verschlossenen Türen von statten gehen. Es wird zu prüfen sein, ob die absolute Zahl der Publikationen im Web of Science (WoS) sichtbar abnehmen wird.

Zu den erfreulichen, hoffnungsvoll stimmenden Entwicklungen zählt die Gründung von United2Act im Januar 2024. Organisiert von verlagsnahen Organisationen wie COPE und STM, handelt es sich dabei um eine Diskussionsrunde einer Reihe Wissenschaftsverlage (unter Beteiligung ihrer großen Player Elsevier, Springer Nature, Taylor & Francis, Wiley), Wissenschafts-Informationsdiensten (Clarivate[TM], ORCID), Wissenschaftsorganisationen (u. a.European Research Council, Royal Society of Chemistry, Pakistan Academy of Sciences) sowie einer namhaften Wissenschaftlerin, die Fake-Publikationen und Papiermühlen erforscht hat (Jennifer Byrne). Sie veröffentlichte eine gemeinsame Konsenserklärung, die auf die Ergebnisse einer internationalen Online-Konferenz im Mai 2023 aufbaute.[223]

Die United2act-Deklaration definiert fünf, hier im Folgenden zitierte Aktionsbereiche (Abwehrmaßnahmen) gegen die fatalen Auswirkungen, die von der Fake-Mafia auf die Integrität der akademischen Forschung und seinem Publikationswesen ausgehen:

1. Bildung und Bewusstsein: Schaffung neuer Bildungsinstrumente und -ressourcen sowie Förderung von Aufklärungs- und Sensibilisierungsaktivitäten, um Forscher, Zeitschriftenredakteure, Rezensenten, Zeitschriften und Verleger auf das Problem der Papiermühlen aufmerksam zu machen.
2. Verbessern der Korrekturen bereits publizierter Veröffentlichungen: Untersuchung und Vereinbarung von Möglichkeiten zur Verbesserung der Kommunikation mit denjenigen, die Fehlverhalten an Zeitschriften melden, und Vereinbarung von Möglichkeiten, wie die Korrektur der Literatur beschleunigt werden kann, wenn Fehlverhalten festgestellt wurde.
3. Forschung zu Papiermühlen: Förderung der Zusammenarbeit mit interessierten Partnern zur Erleichterung und Organisation von Forschungsarbeiten zu Papiermühlen unter besonderer Berücksichtigung regionaler und fachspezifischer Aspekte.
4. Entwicklung von Indikatoren des Vertrauens: Zusammenarbeit mit den verschiedenen Anbietern, die Methoden entwickeln, die die Identität von Autoren, Rezensenten und Herausgebern überprüfen, um sicherzustellen, dass die Lösungen für die Vielfalt der Autoren und Autorenauswahl funktionieren und für ihren Zweck geeignet sind.
5. Fortführung der Förderung des Dialoges zwischen den Stakeholdern über die systematische Manipulation des Veröffentlichungsprozesses. Fortführung des Ziels, die vielen Stimmen in diesem Bereich durch gemeinsame Projekte und Initiativen zusammenzubringen.

Die Unterzeichner dieser Konsenserklärung verpflichten sich an deren Ende, die beschlossenen „Maßnahmen [zu] unterstützen und voran[zu]treiben, indem sie an Arbeitsgruppen teilnehmen und weiterhin unter dem Banner der U2A an der Lösung des Problems der Paper Mills arbeiten."[224]

Dennoch, trotz aller berechtigten Hoffnungen, die sich mit den Aktivitäten von United2act verbinden, gilt es, die weiteren Entwicklungen rund um das globale Geschäft der Fake-Publikationen nüchtern und kritisch zu beobachten. Zur besonderen Vorsicht mahnt die kompromittierte Ethik der großen Wissenschaftsverlage, die ein Ökosystem aufrechterhält, in dem wissenschaftliches Publizieren auch mittels KI „unterstützt" werden soll. Dabei ist es genau diese KI, mit deren Hilfe auch die völlig frei erfundenen, pseudo-wissenschaftlichen Artikel erzeugt und verbreitet werden können. Also Fake-Mafia nicht „mit KI" sondern „durch KI". So wirkt die Deklaration von United2act ein bisschen so, als wenn sich amerikanische Indigene im Wilden Westen gegen das Eindringen der weißen Siedler wehren würden, indem sie mit Pfeilen aus dem 19. Jahrhundert auf moderne Panzer aus dem 21. Jahrhundert schössen.

Schlimmer noch, die großen, global agierenden Wissenschaftsverlage sehen sogar neue Umsatzmöglichkeiten, wie aus wissenschaftlichen Publikationen deren Ergebnisse mittels KI automatisiert in Form sog. Media News für die freie Presse kostengünstig „übersetzt" werden könnten. Nicht zufällig stellten sich auf ihrem alljährlichen APE-Kongress der Verlage im Januar 2023 in einer Innovations-Session mehrere junge Start-Ups vor, die sich einen solchen „Service" auf die Fahnen geschrieben haben, und Springer Nature kündigt beim beim APE 2024 Kongress an, das Wissen mit KI systematisch für die Öffentlichkeit zu schürfen. Wissen ist Macht. Die Höhle der Löwen lässt schön grüßen!

13 Folgeschäden des Angriffs auf das Weltwissen

Ja, es stimmt, die wissenschaftliche Verlagsbranche macht sich nicht erst seit gestern Gedanken darüber, wie unethisches Verhalten im Publikationswesen zu definieren ist. So haben sich verschiedene Organisationen mit dem Thema Integrität in der Wissenschaft befasst und dabei u. a. eine Reihe von „Sünden" im Publikationsprozess benannt: Verstöße gegen berufsethische Kodizes, wie z. B. Mehrfacheinreichungen, doppelte oder redundante Veröffentlichungen, falsche Behauptungen über die Urheberschaft, Plagiate, betrügerische Verwendung von Daten und ähnliches. Denn solche wären Rechtsverstöße oder Verleumdung, und falsche oder ungenaue Daten könnten ein ernstes Gesundheitsrisiko darstellen.[225]

Nur: Geschehen ist seit dem ersten Aufmerken der Wissenschaftsverlage reichlich wenig! Wenn aber der Verseuchung der Wissenschaft mit Fake-„Fakten" nachhaltig und mit voller Kraft nicht Einhalt geboten wird, dann zieht dieses Versäumnis den Teppich unter den Füßen der modernen Gesellschaft weg. Wissenschaft war lange eine (einigermaßen gute) Quelle vertrauenswürdiger Informationen, auf die sich Entscheidungsträger in Politik, Wirtschaft und Gesellschaft verlassen haben (und konnten). Wird „Wissen" beliebig, wie man es nach eigenem Gusto oder kommerziellen Interessen gerade braucht, und geht dabei das Grundvertrauen in Wissenschaft verloren: Gnade uns Gott! Wird der Entwicklung nicht Einhalt geboten, wird der wissenschaftliche Erfolg von seinen eigenen Kindern gefressen. Die Verlage tragen hier eine besondere Verantwortung dafür, dass wir keinen Wissenskollaps erleben.

Wie lange, nachhaltig und schädlich Fake-Publikationen wirken können, macht der Fall des indisch-amerikanischen Biochemikers Bharat B. Aggarwal bewusst. Aggarwal hatte von 1989 bis 2015 am MD Anderson Cancer Center an der University of Texas gearbeitet und allein in den Jahren 1994–2020 mehr als 120 Artikel

· Folgeschäden des Angriffs ·

über die (angebliche) therapeutische Wirkung von Curcumin, einem Bestandteil des in vielen Küchen vorhandenen Gewürzmittels Kurkuma, veröffentlicht. In seinen Arbeiten behauptete Aggarwal immer wieder, dass Curcumin, das in der ayurvedischen Medizin verwendet wird, ein positives Behandlungspotenzial für eine Vielzahl von Krankheiten aufweise, darunter für verschiedene Krebsarten, die Alzheimer-Demenz und Covid-19. Er empfahl den Lesern seines im Jahre 2011 veröffentlichten Buches „Healing Spices" sogar, täglich 500 mg Curcumin einzunehmen, und es war sicher kein Zufall, dass den Besuchern der Website des MD Anderson Cancer Centers empfohlen wurde, Curcumin bei einem Unternehmen einzukaufen, für das Aggarwal als Redner auftrat – bezahlt, versteht sich.[226]

Ein schönes Geschäftsmodell! Pech nur für Aggarwal, dass im Jahr 2012 ein Bilddetektiv mit dem Pseudonym Juuichi Jigen entdeckte, dass eine Reihe von ihm publizierter Bilder manipuliert war, was zum Rückzug von 30 seiner Artikel führte. Mit dieser Zahl gehört Aggarwal bis heute zu den Top-30 der Einzelautoren mit den meisten zurückgezogenen Artikeln, die der Blog „Retraction Watch" listet. „Aggarwals zurückgezogene Artikel enthalten Dutzende Fälle von gespleißten Western Blots und duplizierten Bildern sowie mehrere Fälle, in denen Mäusen Tumore implantiert wurden, deren Volumen die ethisch vertretbare Größe überschreitet", berichtet der Blogger Reese Richardson in seiner im Januar 2024 veröffentlichten „Fallstudie" über den „König des Curcumins". Vor allem aber: Es gebe „keine fundierten klinischen Studien", die gezeigt hätten, „dass es sich um ein wirksames Arzneimittel handelt"[227].

Dennoch setzte Curcumin seinen Siegeszug fort, denn trotz des Mangels an seriösem, evidenzbasiertem therapeutischem Potenzial wächst der Umfang der Forschung von Jahr zu Jahr weiter. Laut Richardson werden jährlich mehr als 2.000 (!) Studien zu diesem Wirkstoff veröffentlicht. „Viele dieser Studien weisen Anzeichen von Betrug und Beteiligung von Papierfabriken auf."[228] Und bis 2020 habe das US-amerikanische National Institute of Health (NIH) mehr als 150 Mio. US-Dollar für die Finanzierung von Projekten mit einem Bezug zu Curcumin ausgegeben – Geld, das jetzt für die seriöse wissenschaftliche Forschung fehlt. Die zunehmende Forschung sei mit einer ständig steigenden Beliebtheit von Curcumin als Nahrungsergänzungsmittel einhergegangen. Dass die staatliche Food and Drug-Administration (FDA) deren Hersteller regelmäßig kritisierte, da

· Folgeschäden des Angriffs ·

sie ihr Geschäft mit falschen Behauptungen über die gesundheitlichen Auswirkungen von Curcumin betrieben, focht weder diese noch die Verbraucher an.

„Curcumin ist ein wertvolles Fallbeispiel dafür, wie ungehinderter Betrug ein ganzes Forschungsgebiet zum Nachteil echter Forschung verzerren kann", so Richardson.[229] Denn, obwohl es längst Hinweise darauf gebe, dass Aggarwals Forschungen unzuverlässig seien, zitierten die meisten Artikel und die große Mehrheit der bis in das Jahr 2020 von der NIH finanzierten Studien zu Curcumin immer noch seine Arbeiten. Richardson kommt zu einem eindeutigen Ergebnis: „Hunderte Millionen Steuergelder, zahllose Arbeitsstunden von Nachwuchswissenschaftlern, tausende geopferte Labortiere, tausende Krebspatienten, die wegen wirkungsloser Behandlungen in klinische Studien aufgenommen werden, und zahllose Menschen haben auf eine teure und invasive, aber wirksame Krebsbehandlung zugunsten eines im Laden gekauften Gewürzes verzichtet, das durch, von Lügen durchdrungener, Forschung gefördert wurde."[230]

Dieser eine Fall macht beispielhaft klar, dass Fake-Publikationen unterschiedlichste Folgen haben können, die unkalkulierbare Schäden für die Wissenschaft und die globale Bevölkerung mit sich bringen. Im Folgenden zähle ich die wichtigsten dieser Folgen auf.

Verseuchung der Weltliteratur und die Gefahr von „Wissenskollaps"

Die Verseuchung der wissenschaftlichen Weltliteratur ist von allen Problemen und Risiken das größte. In einer Hitliste des Blogs „Retraction Watch" der bis in das Jahr 2020 zehn am häufigsten zitierten *zurückgezogenen* Artikel zeigt sich, wie weit sich Fake-Wissen in Zeitschriften, die die Datenbank Web of Science (WoS) indexiert hat, bereits verbreitet hat und ständig weiterverbreitet. Spitzenreiter war ein Papier über die Primärprävention von Herz-Kreislauf-Erkrankungen mit einer mediterranen Ernährung, veröffentlicht im April 2013 in der Zeitschrift „The New England Journal of Medicine". Bis der Artikel 2018 widerrufen wurde, war er bereits 1.905-mal zitiert worden. Die Autoren des zurückgezogenen Artikels behaupteten, mittels beobachteter Kohortenstudien und einer Sekundärpräventionsstudie einen umgekehrten Zusammenhang zwischen der Einhaltung der Mittelmeerdiät und dem kardiovaskulären Risiko festgestellt zu haben. Dazu hätten sie eine randomisierte Studie mit diesem Ernährungsmuster durchgeführt. Das war falsch. Doch selbst nach dem Zurückziehen des Textes wurde er in WoS-indexierten Zeitschriften munter weiter zitiert, nämlich allein in den zwei Jahren bis 2020 exakt 950-mal. Insgesamt kam er somit auf 2.855 Zitationen. Dieser Text führte die Hitliste einsam an. Rang zwei gebührte einem Artikel, der es auf 1.583 Zitierungen brachte: In einem Zeitschriftenbeitrag vom Februar 1998 ging es um noduläre lymphoide Hyperplasie, eine unspezifische Colitis mit tiefgreifenden Entwicklungsstörungen bei Kindern. Erschienen in der renommierten Zeitschrift „The Lancet", wurde er erst zwölf Jahre später zurückgezogen und hatte es in dieser Zeit auf 643 Zitationen gebracht. Auch dieser Fall macht offenkundig, dass das Zurückziehen eines Artikels nicht zwangsläufig bedeutet, dass er anschließend in Fachkreisen keine Rolle mehr spielt. Tatsächlich zirkulierte dieser Artikel in den Jahren 2010 bis 2020 munter weiter: Mit 940 Zitierungen stieß er nun auf einen vergleichsweise noch größeren Widerhall. Ein solches Phänomen lässt sich eindrucksvoll auch für den dritt-„erfolgreichsten" Artikel aufzeigen, in dem es um ein Protein geht, das die Wirkung von Insulin nachahmen soll. Der Text wurde zwischen seiner Veröffentlichung (2005) und Retraktion (2007) 232-mal zitiert; in den Folgejahren bis 2020 weitere 1.232 Mal.[231]

Da die Zahl von Publikationen und Zitierungen noch immer wesentliche Kriterien für die Bewertung von Sichtbarkeit und Erfolg von Wissenschaftlern sind, bleibt die Gefahr eines Wissenskollapses theoretisch denkbar: Sofern gefakte Zitate – gestützt durch KI – in Fake-Publikationen wiederum immer mehr Fake zitieren, verbreitet sich „falsche" oder „dumme" Information wie ein Krebsgeschwür und verdrängt Publikationen, die aus der regulären, zeitaufwendigen, wahren Wissenschaft hervorgehen. Die Zahl der pseudo-wissenschaftlichen Lügner und Betrüger droht schrittweise die der ehrlichen, sauberen Forscher zu überholen. Sollte das Unwesen der Fake-Mafia zu immer mehr „Noise" und immer weniger „Signals" (Erkenntnisse) führen, lässt sich im Extremfall für die Zukunft ein Wissenskollaps nicht ausschließen.

Raubjournale

Raubjournale sind wohl die schlimmsten Schänder der Wissenschaft (▷ Kap. 9). Dies zeigte sich beispielsweise zu Beginn der Covid-19-Pandemie. Eine Untersuchung von 200 Artikeln zur Covid-Thematik in Fake-Zeitschriften, die sich um Ivermectin- und Hydroxychloroquin drehten und ohne eine angemessene Begutachtung sowie ohne die Berücksichtigung neuer Covid-Symptome veröffentlicht wurden, zeigte, dass diese zu potenziell schädlichen öffentlichen Maßnahmen oder Selbstversuchen führen können.[232] Problematisch ist nicht nur, wie im vorherigen Abschnitt schon dargelegt, dass viele Artikel selbst dann fleißig weiterhin zitiert werden, wenn sie bereits als falsch oder gefährlich erkannt und zurückgezogen wurden. Raub- bzw. Fake-Zeitschriften tragen durch ihre pseudo-wissenschaftlichen Aktivitäten vielmehr zu einem immensen volkswirtschaftlichen Schaden bei, den der Bericht der InterAcademy Partnership (IAP) für das Jahr 2020 auf weltweit 2,6 Mrd. Dollar schätzt, wobei dieser Wert nur eine Annäherung sein kann. Dabei entsteht der Schaden u. a. durch die Verschwendung von Zeit zulasten der seriösen Forschung sowie durch die finanziellen Aufwendungen, die für die von den Raubverlagen erhobenen Open Access-Publikationsgebühren zu leisten sind.[233] Aktuell dürften die Kosten, die sich bis heute allein aufgrund der sog. Article Processing Charge (APC) kumuliert haben, bei fünf bis zehn Mrd. Euro liegen, unter Berücksichtigung von ca. fünf Mio. Publikationen und einer durchschnittlichen Gebühr von 2.000 Euro.

Zum Schaden, den Raubjournale auslösen, gehört – last but not least – die Tatsache, dass sie durch ihr betrügerisches Gebaren ein grundsätzliches Misstrauen gegenüber der Wissenschaft schüren und das Ansehen seriöser Open Access-Zeitschriften dabei mit in den Schmutz ziehen.

· Folgeschäden des Angriffs ·

Finanzielle Verluste durch Publikationskosten

Lediglich die Publikationskosten für die Wissenschaft erlauben eine grobe Schätzung eines *kleinen* Teils des direkten volkswirtschaftlichen Schadens. In dem Maße, in dem die Produktion und Verbreitung von Fake-Publikationen ein hoch lukratives Geschäft für die Fake-Autoren, die Papiermühlen und die beteiligten Verlage sind, entsteht bei denen ein massiver Schaden, die für die Wissenschaft finanziell aufkommen – sprich, der Schwarze Peter liegt bei den Steuerzahlern, den Forschungseinrichtungen und der Industrie. Hier einige grobe Kostenschätzungen zum Verständnis alleine der finanziellen Schäden.

Kapitalvernichtung in der Wissenschaft und sinnlose Publikationskosten in EUR pro Jahr:
- Gebühren für die Bestellung von Fake-Publikationen bei Papiermühlen: 8 Mrd. (10.000 EUR × 810.000 Publikationen (16 %/5 Mio. Publikationen)
- Verschwendung Forschungs- und Entwicklungskosten, global (16 %/2,5 Bill.): 400 Mrd.
- Verschwendung Forschungs- und Entwicklungskosten, in Deutschland: 19 Mrd. (16 %/121 Mrd.)
- Gesundheitliche Schäden in allen Bereichen: 150 Mio. (Beispiel: versenkte NIH-Fördermittel für „Kurkumaforschung")
- Fehlgeleitete Experimente und Fehlinvestitionen der Wirtschaft: 28 Mrd. (Beispiel: nicht-reproduzierbarer Studien der Pharmaindustrie)
- Umweltschäden aller Art (Beispiel Toxizität, fehlerhafte Klimafolgeschätzungen)
- Material- und Produktionsschäden aller Art
- Gesellschaftliche und politische Einflussnahme durch Fake-Information (Desinformation)

Nicht enthalten sind in der Schätzung die Umsätze aus Master- und Doktorarbeiten, von Raubjournalen, Konferenzen, und die Erlöse aus rund vier Mio. weiterer, nicht in SCImagoJR-gelisteten Publikationen. Nimmt man ferner an, dass aufgrund einer Fake-Publikation nur ein einziges echtes Forschungsprojekt scheitert (Negativ-Ergebnisse der bekannten Replikationskrise), läge der jährliche Schaden durch die Fake-Wissenschaft – bei angenommenen Kosten (direkt und indirekt) pro Projekt von 300.000 EUR – bei gigantischen 150 Mrd. EUR weltweit. Vorsichtig geschätzt.

Finanzielle Verluste durch mangelhafte Qualität von Forschungsdaten

Die Food and Drug-Administration (FDA), die US-amerikanische Zulassungsbehörde für Arzneimittel und Medizinprodukte, berichtete am 20.02.2024 von einer Zunahme an Anträgen auf Zulassung zur Markteinführung neuer Produkte, die vermehrt unzuverlässige Daten von Drittlabors aus China und Indien enthalten.[234]

Dieser Trend behindere solche Zulassungsverfahren ganz erheblich und Unternehmen, die ihre Labortests in kostensparende Regionen auslagerten, seien gewarnt. Beruhen die Ergebnisse nicht auf den regulären, erforderlichen Forschungsstandards, kann dies die Zulassung der Produkte gefährden und für die beteiligten Unternehmen zu höheren Kosten führen, die im Zweifelsfalle an den Endverbraucher weitergegeben werden. „Billig" im Preis kann sich somit letztlich sogar als viel teurer erweisen, als wenn man für eine gute, saubere Qualität gleich mehr bezahlt hätte.

· Folgeschäden des Angriffs ·

Weitere monetäre und nicht-monetäre Kosten

Es gibt eine ganze Reihe weiterer monetärer und nicht-monetärer, indirekter Folgeschäden, die kaum bezifferbar sind. Dazu gehören unter anderem:
- Werteverfall der Abonnements wissenschaftlicher Zeitschriften, die Bibliotheken bzw. staatliche Institutionen erworben haben, da der Erkenntniswert ihrer Inhalte als zunehmen unsicher gelten muss.
- Gedoptes Publizieren dopt auch die Aktienkurse börsennotierter Wissenschaftsverlage. Für deren Anteilseigner geht dies mit nicht unerheblichen Risiken zu einem späteren Zeitpunkt einher, an dem die Machenschaften der Fake-Mafia auffliegen und eine zuvor mangelhafte bzw. fehlende Qualitätssicherung und Regulierung der Fake-Publikationen aufdecken. Der bereits erwähnte Absturz der Aktien von Wiley um die Jahreswende 2022/2023 kann hier als „gutes" und abschreckendes Beispiel dienen.
- Verlorene Ausgaben, entstanden durch unsinnige Experimente, die von Fakes inspiriert wurden. Diese Kosten sind sicher enorm, wenngleich deren realitätsnahe Schätzung derzeit nicht möglich ist.
- Verlorene finanzielle Aufwendungen für Verifizierungs-Experimente (Replikationen) bei kritischen Fragestellungen, z. B. klinische Prüfungen in der Arzneimittelindustrie (da kann allein eine Studie durchaus 100 Mio. Euro kosten).
- Verlorene Kosten und Schäden aller Arten im Gesundheitssystem, der Ernährung der Weltbevölkerung, der Wirtschaft, der Umwelt, der Sicherheit und anderes mehr.
- Fake-Publikationen können auch als Barriere für Erfindungsrechte neuer, regulär und sauber zustande gekommener Entwicklungen wirken, die ansonsten durch Patente hätten wirksam geschützt werden können. Fake-Publikationen sind somit innovationsschädlich.

· Folgeschäden des Angriffs ·

Nicht-monetäre Risiken für die Wissenschaft

Hinzu kommen Gefahren für die Wissenschaft, die nicht alleine mit Geld berechnet werden können:
- Die Qualität des Peer Review-Systems sinkt, und in dessen Folge die der Publikationen insgesamt, weil die gegenwärtig beobachtbare Fake-Lawine das herkömmliche System der Qualitätskontrolle und -sicherung stark überfordert: So finden sich schlicht keine Gutachter mehr, die in ausreichender Zahl das Peer Review-System in wissenschaftlich gebotener Form aufrechterhalten könnten. Bezeichnend ist, dass immer mehr Wissenschaftsverlage, die das Problem schon länger kennen, ihre Hoffnung offenbar darin setzen, dass – ausgerechnet – KI diese Aufgabe in Zukunft übernehmen könnte. Also: KI trägt im ersten Schritt maßgeblich dazu bei, die Publikationen zu verfassen, und bewertet sich in einem zweiten Schritt selbst? Toll!
- „Impact Factor"-Manipulation – oder „Impact Factor-Engineering" – ist reinstes „Doping" der Wissenschaft. Es dient allein dem Zweck, die wahrgenommene Qualität einer Zeitschrift künstlich zu erhöhen. Ich bezeichne es so, da es die Metrik täuscht – also ein vormals „objektives" (wenn auch mangelhaftes) Kriterium für die Sichtbarkeit von Leistung ehrlicher Wissenschaft. Je mehr gedopt wird, desto weniger aussagekräftig ist der ehrliche „Leistungsnachweis" einer Zeitschrift und desto größer sind die Folgeschäden. Das ist wie beim Doping im Sport: mehr Leistung, aber auch mehr gesundheitliche Probleme.
- Ein weiteres Risiko mit erwartbaren Schäden ist: Der Ehrliche ist der „Dumme". Ehrliche, sauber arbeitende Wissenschaftler verlieren und unehrliche, betrügerische gewinnen, weil diese mehr Publikationen veröffentlichen und infolgedessen öfter zitiert werden, was ihnen – zum Teil selbst nach Bekanntwerden ihres Betrugs – damit einen größeren Anteil an der Wissenschaft einbringt. Ehrliche Arbeit hat einen entscheidenden Nachteil: Sie ist sehr aufwändig und teuer; unehrliches Kopieren dagegen billiger, einfacher und „klug" (wie Konfuzius so schön sagte). Den Aufwand

ehrlicher Wissenschaft können oder wollen nicht alle betreiben, besonders, wenn sie ständig unrealistische Erwartungen erfüllen müssen und unter enormen Leistungsdruck stehen. Der Ausweg ist dann für viele verlockend, Fake-Publikationen zu bestellen, um mit einer schlichten Banküberweisung einen (wenngleich unehrenhaften) „Leistungsnachweis" zu erhalten. Doping pur. Die ehrlich forschenden und publizierenden Wissenschaftler haben es grundsätzlich auch deshalb schwerer, weil ihre Ergebnisse häufig – der Komplexität ihrer Forschung entsprechend – weniger eindeutig und glatt ausfallen und ihre Publikationen kontroverser diskutiert werden. So gewinnt am Ende der Lügner, denn er kann mehr publizieren und ist sichtbarer. Als Verlierer stehen diejenigen da, die auf eine seriöse Wissenschaft bauen. Ehrlichkeit hinten, Lügner und Betrüger vorne.

- Wenn immer mehr „Junk" das globale Wissenschaftssystem verstopft, um im Bild des Dopings oder der Drogen zu bleiben, macht das die Suche nach wissenschaftlich fundierter Wahrheit und Innovation aufwändiger. Denn Wissenschaftler werden gezwungen, immer mehr Stoff zu lesen und sind doch zugleich immer weniger in der Lage zu beurteilen, was davon seriös ist und was nicht.

- Täglich werden die E-Mail-Postfächer von Wissenschaftlern durch eine Lawine verdächtiger Einladungen zu besonders schnell akzeptierten Publikationen, Herausgeberschaften, Journal-Sonderheften und Konferenzen verstopft – ein wachsendes Ärgernis! Ich selbst beginne meinen Arbeitstag regelmäßig damit, morgens zuerst zehn und mehr solch dubioser Anfragen und Angebote in meiner Mailbox zu löschen. Das nervt nicht nur, sondern lenkt von der Arbeit ab und mag unerfahrene Jungwissenschaftler fehlleiten, auf solche vermeintlich seriöse Post hereinzufallen. Wenn Wissenschaftler ehrliche, saubere Publikationen dann sogar noch (unwissend) in Raubjournalen publizieren oder sich bei Raub-Konferenzen anmelden, ist auch das ein herber Verlust für alle ehrlichen Sucher nach Erkenntnis.

· Folgeschäden des Angriffs ·

Risiken für Politik, Staat und Gesellschaft

Von Fake-Publikationen gehen für Gesellschaft und Staat erhebliche Risiken aus, die für deren Bürger und Politik mit enormen Schäden verbunden sein können:

- Die besondere Quantität und Qualität der Fake-Publikationen sind geeignet, einen schwerwiegenden Vertrauensverlust in die Wissenschaft schlechthin zu verursachen, einschließlich ihrer ehrlichen, seriösen Forschung – mit unabsehbaren Folgen für alle Bereiche des öffentlichen und privaten Lebens.
- Ein solcher Vertrauensverlust wird ebenso gegenüber Unternehmen (wie Verlagen) und darüber hinaus gegenüber Staaten und deren Behörden entstehen, die Fake-Publikationen bagatellisieren, trotz besseren Wissens wegschauen oder die Produzenten gefälschter Forschung und Publikationen sogar aktiv beschützen.
- Fliegen Fälschung und Betrug von Fake-Forschung und -Publikationen nicht auf und bleiben auch von Regulierungsbehörden unentdeckt, besteht die Gefahr, dass diese zur Markteinführung defizienter oder gar schädlicher Produkte oder Medikamente beitragen, die gesundheitliche Schäden oder gar den Tod von Patienten zur Folge haben können.
- Das Wissen um die Unsicherheit und Fragwürdigkeit vieler publizierter (angeblicher) Forschungsergebnisse erschwert für politische und gesellschaftliche Verantwortungsträger die Entscheidungsfindung auf allen Ebenen. Die dafür notwendigen Prozesse werden unsicherer und zugleich teurer und risikoreicher, was sich wiederum negativ auf viele Felder der Wirtschaft, Gesellschaft und Politik (u. a. Finanzwesen, Gesundheitswesen, Agrarwirtschaft, Klima) auswirkt.
- Wissenschaftler, wissenschaftliche Institutionen und Behörden aus Ländern, die gefälschte Forschungsergebnisse nicht erkennen und aus der Masse der Publikationen herausfiltern können, werden gegenüber solchen benachteiligt sein, die in der Lage sind, Fake-Publikationen durch geeignete Indikatoren zu detektieren. Regierungen und staatliche Behörden, die Fake-Publikationen offensiv entgegentreten können, verschaffen sich und

· Folgeschäden des Angriffs ·

ihrer Wirtschaft einen Wettbewerbsvorteil gegenüber denjenigen, die dazu unfähig sind. Dies kann dabei durchaus auch sensible Fragen der nationalen Sicherheit betreffen. Wer die Spreu vom Weizen besser trennen kann, gewinnt. – „Wissen ist Macht!"

- Auch umgekehrt lässt sich argumentieren: Wer als Staat die Fähigkeit besitzt, Fake-Publikationen bewusst zu fördern und zu entdecken, verfügt über das Potential, gefälschte Forschungsergebnisse bewusst zu streuen, um einen gegnerischen Staat oder einen unliebsamen ausländischen Wettbewerber der eigenen Industrie zu schwächen.

- Künstliche Intelligenz, welche bereits schon heute unbemerkt hinter unserem Rücken nahezu alle Lebensbereiche beeinflusst, richtet sich aus Prinzip nach der „Mehrheitsinformation". Je größer der Anteil von Fake an dieser ist, umso beliebiger, unwahrer, unzuverlässiger ihre Ergebnisse. Eine KI, deren Datenfundament von Schwindel und Betrug verseucht ist, wird auf kurz oder lang das Vertrauen ihrer Nutzer verlieren oder dieser zum Verhängnis werden. Sollte der zurzeit in Verlagskreisen diskutierte Gedanke Realität werden, KI systematisch das Peer Reviewing übernehmen zu lassen, droht den massenweise billig produzierten Fälschungen Tür und Tor geöffnet zu werden – mit allen weiter oben beschriebenen schädlichen Konsequenzen!

- Gelingt es nicht, der Fake-Publikationen wirksam Herr zu werden, ist mit erheblichen Kosten zu rechnen, die sich aus Rechtsstreitigkeiten ergeben: Sowohl zu Recht als auch zu Unrecht Beschuldigte werden Anwälte und Gerichte beschäftigen.

- Der schon weiter oben erwähnte Plan großer Wissenschaftsverlage, die wissenschaftlich publizierten Daten mittels KI umfassend zweitzuverwerten, in dem sie allgemeinverständlich übersetzt über öffentliche Medien und soziale Netzwerke verbreitet werden, ist lediglich auf den ersten Blick ehrenhaft, auf den zweiten jedoch voll von erheblichen Risiken. Wird in Zukunft in den Medien überhaupt noch individuelles unabhängiges Expertenwissen gefragt sein? Oder wird der „große Bruder" KI dies sodann erledigen, schnell und billig? Welcher Part wird morgen noch Journalisten und Redakteuren zukommen, wenn Verlage ihre wirtschaftliche Rentabilität über die Qualität ihrer Produkte stellten?[235] Entstehen hier vielleicht sogar, analog zum Drogenhandel der Mafia, Oligopole des Wissens, kontrolliert von Großverlagen, „Indexierungs"-Dienstleistern oder gar Behörden mancher Staaten, die über die Kontrolle des „Permanent Scientific Records" ertüchtigt werden? Da solcherlei Oligopole des Wissens zutiefst antidemokratisch wären, muss in den Ländern der freien Welt alles unternommen werden, diesen Angriff auf das Weltwissen abzuwehren und effektive Schritte zur Verteidigung der Freiheit des Denkens und Wissens zu unternehmen.

14 Call-to-Action: Reformation des wissenschaftlichen Publizierens

Wie wollen wir als Bürger und als wissenschaftliche Gemeinschaft mit dem ganzen Schlamassel umgehen? Fake-Publikationen wirkungsvoll zu bekämpfen und zurückzudrängen, wird eine Herkulesaufgabe sein, die der Kooperation vieler Akteure bedarf. Die damit verbundene Herausforderung ist deshalb so groß, da mit wissenschaftlichem Erfolg und Prestige – auf allen Ebenen: individuelle Forscher und Forschergruppen, wissenschaftliche Institutionen und Verbände, kommerzielle Unternehmen und staatliche Behörden – viel Geld im Spiel ist! Es geht, im positiven Fall einer ehrlichen, sauberen Forschung, um Ruhm und Ehre, im negativen Fall – wenn Fälschung und Betrug das Fundament bilden und auffliegen, um Ansehensverlust und Abstieg. Das Doping der Wissenschaft durch die Fake-Mafia setzt in großem Stil darauf, mithilfe von Fake-Publikationen Erfolgsgeschichten zu schreiben und dabei die Öffentlichkeit zu blenden und uns am Nasenring durch die Manege zu ziehen. Betroffen: die Grundlagen und Grundfeste unseres Weltwissens, und damit Wissenschaftler, Funding-Organisationen, wissenschaftliche Fachgesellschaften, Verlage, das Gesundheitswesen, die Industrie etc. Kurzum: Wir alle. Es ist an der Zeit, dagegen etwas zu unternehmen, einen Aufruf zum Handeln („call-to-action") zu starten.[236]

Wie könnte dieses Handeln aussehen? Dazu hier erste Überlegungen:

· Call-to-Action ·

Kontrollmechanismen

Wer die Zeche zahlt (also die Industrie, die Stiftungen und der Steuerzahler, vertreten durch den Staat), sollte auch mittels Qualitätsprüfung über Kontrollmechanismen bei der Herstellung und dem Vertrieb wissenschaftlicher Publikationen verfügen bzw. sie selbst unabhängig bereitstellen. Nur dann bekommt Wissenschaft, was Wissenschaft bestellt hat. Eine solche effiziente Kontrollfunktion wäre immens wichtig und darf nicht in den Händen derjenigen liegen, die ein wirtschaftliches Interesse daran haben, dass möglichst viel publiziert wird: den Verlagen. Das ist in etwa so, als ob ein KFZ-Gebrauchtwarenhändler auch gleich selbst über eine Lizenz für die TÜV-Kontrolle verfügte. Die Qualitätskontrolle öffentlich verbreiteter Forschungsergebnisse muss zukünftig von unabhängigen (!) Experten durchgeführt werden – aus offensichtlichen Gründen eines Interessenskonfliktes. Sie ist dabei in die Hände staatlicher Einrichtungen oder – besser noch – verlagsunabhängiger Wissenschaftsorganisationen (z. B. Akademien der Wissenschaften, Fachgesellschaften) zu legen. Diese sollten Methoden und Normen definieren, mit dem Ziel der Optimierung, Qualitätssicherung, Sicherheit und Integrität des wissenschaftlichen Publizierens.

Auf die Selbstkontrolle der Wissenschaftsverlage, in dieser Hinsicht stets „integer" zu handeln, ist kein ausreichender Verlass. Sie verfügen zwar über interne Kontrollinstrumente der Qualitätssicherung, doch deren Systeme sind intransparent und ihre Qualität unklar bzw. bisher nicht unabhängig prüfbar. Ein effektiver Ausschluss von Fake-Publikationen müsste logischer- und konsequenterweise zu einer deutlichen Verringerung der Zahl von Publikationen führen, die im Web of Science (WoS) gelistet werden, und zwar schon innerhalb kurzer Zeit. Zumindest müsste durch ein solches Handeln sichtbar werden, dass die Zahl der Publikationen nicht weiter zunimmt.

Es wird eine spannende Diskussion mit den großen Wissenschaftsverlagen geben und ein nicht unerheblicher Aufwand wird zu betreiben sein, um die Qualität wissenschaftlichen Publizierens (wieder) zu verbessern. Nichts tun ist aber absolut keine Option. Darum ist jede Initiative wertvoll, die Doping in der Wissenschaft einhegt. Ob United2Act (▷ Kap. 12) dies wirklich leisten will, kann oder wird, bleibt abzuwarten. Ob die im Geschäftsmodell Fake-Publikationen

· Call-to-Action ·

involvierten Verlage trotz der offensichtlich vorhandenen Interessenkonflikte das gesamte notwendige Ausmaß der Wahrhaftigkeits-Renovierung wirklich selbst umsetzen können und wollen? Es wäre sehr zu wünschen – *sed fide careo* („allein mir fehlt der Glaube").

Die reale Gefahr besteht, dass es sich bei den Verlautbarungen der Verlage letztlich in erster Linie um wohlfeil klingende Absichtserklärungen handelt oder auch um ein trickreiches Vorgehen und Verschleiern durch ihre Marketing-Teams. Andere Wirtschaftsbranchen, wie zum Beispiel die Zuckerindustrie, können hier als (schlechtes) Vorbild dienen, wenn Industrieinteressen mit rhetorisch gut klingenden Kommunikations-Kampagnen erfolgreich geschützt werden (Getränke angeblich „zuckerfrei", tatsächlich aber voller Fruchtzucker, der – in zu großen Mengen konsumiert – gesundheitlich nicht weniger schädlich ist).

Die Wissenschaftsverlage sind aufgefordert alles zu tun, damit wir ihnen weiterhin – bzw. wieder – trauen können. Sie müssen ihren Anteil dazu leisten, das Doping und damit Schwindel, Fälschung und Betrug in der Wissenschaft durch die Fake-Mafia nicht nur symbolisch, sondern tatsächlich umfassend zu unterbinden, auch wenn sie dafür in den sauren Apfel beißen und finanzielle Einbußen verkraften müssen. Nur so werden sie sich langfristig das Vertrauen der Märkte (einschließlich der Aktienmärkte) erhalten können.

Die Investition von 173 Mio. EUR des Wissenschaftsverlags Springer Nature im Jahr 2023 in neue Technologien zur Aufdeckung von Betrugsfällen ist ein Schritt in die richtige Richtung (▷ Kap. 10).

Da Vertrauen gut, Kontrolle aber besser ist, muss das System des wissenschaftlichen Publizierens sowie die Herstellung und Verbreitung des Technologie-Produktes „Wissen" neu gedacht werden. Dabei ist zu bedenken, dass Hightech-Unternehmen, die sich auf das Schürfen von „Wissen" spezialisieren werden, von unabhängigen Einrichtungen kontrolliert werden sollten, damit keine Wissensmonopole entstehen, die die Macht erlangen könnten, die Meinungsbildung der Öffentlichkeit über die Medien zu kontrollieren. Dazu braucht es Methoden und Normen für die Optimierung, Qualitätssicherung, Sicherheit und Integrität des wissenschaftlichen Publizierens sowie eine unabhängige Kontrolle von KI-unterstützter „Wissensextraktion" der Wissenschaftsverlage.

· Call-to-Action ·

Symptombekämpfung durch Regulation und Kontrollsysteme

In Deutschland gibt es für fast alles Qualitäts- und Sicherheitsnormen, Kontrollsysteme und Instanzen, die mit gutem Grund unabhängig von der Industrie tätig sind: Vereine, Einrichtungen und staatliche Ämter für technische Sicherheit (zum Beispiel TÜV, DEKRA, benannte Stellen für die CE-Zertifizierung), Sicherheitsschleusen beim Einchecken an den Flughäfen. Fast alles wird reguliert, was der Sicherheit unserer Bürger zugutekommt. Alles dient dem Schutz von Menschen oder der Umwelt, bis zur letzten Steckdose, bis zum Brandschutzmelder in jedem Raum einer jeden Wohnung nach DIN-Norm. Für die Kontrolle von jeglicher Sicherheit gibt es auch Bundesämter aller Art. Hier ein paar Beispiele:

- Bundesamt für Verfassungsschutz
- Bundesamt für Sicherheit von Arzneimittel und Medizinprodukte (BfArM)
- Bundesamt für Finanzaufsicht (BAFIN)
- Bundesamt für gesundheitliche Aufklärung
- Bundesamt für Katastrophenschutz
- Bundesamt für Bekämpfung von Finanzkriminalität (BBF)
- Bundesamt für Bauwesen und Raumordnung
- Bundesamt für Verbraucherschutz und Lebensmittelsicherheit

Um Entscheidungen treffen können, z. B. durch Prüfinstanzen oder die Politik, sind die Wahrhaftigkeit und Integrität von „Wissen", also damit auch die der publizierten „Produkte" der Wissenschaft, ausschlaggebend. Aber wer, bitte schön, kontrolliert die Echtheit und Integrität des „Produktes" Wissen, wer deckt Fälschung und Schwindel auf und verhindert „präventiv" das Doping? Wer schützt die Wissenschaft, die Basis unserer modernen und hoch-technologisierten Gesellschaften, vor ihren Betrügern? Oder, noch zugespitzter, aber mit der gleichen Berechtigung gefragt: Wer schützt uns alle, die Bürger, vor diesen massiven Verunreinigungen des Wissens?

Muss erst, wie so oft, ein einschneidender, öffentlich sichtbarer Schadensfall eintreten, um die Verantwortlichen zu überzeugen, in unser aller Interesse zu handeln? Müssen wir erst Schaden nehmen, um daraus klug zu werden?

· Call-to-Action ·

Aus Schaden klug werden

Es gibt zahlreiche Fälle, die traurige Berühmtheit erlangten, weil aufgrund mangelnder professioneller Sorgfalt und Weitsicht erheblicher Schaden entstand, der durch eine bessere Kontrolle hätten vermieden werden können. Hier nur zwei Beispiele:
Thalidomid, der Wirkstoff in Contergan, wurde ursprünglich als Beruhigungs- und Schlafmittel entwickelt und von 1957 bis 1961 vertrieben. Es wurde auch von Frauen eingenommen, die unter Schwangerschaftsübelkeiten litten, da Ärzte eine „positive Wirkung" von Thalidomid beobachteten. Im November 1961 wurde jedoch bekannt, dass Contergan schwere Fehlbildungen bei neugeborenen Kindern hervorrief, den sog. „Contergan-Kindern". Der dadurch ausgelöste Schock, und zahlreiche Gerichtsprozesse, trugen dazu bei, dass für die Pharma- und Medizinbranche das Thema „Sicherheit von Produkten und Medikamenten" auf die Tagesordnung kam. Die Politik erkannte die Notwendigkeit, Richtlinien für die Entwicklung, Produktion und den Vertrieb von Arzneimitteln zu erlassen, wie sie heute durch das Arzneimittelgesetz geregelt sind und vom Bundesinstitut für Arzneimittel und Medizinprodukte (BfArM) kontrolliert werden, das die Verfahren für die Zulassung und Werbung von Arzneimitteln und Medizinprodukten überwacht.
Ein weiteres Beispiel: Zehn Jahre später, am 05.09.1972, schreckte ein Terroranschlag die deutsche Bevölkerung auf. Eine palästinensische Terrorgruppe stürmte während der Olympischen Spiele in München die Quartiere der israelischen Mannschaft im Olympischen Dorf, erschoss zwei Mitglieder und nahm neun Geiseln. Bei der fehlgeschlagenen Befreiungsaktion am Flughafen Fürstenfeldbruck nahe München kamen alle Geiseln, ein bayerischer Polizeibeamter und fünf der acht Attentäter ums Leben. Obwohl die Sicherheitsbehörden Monate vor den Olympischen Spielen ein ähnliches Szenario durchgespielt hatten, hatten sie es als unrealistisch verworfen und sich nicht ausreichend darauf vorbereitet. Hätten sie es getan, hätten viele Menschenleben gerettet werden können. Nur kurze Zeit später, am 10.11.1972, versuchten Terroristen Flug 49 der Southern Airlines in den USA in ein Atomkraftwerk zu fliegen. Diese beiden brutalen Terroranschläge waren ein Weckruf für die Sicherheitsbehörden. Großveranstaltungen werden

· Call-to-Action ·

seitdem viel besser geschützt und weil Terroristen offenbar vor Anschlägen nur die Tür öffnen musste, um in einen Flieger zu steigen, wurden die Sicherheitsvorkehrungen an den Flughäfen durch Gepäckkontrolle und Körperscanner weltweit stark erhöht.

Was Fake-Publikationen betrifft, so handelt es sich, wie in den vorausgegangenen Kapiteln dargelegt, um fehlerhafte, wertlose und sogar schädliche Billigprodukte, die dem „Besteller des Wissens" (Bürgern, Forschern, Industrie, Gesundheitswesen, Staat, Politik) nicht nur wert- und sinnloses Wissen liefern, sondern auch solches, das potentiell großen Schaden und erhebliche Gefahren mit sich bringen kann. Da Wissenschaft das kritische Fundament unserer modernen technikorientierten Weltordnung ist, ist meine Forderung an die Politik und Wissenschaftsorganisationen klar: *Stoppt die Verschmutzung des Weltwissens durch Regulierungen der Fake-Publikationsindustrie mit geeigneten Sicherheitsmaßnahmen!*

Wissenschaft, Wirtschaft, Technik, Verwaltung, Öffentlichkeit und Politik müssen sich in ihren Entscheidungen wieder auf echtes, reguläres „Wissen" verlassen können! Fake-Publikationen, die auf Doping eines Pseudo-Wissens, auf Nicht- und Falschwissen und damit auf Täuschung und Betrug beruhen, dürfen auf diese keinen Einfluss ausüben! „Aus Schaden wird man klug" – so weit sollten wir es hier erst gar nicht kommen lassen. Wir sollten nicht warten, bis die durch Fake-Publikationen verursachten Schäden pandemisch zunehmen, sondern jetzt handeln!

Bevor ich im Weiteren konkrete Maßnahmen vorstelle, wie man das Problem in den Griff bekommen könnte, vorweg folgende Anmerkung: Es geht nicht darum, „rassistisch" das eine oder andere Land, bestimmte Verlage oder Autoren an den Pranger zu stellen. Es geht auch nicht darum, bestehende Kooperationen mit Wissenschaftlern, Einrichtungen oder Ländern zu behindern oder einzuschränken, denn dies würde auch ehrliche und redliche Partner treffen. Und, wie die Stellungnahme des Deutschen Hochschulverbandes vom April 2023 zum Ausdruck bringt, sollte die Wissenschaft vermeiden, selbst Politik zu machen. Die Wissenschaft hat vor allem die Aufgabe einer unvoreingenommenen Suche nach Erkenntnis und Wahrheit, die nicht durch politische Wertung ersetzt werden soll. Die Freiheit der Wissenschaft darf nicht politischen Vorgaben geopfert werden

· Call-to-Action ·

und dementsprechend sollten sich Wissenschaftler eher politisch zurückhalten. Aber sie sollten durchaus – und müssen es – ihren Erkenntnisstand (politisch neutral) transparent machen und deutlich werden lassen, was sie wissen und was nicht. „Zwar muss Politik unterschiedliche Interessen und Sichtweisen bündeln und untereinander abwägen, aber ein gedeihliches Miteinander von Politik und Wissenschaft setzt voraus, dass beide die Arbeitsprozesse des anderen kennen und respektieren".[237]

Reformation des wissenschaftlichen Publizierens

Es ist höchste Zeit, die aktuellen Prozesse des wissenschaftlichen Publizierens zu bewerten und gegebenenfalls neu auszurichten. Insbesondere der Druck durch die inflationäre Lawine von Fake-Publikationen sowie darüber hinaus der Druck auf die Wissenschaftler zur Jagd auf Publikationsmasse und Impact-Faktoren („Quantität statt Qualität") bedürfen einer Neubewertung. Auch müssen wir über einen „Schutzschirm" nachdenken, der Manuskripte auf Fakes automatisch und lückenlos prüft, so wie es der Body Scan und die Gepäckkontrolle der Passgiere am Flughafen leisten. Nur so kann unser „Wissen" im Permanent Scientific Record beschützt und gepflegt werden. Wir können nicht nichts tun; nicht inaktiv bleiben und unsere Hände in den Schoß legen oder gar selbst versuchen, von einer fatalen Entwicklung persönlich zu profitieren. Es wird Zeit für Evaluation, Reflektion und Evolution wissenschaftlichen Publizierens.

Denn wie heißt es so richtig: „Wenn Du immer nur das tust, was Du immer schon tust, dann bekommst Du auch immer nur das, was Du schon immer bekommst." Gerade Wissenschaft sollte diesen Grundsatz achten, sonst stellt sie sich selbst in Frage. Wir sind auch keineswegs wehrlos gegen diese fatale Entwicklung der Fake-Publikationen und Täuschungen. Sich hinzustellen und fatalistisch zu behaupten, man könne ja doch nichts tun, ist die falsche Entscheidung. Handeln ist die einzige Option. Denn, wie heißt es ebenfalls so schön: „Alle sagten, es gebe keine Lösung für das Problem. Bis einer kam, der das nicht wusste, sich an die Arbeit machte und die Lösung fand."

Wissenschaft, Verwaltung und Politik sind aufgefordert zu klären, wie zunächst das Papiermühlen- Problem konkret gelöst werden kann, welche Mechanismen der Incentivierung, also dem bewussten Setzen positiver, motivierender Anreize, von Wissenschaftlern zukunftsfähig und nachhaltig sind und wie Qualität und Sicherheit des „Produkts" Wissen kontrolliert werden können, ohne die Freiheit der Wissenschaft einzuehegen. Verlässlichkeit und Integrität wissenschaftlicher Publikationen müssen das Primat sein. Diese Aufgabe kann nicht den Verlagen allein überlassen bleiben, denn sie befinden sich – wie andere Bereiche der Wirtschaft auch – in einem (verständlichen) systemimmanenten Interessenskonflikt der Erwartungen ihrer Anteilseigner einerseits und ihrer ethischen und gesellschaftlichen Verantwortung für die „Integrität" der Wissenschaft andererseits. Auch die Anteilseigner der Verlage (also Unternehmer, Gesellschafter, Aktionäre) müssen begreifen: Vertrauen in ihre Branche und Wertschätzung ihrer unbestritten wichtigen Rolle im Wissenschaftsbetrieb basieren grundlegend darauf, dass Mechanismen und Regeln gefunden werden, die besagte Verlässlichkeit und Integrität des verbreiteten Wissens tiefgreifend und nachhaltig sichern. Eine gute und praktikable Lösung wäre ein unabhängiger, staatlich-kontrollierter „Schutzschirm", der eingereichte Manuskripte prüft und vorfiltert, bevor sie über die Verlage und Herausgeber in die Begutachtungsphase gehen. Wer die Kostenlast trägt, Verlage und/oder die Steuerzahler, wird zu klären sein.

Symptombehandlung des Fake-Publizierens

Die Verlage haben zwischenzeitlich das Problem erkannt und über ihre Gesellschaften COPE und STM im Juni 2022 mit einem „White Paper" und im Januar 2024 mit der United2Act-Deklaration wortreich reagiert. Ihre Vorschläge (▷ Kap. 12) scheinen indes nicht mehr als ein deklaratorisch bescheidener Anfang zu sein.

· Call-to-Action ·

Dennoch, die dort vorgeschlagenen Wege sind neben einigen andern Maßnahmen erste Schritte hin zur richtigen Seite der Wahrhaftigkeit.

Hier nun eine Liste möglicher Aktivitäten und Maßnahmen, die helfen können, den Grad wissenschaftlicher Wahrhaftigkeit und Integrität bei Publikationen zu erhöhen:

- Identifikation von Papiermühlen und deren Verfolgung, Verbot und Ächtung. Diese Maßnahme ist wohl am schnellsten umsetzbar, weil die Fälschungsagenturen öffentlich im Internet ihre Dienstleistung bewerben. Sie stellen sich nicht als „Papiermühle" vor, sondern als Editing Service, Science Support Service, Ghostwriter o. ä. Hier wären investigative Detektive („Papiermühlen-Jäger") gefragt, die sich bei öffentlich beworbenen Anzeigen als Kunden („Schein-Wissenschaftler") ausgeben. Denn die Notwendigkeit öffentlicher Werbung ist die Achillesferse dieser Fake-Industrie. Sie müsste sich dann im Darknet verstecken, um Sanktionen zu vermeiden.

- *Fake-Detektion muss erforscht und automatisiert werden*, um damit zuverlässig den Permanent Scientific Record (auch rückwärts in der Vergangenheit) zu reinigen bzw. nach vorne hin bei der Erstellung von Literaturlisten einzusetzen, um Fake-Publikationen automatisch auszusieben. Fake-Detektor-Algorithmen könnten geeignet sein, „Science Doping"-Checks durchzuführen, um – so wie Blut- oder Urintests bei Doping im Sport – mittels dieser Indikatoren Fake von Nicht-Fake trennen zu können (z. B. Plagiate, Impact Faktor-Manipulationen oder Missbrauch von Autorennamen).

· Call-to-Action ·

Es gibt verschiedene Non-Profit-Organisationen und For-Profit-Firmen (auch Start-ups), die zum Teil im Auftrag von Verlagen Indikatoren zur Fake-Detektion einsetzen:

- „Retraction Watch" (https://retractionwatch.com/):
  Monitoring und Archivierung zurückgezogener Publikationen. Stand Juni 2024: insgesamt 49.000 Retractions (= zurückgezogene Artikel) gelistet.
- „PubPeer" (https://pubpeer.com):
  Stiftung zur Förderung der Qualität in der Wissenschaft durch den Betrieb einer Diskussionsplattform zu bereits publizierten Wissenschaftsbeiträgen („post-publication peer review")
- „Seek & Blastn" (https://scigendetection.imag.fr/TPD52/Vb/):
  Liste nicht-existierender Nuleotid-Sequenzen (Fake-Genen)
- „Journalytics" (https://cabells.com/solutions):
  stellt Information über die Qualität wissenschaftlicher Zeitschriften und Raubjournale zur Verfügung
- „Clear Skies" (https://clear-skies.co.uk):
  Detektion von Papiermühlen-Publikationen mit dem Produkt „Paper Mill Alarm"
- „iThentikate" (www.ithenticate.com/):
  Textplagiate-Checker, der auch über https://www.crossref.org/services/similarity-check/ nutzbar ist
- „Crossref" (www.crossref.org):
  Metadata-Forschungsdatenbank und Archivsysteme
- „Morressier" (www.morressier.com/):
  Infrastruktur zur Prüfung der Integrität von Publikationen (auch im Auftrag von Verlagen)
- „ImageTwin" (https://imagetwin.ai/):
  identifiziert Bildplagiate (auch im Auftrag von Verlagen)
- „Proofig" (https://www.proofig.com/):
  KI-gestützte automatische Bildbewertung und Bildkorrektur für wissenschaftliche Publikationen für Forscher, Verlage und Forschungsinstitute
- „Problematic Paper Screener" (https://dbrech.irit.fr/pls/apex/f?p=9999:1):
  von Guillaume Cabanac, Université Toulouse III-Paul Sabatier in Frankreich

· Call-to-Action ·

- *„Delisting"* (Eliminierung) von Fake-Referenzen und verseuchten Zeitschriften aus Index-Verzeichnissen (z. B. aus dem Web of Science, PubMed® etc.).
- *Ghostwriting* und andere Formen der „Formulierungshilfen" verfolgen
- *Autoren-Identitäten:* Um Betrügern auf den Leim zu gehen und diese auszuschließen, wäre ein eindeutiger „Berechtigungsnachweis" (ähnlich einem Führerschein) durch einen staatlich zertifizierten Mechanismus mittels Wissenschaftler-ID sinnvoll, z. B. durch ORCID (https://orcid.org) oder einer anderen Plattform. Es wäre eine Art „clearing" von Personen, die aufgrund ihrer Ausbildung und Erfahrung publikationsberechtigt sind. Jede Publikation sollte dann jeweils mindestens eine so berechtigte Person (ggf. auch Institution) in der Autorenliste aufweisen, die die Verantwortung für die Wahrhaftigkeit der Arbeit übernimmt. ORCID hat bereits erste Maßnahmen ergriffen, um höhere Anforderungen an Autoren-Identitäten zu stellen. Ein Schritt in die richtige Richtung. Bei Missbrauch sollten Sanktionen vorgesehen sein.
- *Automatisierter Schutzschirm* („Manuscript checker") mittels valider Indikatoren, den alle Manuskripte passieren müssen, noch bevor sie an die Herausgeber bzw. Verlage weitergeleitet werden. Es wäre ähnlich der Check-in-Sicherheitsprüfung am Flughafen.
- *Metadaten-Transparenz:* Die Verlagswelt propagiert seit Jahren, dass Forschungsergebnisse transparent durch „Open Access"-Publishing veröffentlicht und Originaldaten offengelegt werden sollten. Nur so könne mehr Integrität erreicht werden, da (theoretisch) jeder die Qualität der Daten nachprüfen bzw. weiter damit forschen könne. Wenn es aber um die eigenen Meta-Daten der Verlage geht und deren automatisierte Verwertung und Analysen, sind Transparenz und „Open Access" nicht erwünscht. Speziell geht es um digital gespeicherte Kerninformationen der Publikationen (Titel, Namen, E-Mail-Anschriften, Schlagworte, Abstract, Haupttext und Literaturlisten). Gerade in KI-Zeiten ist die wissenschaftliche Erforschung der Wissenschaft selbst („Science of Science") wichtig, um Inhalte und Merkmale von Publikationen automatisiert screenen zu können (data crawling). Während öffentliche Dienstleister (Beispiel: PubMed®) Meta-

daten uneingeschränkt frei verfügbar und somit automatisiert auswertbar machen, blockieren Verlage den uneingeschränkten digitalen Zugang zu den Publikationen und Informationen hinter diversen technischen Schranken, die automatisierte Analysen für Dritte unmöglich bzw. sehr aufwändig machen. Verlage fordern zwar offenen Zugang (Open Access) und Transparenz von der Wissenschaft, leben sie selbst aber nicht. So behindern sie unabhängige Analysen des Weltwissens, das von der Wissenschaft erzeugt und vom Steuerzahler und der Industrie bezahlt wurde – und verunmöglichen so auch die Detektion von Fake-Publikationen. Ganz nach dem Motto: „Wasser predigen, aber Wein trinken". Die großen Player der Verlagsbranche monopolisieren so auch den Zugang zum „Wissensschatz" (das „neue Öl"), welches sie gewandelt als High-Tech-Unternehmen kommerzialisieren wollen. Zum „Wohle" der Menschheit selbstverständlich. Und da war doch noch was: Ach ja, zum Wohle ihrer Investoren und Anteilseigner. Solche Aktivitäten führen unweigerlich zu einem Wissensmonopol, was zutiefst antidemokratisch und antiwissenschaftlich wäre, da es eine unabhängige Prüfung, Erforschung und Nutzung durch die Öffentlichkeit (also dem Auftraggeber des Wissens) verhindert. Wissen kontra Macht. Außerdem: Wenn die Verlage nicht vollumfänglich Fakes erkennen können, fördern sie (ungewollt) das Risiko eines Wissenskollapses (▷ Kap. 13).

- *Kritischer Umgang mit Verlagen:* Informationen von Verlagen zum Thema „Fake" sollte man kritisch betrachten und mit Vorsicht genießen, da deren Motivation groß ist, die vorhandenen Geschäftsmodelle beizubehalten, um sinkende Erlöse, Renditen und Börsenwerte zu vermeiden. Verlage, die in Zukunft vermehrt mit KI-gestützter Automatisierung arbeiten wollen, um zugunsten ihrer Profitabilität neue Produkte und Geschäftsmodelle zu kreieren, gilt es genau auf die Finger zu schauen.
- *KI für wissenschaftliches Publizieren kontrollieren bzw. einschränken:* Nur so kann gewährleistet werden, worin der originäre Beitrag eines Autors liegt. Sonst droht uns Folgendes: KI verfasst Fake, KI manipuliert den Journal Impact Factor, KI erledigt Peer-Review und KI übersetzt Fake-Wissenschaft in populären Journalismus für die allgemeinen Öffentlichkeit. Fake ohne Ende und ein Bombengeschäft für die Fake-Mafia!

· Call-to-Action ·

- *Das Fake-Ausmaß transparent und vorbehaltlos kommunizieren:* Halbherzige Zugeständnisse niedriger Fake-Zahlen dienen eher der Bagatellisierung und nicht der Lösung des Problems. Aber der Staat hat einen Hebel, indem er seine Finanzierung der Publikationsgebühren (inklusive Open Access) an eine effektive Fake-Säuberung koppelt und ein System effizienter Qualitätskontrolle etabliert.
- *Kritischer Umgang mit Institutionen und Staaten,* die Papiermühlen beherbergen und fördern. Dafür bedarf es einer engen internationalen Zusammenarbeit.
- *Blackliste für Sünder:* Es sollten analog Retraction Watch staatlich regulierte „Blacklists" für Fake-Publikationen sowie Autoren, Zeitschriften, Institutionen und Verlage geführt werden, die sich an solchen beteiligen. Das könnte dann einen erzieherischen Effekt auf die Betroffenen haben, wenn damit praktische, einschneidende Konsequenzen einhergingen (z. B. Kündigung des Arbeitsverhältnisses, Aberkennung der Förderwürdigkeit von Institutionen, „De-Listing" von Zeitschriften oder Verlagen aus den wissenschaftlichen Indizes, etc.).
- *Wettrüsten beachten:* Man muss mit Sicherheit davon ausgehen, dass die Papiermühlen sämtliche Informationen über Fake-Detektoren zu Ihrer Verteidigung nutzen und sich wie ein Chamäleon adaptieren werden, um nicht entdeckt zu werden und fleißig weiter Doping-Hilfe leisten zu können. Darum sollten Papiermühlen (international koordiniert) verfolgt und strafrechtlich sanktioniert werden.

Sofortmaßnahmen

Die praktische Implementierung dieser allgemeinen Maßnahmen wird Zeit brauchen. Dennoch möchte ich hier einige konkrete Hinweise geben, wie sich Autoren, Gutachter und Herausgeber wissenschaftlicher Arbeiten vor Fake-Publikationen schützen können. Dazu können sie eine Reihe von Kriterien anwenden, um zu entscheiden, ob sie einer Arbeit – egal ob Manuskript oder bereits veröffentlichte Publikation – im Wesentlichen vertrauen können oder lieber nochmal genauer nachschauen.

Hier ein Rezept für den „Wahrhaftigkeits-Check" und die „Integritäts-Prüfung" von Publikationen. Auch wenn es *keine* sichere Entscheidung (Fake vs. Nicht-Fake) liefern kann, ist es doch dazu geeignet, Wahrscheinlichkeitsaussagen zu treffen. Eine genauere Prüfung ist dann besonders angezeigt, wenn die Arbeit mehrere der folgenden Verdachtsmerkmale aufweist, die jeder leicht mit folgendem Schnelltest prüfen kann:

1. Der korrespondierende Autor verwendet eine private E-Mail-Adresse (... @126.com, ...@gmail.com, ...@yahoo.com, etc.) oder eine gefälschte institutionelle E-Mail-Adresse, die nur auf den ersten Blick echt aussehen mag, tatsächlich jedoch ein Fake ist. Das ist leicht zu prüfen, indem zur Kontrolle nur die Domain des korrespondieren Autors in Google oder Baidu eingegeben wird („@xyz..."). Gibt es dazu keine Anzeige, deutet das auf ein Fake hin.
2. Der korrespondierende Autor arbeitet an einem Krankenhaus („Hospital") oder in einer Firma.
3. Die Arbeit stammt aus einem Land mit hoher Fake-Rate (zum Beispiel China, Russland, Indien, Türkei, Iran, Saudi-Arabien, Ägypten).
4. Die Arbeit enthält viele Referenzen anderer Arbeiten aus merkwürdigen oder sehr jungen Journalen.
5. Mehrere Sätze sind merkwürdig oder sinnlos oder die Logik der Argumentation ist nicht nachvollziehbar. Dann Vorsicht: KI verdächtig.
6. Es stehen viele Co-Autoren sehr unterschiedlicher Fachgebiete über dem Text, insbesondere wenn die Arbeit ein „sehr einfaches" Experiment beschreibt.
7. Die Ergebnisse sind alle ausgesprochen positiv, „too good to be true".
8. Die Referenzliste enthält eine oder mehrere zurückgezogene Arbeiten (sog. Retraktionen), nachprüfbar bei Retraction Watch.

9. Die Institution des korrespondieren Autors ist in der Wissenschaft eher bedeutungslos.
10. Der Co-Autor hat keine ORCID-Nummer bzw. gibt bei ORCID nur dürftige Informationen zu seiner Person an.
11. Es fehlen Angaben zu Fördermitteln.

Hegt ein Herausgeber, Gutachter oder Wissenschaftler Zweifel an der Wahrhaftigkeit der Arbeit, sollte sie abgelehnt bzw. nicht zitiert werden. Dabei müssen diejenigen, die zu einer solchen Entscheidung gelangen, nicht gleich Schuldgefühle entwickeln. Denn die Beweispflicht liegt in solchen Fällen bei den Autoren, das heißt, *die Autoren* müssen die Gutachter und Herausgeber von der wissenschaftlichen Integrität ihrer eingereichten Arbeit überzeugen; nicht umgekehrt, denn in der Begutachtungsphase besteht keine „Beweislast-Umkehr". Sie tritt erst ein, wenn die Arbeit bereits publiziert wurde. In diesem Fall sollten bereits veröffentlichte Arbeiten nicht mehr zitiert werden und in die Liste der zurückgezogenen Artikel bei Retraction Watch aufgenommen werden.

Ooops ... während ich diese Zeilen schreibe, flattert mir doch völlig unerwartet eine E-Mail-Warnung ins Haus: Meine eigene Überblickarbeit zur Nanotechnologie in der Augenheilkunde mit 250 Referenzen enthalte zwei in der Literatur zurückgezogene Referenzen. Mist! Und das, obwohl ich selbst fast alle Fake-Merkmale kenne und vor der Einreichung meines Artikels bereits 15 verdächtige Arbeiten aus der Literaturliste eliminiert hatte. Das Ganze ist mir bei aller Vorsicht also auch schon selbst passiert! Immerhin liegt die Fake-Verseuchung meiner Referenzliste damit unter 1 % und nicht wie ursprünglich bei 6,8 %. *Mea culpa.*

Falls Zweifel ausgeräumt werden sollen, ob eine Arbeit möglicherweise gefälscht ist, schickt der Prüfer am besten eine kurze, freundliche E-Mail an den korrespondieren Autor, mit der Frage, ob er grundsätzlich bereit sei, einige Fragen zu beantworten. Ein ehrlicher Autor wird eher wissen wollen, um welche Fragen es sich handelt, ein Autor mit schlechtem Gewissen – oder eine Papiermühle – werden nicht antworten. Zwei wiederholte Erinnerungen könnten sinnvoll sein, mehr aber auch nicht. Verdächtige (Massen-)Einladungen zur Teilnahme an „Sonderheften"

· Call-to-Action ·

oder „Konferenzen" sollte man am besten gleich in den Mülleimer des E-Mail-Accounts schieben. Bei ihnen handelt es sich nicht um seriöse Angebote. All diese Maßnahmen sind aber nur geeignet, die Symptome der Fake-Publikationen zu therapieren. Wie jedoch kommen wir an deren eigentliche Ursachen heran?

Aufruf zur Reformation des wissenschaftlichen Publizierens

Um an die Ursachen, die Wurzeln des Problems heranzukommen, müssen wir die Incentives beleuchten – so wie wir schauen, wo die Blüten für den Honig sind, um den Weg der Bienen zu verfolgen. Also: Follow the money, follow the honey! Belohnungsmuster lassen Verhalten entstehen. In der Mafia-Kriminalität von Korruption oder Drogenhandel ist die Motivation Geld oder Sex. In der Wissenschaft ist es auch Geld, aber mehr noch Sichtbarkeit und Anerkennung durch die Zahl der Publikationen und deren Zitierungen in einer Welt der Reputationsökonomie.

Wollen wir die Kriminalität der Fake-Mafia bekämpfen, bedarf es einer Reformation der Belohnungsmechanismen. Weniger Masse, mehr Klasse. Unter dem Begriff der „Reformation" versteht man die planvolle Umgestaltung bestehender Systeme, Ideologien oder Glaubenslehren. Neben systematischen Veränderungen der Gesellschaft, Wirtschaft oder Politik wird im deutschen Sprachraum der Begriff „Reformation" im religiösen Kontext verwendet, nämlich die Veränderung der Kirchen: Martin Luther hat im Jahr 1517 seine 95 Thesen angeblich an die Schlosskirche von Wittenberg genagelt. Damit forderte er die Abschaffung des Geschäftsmodell des Ablasshandels durch den Verkauf von Ablass-Briefen. Zahlungswillige Sünder erkauften sich damit bei den Priestern das Versprechen der Vergebung der Sünden und bei größeren Summen den Weg direkt in den Himmel. Luther forderte auch, dass jeder Mensch die Bibel lesen könne (auch ohne Latein-Kenntnisse) und dass der Einfluss des kirchlichen Machtzentrums des Papstes zu verringern sei. Auch sollten die Kirchenräume nüchtern und nicht von Prunk überladen gestaltet

Call-to-Action

sein. Stattdessen sollte der Reichtum aus den Ablass-Briefen lieber an Arme verteilt werden.

Auch für das wissenschaftliche Publikationssystem fordere ich eine Reformation. Denn hier werden Fake-Publikationen als Ware verkauft, wodurch Papiermühlen und Wissenschaftsverlage (und deren Anteilseigner) reicher werden und der Staat (also wir alle) ärmer. Der Kauf von Fake-Publikationen lässt sich als eine Art „Ablasshandel" verstehen, der den lügenden Fake-Wissenschaftler den Weg in den „Himmel" ermöglicht: Anstellung als Beamter oder Angestellter bei staatlich-finanzierten Universitäten oder Forschungseinrichtungen. So wie Luther forderte, Prunk und Macht von Kirche und Papst einzuschränken, um ohne Ablenkung von Glanz oder Angst vor Macht sich voll dem wahren Glauben zu widmen, so müssen auch das Publikationswesen und die Belohnungsmodelle der Wissenschaft reformiert werden: statt Jagd auf metrische Erfolge (Signifikanz- und Publikationszahlen und Zitate) müssen manche Länder den Weg der wahren Tugend wiederfinden und alle Wissenschaften diesen verteidigen und nicht die Profiteure dieses Geschäftsmodells (z. B. Fake-Agenturen) ungewollt unterstützen. Wir müssen uns wieder auf das Kerngeschäft der Wissenschaft konzentrieren: die Suche nach Deutung, Erkenntnis und Wahrheit.

Ganz im Sinne der Kant´schen Aufklärung: zurück zur Vernunft.

Um Fake-Publikationen dauerhaft einzuhegen und um die weitere Verseuchung des Permanent Scientific Records zu beenden, müssen wir die Ursachen verstehen und sie beseitigen. Dazu ist eine umfassende Reform des wissenschaftlichen Publikationswesens erforderlich. Hier einige Überlegungen dazu:

- *Vernetzung der Stakeholder:* Alle Akteure, die sich der Wahrhaftigkeit verpflichtet fühlen, sollten möglichst gemeinsam einen realistischen Weg planen und auf diesem konsequent handeln, hin zu einer Reformation des Publikationswesens. Zu diesem Netzwerk sollten mindestens gehören: Wissenschaftler und ihre Fachgesellschaften und Organisationen, staatliche und nichtstaatliche Geber von Fördermitteln, politische, wirtschaftliche und gesellschaftliche Entscheidungsträger aller wissenschaftlich relevanter Bereiche des öffentlichen Lebens (u. a. Bildung, Gesundheit, Sicherheit).

- *Öffentlichkeitsarbeit:* Es braucht sowohl die öffentliche Sichtbarkeit und Anerkennung der Tatsache, dass wir mit Fake-Publikationen ein sehr ernsthaftes Problem haben, als auch einen breiten Konsens der Öffentlichkeit, Wissenschaft und Politik, hierüber transparent zu diskutieren sowie Lösungsvorschläge zu entwickeln. Zum Beispiel in Form von Deklarationen, Publikationen, Informationszentren für öffentliche Medien und Ausbildungsprogramme an Hochschulen und Forschungseinrichtungen.
- *Kontrolle der Wissenschaft „moderner denken":* Herausgeberschaft und Peer Review sollten nicht mehr der Verlagskontrolle unterliegen, sondern zurück in die Hände wissenschaftlicher Organisationen und Fachgesellschaften gelegt werden. Deren Mitglieder sind Wissenschaftler, die auch als Herausgeber und Peer Reviewer ihr Wissen und Engagement weiterhin bereitstellen können. Sie bringen – im Vergleich zu Verlagsmitarbeitern, die i.d.R. einen anderen akademischen Hintergrund aufweisen – stets den notwendig spezifischen fachlich-thematischen Sachverstand mit. Dass dieses Modell funktionieren kann, zeigen zahlreiche Beispiele anerkannter Zeitschriften, die von Fachgesellschaften oder allgemeinnützigen Vereinigungen herausgebracht werden: „Science" (American Association for the Advancement of Science, AAAS), „Journal of Neuroscience" (Society for Neuroscience), „PlosOne" und „elife" (beide getragen von Non-Profit-Wissenschaftsorganisationen). Eine effektivere Kontrolle der Wissenschaft könnte bzw. sollte auch darin bestehen, dem (zu häufig ungenügenden) Peer Review eine regelmäßige, intensive „Begutachtung nach der Veröffentlichung" folgen zu lassen. Ulrich Dirnagl, der in diesem Kontext die Forderung aufstellt, Gutachten stets „transparent" zu machen wie ebenso „Begründungen von Herausgebern, warum sie einen Artikel aufgenommen haben und welche Vorbehalte es gab", sieht hierin zurecht einen „Schlüssel" einer wirksamen Qualitätskontrolle.[238]
- *Kultur der Belohnungssysteme der Wissenschaft reformieren:* Eine wesentliche Ursache des Fake-Publizieren ist der enorme Druck, der besonders in China – jedoch auch in anderen Ländern – auf den Wissenschaftlern lastet. Es gilt, diesen übermäßigen Publikationsdruck der Reputationsökonomie zu reduzieren. Dafür bedarf es einer Änderung in Richtung einer Incen-

tivierungskultur, die keine unrealistischen Ziele definiert. Dies ist auch eine Forderung des European Research Councils (ERC) an seine Antragsteller, die nunmehr keine Journal Impact Faktoren mehr in ihren Förderanträgen benennen dürfen. Incentive-Systeme der Wissenschaft müssen neu gedacht werden: weniger Fokus auf „Erfolgs"-Metriken wie das einfache Abzählen von Publikationen und Zitationen. Ein innovatives Beispiel ist das neue Berufungsverfahren von Professuren an der Charité – Universitätsmedizin Berlin. In Bewerbungsunterlagen sind hier nicht mehr lange Publikationslisten oder die Anzahl der Impact Faktoren anzugeben. Stattdessen: Kurzbeschreibung des eigenen thematischen Profils, Zielstellung geplanter Forschung und eine Liste der fünf wichtigsten Publikationen – ohne Angaben von Zeitschriftname oder Impact Faktoren! Dieser Grundgedanke findet sich auch im Kodex der Deutschen Forschungsgemeinschaft (DFG) „Leitlinien zur Sicherung guter wissenschaftlicher Praxis"[239], der zur Bewertung wissenschaftlicher Produktivität anhand bibliometrischer Kennzahlen wie folgt Stellung nimmt: „Der Erhalt und die Förderung eines wissenschaftsadäquaten Publikationswesens kann nur gelingen, wenn sich die es prägenden Bewertungsverfahren der Wissenschaft auf ein breites Spektrum wissenschaftlicher Produktivität stützen und nicht auf bibliometrische Kennzahlen enggeführt werden".[240]

- *Wissenschaft „modern denken"* heiß zugleich, neue Belohnungssysteme zu denken, zu erforschen und zu entwickeln, und ihre Umsetzungsfähigkeit zu testen. Beispielhaft sei hier das von dem Neurologen Ulrich Dirnagl geleitete QUEST Center for Responsible Research des Berlin Institute of Health an der Charité in Berlin genannt, das unter anderem jährlich den Einstein Foundation Award für Projekte zur Integritätsforschung auslobt.[241]
- *Non-Profit-Zeitschriften fördern:* Es gibt zahlreiche von herkömmlichen Verlagen unabhängige Zeitschriften, die von Wissenschaftsorganisationen herausgegeben werden und sich u. a. dadurch auszeichnen, dass sie nicht auf maximale Profitmargen ausgerichtet sind, die bei kommerziell arbeitenden Verlagen bei bis zu 40 % liegen können. Solche Non-Profit-Zeitschriften, zu denen z. B. das „Journal of Neuroscience", „Science" oder die Open Access-Journale „PlosONE", „eNeuro" und „elife" gehören, stehen

nicht nur in keinem Interessenskonflikt von Wissenschaft und Kommerz, sondern können auch die staatlichen Forschungsbudgets, die Publikationen fördern, also den Steuerzahler, erheblich entlasten.

- *Aus- und Fortbildung stärken:* Wissenschaftler (Autoren, Gutachter und Herausgeber) müssen informiert und ausgebildet werden, wie und was sie zitieren bzw. bewerten können, insbesondere bei Publikationen aus oder über Länder, in denen das Fake-Publizieren in besonderem Maße verbreitet ist. Dazu gehört die kritischere Betrachtung, wie man verdächtige Publikationen erkennt, ggf. mit metrischen Indikatoren von „Fake-Detektoren", um so Fake-Arbeiten schon im Vorfeld einer Publikation bzw. nach ihrer Veröffentlichung aussieben zu können, und wie mit KI umzugehen ist. Gerade auch Jungwissenschaftler werden zu wenig ausgebildet, um der Verführung durch den billigen und schnellen Publikationserfolg zu widerstehen. Mein Rat an Wissenschaftler: Prüfen Sie vor Einreichung Ihres Manuskriptes die Qualität der Zeitschrift und des Verlags, reagieren Sie nicht auf Einladungen dubioser Zeitschriften und verfassen Sie nur Gutachten, wenn die Zeitschrift seriös und der Verlag bekannt ist. Cave: Je mehr Arbeiten Sie begutachten, umso mehr Anfragen werden Sie erhalten!

- *Rechtliche Einordnung von Fake-Publikationen:* Fake-Publikationen sind besonders schwerwiegende Fälle wissenschaftlichen Fehlverhaltens und sollten als Straftat bzw. Betrug betrachtet werden. Sie bedürfen der strafrechtlichen Verfolgung. Autoren, Institutionen und Unternehmen (Papiermühlen, Verlage), die Geschäftsmodelle der Fake-Publikationen dulden, unterstützen oder proaktiv betreiben, sind rechtlich zu sanktionieren. – Die rechtliche Bewertung ist allerdings nicht einfach. Erforderlich für eine Betrugsstrafbarkeit ist (zumindest in Deutschland) immer ein Vermögensschaden; Unwahrheiten zu äußern steht nicht unter Strafe. Für die Feststellung eines Betrugs bedarf es fünf Voraussetzungen: ein Täuschungsverhalten, ein darauf beruhender Irrtum, eine darauf beruhende Vermögensverfügung des Getäuschten oder einer ihm nahestehende Person, ein Vermögensschaden beim Getäuschten sowie Vorsatz plus Bereicherungsabsicht. Eine bloß zu körperlichen Schäden führende Täuschung (A sagt B wider besseres Wissen, die Bremsen in seinem Auto seien funktionsfähig, B verunglückt) stellt keinen Betrug dar, sondern eine Körperverletzung oder einen Totschlag. Ob die Voraussetzungen einer Strafbarkeit bei Fake-Publikationen gegeben sind, bleibt zu klären und wird aus Sicht des deutschen – und auch des internationalen – Rechts zu diskutieren sein.[242]

- *Regulierung des wissenschaftlichen Publizierens:* Auf dem (jeweils national und international maßgeblichen) Rechtsrahmen aufbauend sollten auf globaler Ebene Maßnahmen einer unabhängigen Regulierung des wissenschaftlichen Publizierens überlegt, abgestimmt und konkret ausgestaltet werden. Wie auch im Falle anderer gesetzlicher Normvorschriften (DIN, ISO) und Qualitätssicherungsstandards sollte auch das Publikationswesen reguliert werden, um die Qualität wissenschaftlicher Forschungsergebnisse und insbesondere deren Wahrhaftigkeit und Integrität konkret prüfen zu können. Eine solche rechtssicher geregelte Regulierung wäre geeignet, die derzeit herrschenden systemimmanenten Interessenkonflikte kommerzieller Produzenten und Vertreiber (pseudo-)wissenschaftlicher Publikationen zu vermeiden. Werden die Normen nicht eingehalten, müssten spürbare Sanktionen verhängt werden können, gegebenenfalls nach nachrichtendienstlichen oder polizeilichen Ermittlungen und gerichtlicher Überprüfung. Dies alles, ohne dabei Effizienz durch Überregulierung zu verlieren oder die Freiheit von Forschung und Lehre einzuschränken.

Es wird Aufgabe der Wissenschaftsorganisationen und der Politik sein, in Kooperation mit den Verlagen die zunehmenden Angriffe auf die Integrität der Wissenschaft sowie die Chancen und Risiken der KI zu verstehen und geeignete Kontrollmechanismen zur Regulierung des Publikationswesens neu zu denken. Ziel muss der effektive Schutz einer freien und vor allem ehrlichen, sauberen Wissenschaft sein. So wie nach dem Terror-Anschlag auf die israelische Olympiamannschaft 1972 die Check-in-Security-Kontrolle auf Flughäfen weltweiter Standard wurde, so muss ein Schutzschirm entwickelt und implementiert werden, der die Integrität und freie Kommunikation von Wissenschaft global vor Schaden schützt. Bleibt dieser Schutz aus, kann jeder von uns ein potentielles Opfer KI-unterstützten Dopings in der Wissenschaft werden, ohne es zu merken.

Call-to-Action

Denn, wie schon oben erwähnt: „Wenn Du immer nur das tust, was Du schon immer tust, dann bekommst Du auch immer nur das, was Du schon immer bekommst".

Nichts-tun ist keine Option. Sonst wird der modernen, wissensbasierten und hochtechnologischen Zivilisation des 21. Jahrhunderts durch den größten Wissenschaftsbetrug aller Zeiten der Teppich unter den Füßen weggezogen.

Wandel durch Handel ? Ja sicher, aber nicht wir wandeln jetzt DIE, sondern Fake-Handel wandelt UNS.

Der wahre Weg zum Wissen ist die Vernunft, nicht das Kopieren oder Täuschen – Kant muss Konfuzius besiegen!

Worte des Dankes

Dieses Buch wurde, wie andere Bücher auch, durch Begegnungen mit anderen Menschen inspiriert, deren Engagement, Erfahrung, Wissen und Weisheiten für den Samen einer Idee das sind, was fruchtbarer Nährboden und Wasser für den Samen einer Pflanze sind, die wachsen und blühen soll. Den vielen helfenden Köpfen möchte ich dafür danken, dass ich so die größte Wissenschaftskrise aller Zeiten entdecken, systematisch erforschen und erzählen konnte.

Vor allem gilt mein Dank meinen wissenschaftlichen Mitarbeitern an der Otto-von-Guericke Universität Magdeburg Mirela Bilc, Emely Knaack, Paul-Eric Meyer, Steffi Matzke und Sylvia Prilloff für ihr Engagement bei Datenerhebung, Auswertung und Veröffentlichung meiner Forschung zu Fake-Publikationen, sowie Prof. Andreas Nürnberger und Ahmar Hussain vom Institut für Technische und Betriebliche Informationssysteme (ITI) unserer Fakultät für Informatik (FIN) für gemeinsame KI-Forschung dazu.

Prof. Gerd Gigerenzer vom Max-Planck-Institut für Bildungsforschung in Berlin, hat mich methodisch bei meiner Forschung beraten und inspiriert, insbesondere zu den Themen Zahlenkompetenz und Entscheidungsfindung.

Arnoud de Kemp, 20 Jahre Mitglied der Geschäftsleitung vom Springer-Verlag (heute: Springer Nature) und Organisator der Konferenz „Academic Publishing in Europe", sowie Anne Bein, ehemalige Mitarbeiterin des Verlags John Wiley & Sons, mein Dank für anregende Diskussionen und die Lektüre früherer Versionen meines Manuskriptes.

Prof. Ulrich Dirnagl, Direktor des QUEST-Zentrums an der Charité, Universitätsmedizin der Humboldt Universität zu Berlin, hat ebenfalls frühe Versionen meines Manuskripts gelesen und mich inhaltlich zur Rolle von Integrität und Belohnungssystemen in der Wissenschaft beraten.

Die Wissenschaftsjournalisten Jeff Brainard („Science"), Jochen Zenthöfer („Frankfurter Allgemeine Zeitung"), Anja Galonska („Hessischer Rundfunk"), Richard Van Noorden und Chris Graf („Springer Nature") haben meine Forschung

· Worte des Dankes ·

zum Ausmaß des Fake-Problems durch ihre Öffentlichkeitsarbeit bekannt gemacht und durch kontroverse Diskussion vorangetrieben.

Danken möchte ich auch anderen Integritätsforschern, deren Engagement – lange ignoriert – erst jetzt breitere Anerkennung findet: Anna Abalkina, Dorothy Bishop, Elisabeth Bik, Jennifer Byrne, Jana Christopher und Reese Richardson sowie die Gründer von „Retraction Watch" Ivan Oransky und Adam Marcus.

Mein Freund Andreas Pflüger, preisgekrönter Romanautor von Bestseller-Thrillern über Bandenkriminalität, hat mich zum Titel „Fake-Mafia" inspiriert und wertvolle Kontakte vermittelt.

Forschungsförderung verdanke ich der Medizinischen Fakultät und dem Hause von Prof. Armin Willingmann, Minister für Wissenschaft, Energie, Klimaschutz und Umwelt des Landes Sachsen-Anhalt.

Armin Fuhrer, mein erfahrener, effektiver und kreativer Co-Autor, hat mit seiner langjährigen, journalistischen Tätigkeit und Formulierungseleganz erheblich zur Komposition des Buchs beigetragen, mitgeschrieben und gestaltet, und passgenau meine manchmal träumerischen Formulierungen in das Korsett der Realität geformt.

Herrn Ruprecht Poensgen, Verlagsleiter im Verlag W. Kohlhammer, danke ich für beeindruckende, redaktionelle Brillanz und ebenso höfliche wie effektive Entscheidungsfreude, ohne die mein Buch nicht so schnell das Licht der Welt erblickt hätte.

Zum Schluss aber war die wichtigste Unterstützung meine Frau Kornelia Sabel, die mit Geduld und Scharfsinn nicht nur Diskussionspartnerin für meine Schriftstellerei war und ist, sondern mich auch bei unklaren Entscheidungen, oder in Anbetracht meines manchmal kreativen Leichtsinns, mit Weisheit und Weitsicht immer wieder auf den Boden der Realitäten zurückgeholt hat.

Magdeburg/Berlin, im Juli 2024

Bernhard A. Sabel

Ausgewählte Literatur und Quellen zur vertiefenden Lektüre

Die Übersicht beschränkt sich auf ausgewählte Literatur und Quellen, die einen über dieses Buch hinausgehenden Einblick in das Thema geben können. Weitere Literatur und Quellen, die die Autoren für ihr vorliegendes Werk verwandt haben, finden sich in den Referenzen dokumentiert.

Abalkina, Anna (2023) Publication and collaboration anomalies in academic papers originating from a paper mill: Evidence from a Russia-based paper mill. Zuerst veröffentlicht am 01.09.2023; https://onlinelibrary.wiley.com/doi/full/10.1002/leap.1574

Bik, Elisabeth (2021) The Tadpole Paper Mill. In: Science Integrity Digest. https://scienceintegritydigest.com/2020/02/21/the-tadpole-paper-mill/

Bik, Elisabeth (2020) The Stock Photo Paper Mill. In the blog: Science Integrity Digest v. 05.07.2020; https://scienceintegritydigest.com/2020/07/05/the-stock-photo-paper-mill/

Brainard, Jeffrey (2023) Fake scientific papers are alarmingly common. Science.org v. 09.05.2023; https://www.science.org/content/article/fake-scientific-papers-are-alarmingly-common

Byrne, Jennifer; Christopher, Jana (2020) Digital magic, or the dark arts of the 21st century – how can journals and peer reviewers detect manuscripts and publications from paper mills? 17.02.2020; https://febs.onlinelibrary.wiley.com/doi/full/10.1002/1873-3468.13747

Di Trocchio, Federico (1999) Der große Schwindel. Betrug und Fälschung in der Wissenschaft. Reinbek.

Dirnagl, Ulrich (2022) Wie die akademische Reputationsökonomie Papiermühlen antreibt. In: Laborjournal.de. 10.03.2022; https://www.laborjournal.de/rubric/narr/narr/n_22_03.php

Elaine-Urban, Stella (2015) Forschungsbetrug in der Medizin. Frankfurt am Main.

Else, Holly, Van Noorden, Richard (2021) The fight against fake-paper factories that churn out sham science; https://www.nature.com/articles/d41586-021-00733-5, 23. März 2021

Gigerenzer, Gerd (2013) Risiko – wie man die richtigen Entscheidungen trifft. Gütersloh.

· Literatur und Quellen ·

Joelving, Frederik (2024) Paper Trail – In the latest twist of the publishing arms race, firms churning out fake papers have taken to bribing journal editors. In: Science (News), 18.01.2024, Vol. 383, Issue 6680; https://www.science.org/content/article/paper-mills-bribing-editors-scholarly-journals-science-investigation-finds

Linacre, Simon (2022) The Predator Effect. Understanding the Past, Present and Future of Deceptive academic Journals, Mountain View.

Qui, Jane (2010) Publish or perish in China. In: Nature 463, 142; https://www.nature.com/articles/463142a

Quan, Wei, Chen, Bikun, Shu, Fei (2017) Publish or impoverish: An investigation of the monetary reward system of science in China (1999–2016). In: Aslib Journal of Information Management 69(2), July 2017; DOI:10.1108/AJIM-01-2017-0014; https://arxiv.org/pdf/1707.01162.pdf

Relman, Arnold S. (1983) Lessons from the Darsee Affair. In: New England Journal of Medicine, 308:1415–1417

Richardson, Reese (2024) Blog at https://reeserichardson.blog/2024/01/30/the-king-of-curcumin-a-case-study-in-the-consequences-of-large-scale-research-fraud/

Russel, John (1977) The crime of Claudius Ptolemy. New York.

Sabel, Bernhard A.; Seifert, Roland (2021) How criminal science publishing gangs damage the genesis of knowledge and technology – a call to action to restore trust. In: Naunyn-Schmiedeberg's Archives of Pharmacology, 2021, 394(11):2147–2151.

Sabel, Bernhard A.; Knaack, Emily; Gigerenzer, Gerd; Bilc, Mirela (2023) Fake Publications in Biomedical Science: Red-flagging Method Indicates Mass Production. Publiziert in einem Pre-print Server: https://www.medrxiv.org/content/10.1101/2023.05.06.23289563.

Seifert, Roland (2021) Entschlossen handeln gegen systematische Forschungsfälschung durch Paper Mills. Laborjournal.de; https://www.laborjournal.de/rubric/essays/essays2021/e21_08.php

Siler, Kyle; Larivière, Vincent (2022) Who games metrics and rankings? Institutional niches and journal impact factor inflation. In: Research Policy 51 (2022) 104608

Teixeira da Silva, J.A.; Daly, T.; Türp, J. C.; Sabel, B. A.; Kendall, G. (2024) The undeclared use of third-party service providers in academic publishing is unethical: An epistemic reflection and scoping review. In: Naunyn-Schmiedeberg's Archives of Pharmacology, bei Erscheinen dieses Buches in Druck.

Tuck, Jay; Fuhrer, Armin (2016) Evolution ohne uns. Wird Künstliche Intelligenz uns töten? Kulmbach.

· Literatur und Quellen ·

Van Noorden, Richard (2023) More than 10.000 research papers were retracted in 2023 – a new record. The number of articles being retracted rose sharply this year. Integrity experts say that this is only the tip of the iceberg. In: Nature (News), 12. Dez. 2023

Van Noorden, Richard (2023) How big is science's fake-paper problem? An unpublished analysis suggests that there are hundreds of thousands of bogus 'paper-mill' articles lurking in the literature. In: Nature News, 06.11.2023; https://www.nature.com/articles/d41586-023-03464-x

Weitere, nicht im Text zitierte Referenzen:

Else, Holly; Van Noorden, Richard (2021) The battle against paper mills. In: Nature 591:516–519

Heck, S.; Bianchini, F.; Souren, N. Y.; Wilhelm, C.; Ohi, Y.; Plass, C. (2021) Fake data, paper mills and their authors: The International Journal of Cancer reacts to this threat to scientific integrity. In: Int J Cancer. Doi 10.1002/ijc.33604

Hou, J.; Li, H.; Zhang, Y. (2020) Identifying the princes base on Altmetrics: An awakening mechanism of sleeping beauties from the perspective of social media. In: PLoS One 15:e0241772

Schneider, Leonid (2020) Dark Satanic Papermills. For better science; https://forbetterscience.com/2020/02/27/dark-satanic-papermills/

Seifert, Roland (2021) How Naunyn-Schmiedeberg's Archives of Pharmacology deals with fraudulent papers from paper mills. In: Naunyn-Schmiedebergs Arch Pharmacol 394:431–436

Referenzen

Alle im Folgenden aufgeführten Websites (URLs) wurden von den Autoren mit Redaktionsschluss, Stand 15.07.2024, zum letzten Mal aufgerufen und geprüft. Über die danach folgende Erreichbarkeit der Seiten wie über deren ggf. sodann modifizierten Inhalte, können die Autoren selbstredend keine Angaben machen. Des Weiteren wird auf den im Impressum dieses Werkes (S. 4) dargelegten Haftungsausschluss des Verlags und der Autoren verwiesen.

1   Wie leicht wissenschaftliche Fake-Publikationen hergestellt werden können, konnte man in einer Sendung des Hessisches Rundfunks am 07.03.2024 erfahren, abrufbar bis März 2029 (ARD-Mediathek „alles wissen" Fake-Studie mit KI): https://www.ardmediathek.de/video/MTJjOWE4OTAtZDI1ZC00NTdiLTg0NzMtNzM4OGJkMzM1OGNh
2   Frederik Joelving: Paper Trail – In the latest twist of the publishing arms race, firms churning out fake papers have taken to bribing journal editors. Science (News), 18.01.2024, Vol. 383, Issue 6680, https://www.science.org/content/article/paper-mills-bribing-editors-scholarly-journals-science-investigation-finds
3   Vortrag von Gustaaf Cornelis, 8th World Conference on Research Integrity, Athen, 03.06.2024
4   https://retractionwatch.com/2023/12/26/publisher-error-claims-joke-paper-april-fools-tradition-three-years-later/
5   Paper Mills and Research Misconduct: Facing the Challenges of Scientific Publishing 117th Congress (2021–2022). https://www.congress.gov/event/117th-congress/house-event/115022/text
6   https://retractionwatch.com/2023/12/26/publisher-error-claims-joke-paper-april-fools-tradition-three-years-later/
7   Experten fordern Pause bei KI-Entwicklung: https://www.tagesschau.de/wissen/musk-tech-pause-ki-entwicklung-101.html sowie Ryan Brown: Elon Musk and other tech leaders call for pause on „dangerous race" to make A.I. as advanced as humans. 29.3.2023 https://www.cnbc.com/2023/03/29/elon-musk-other-tech-leaders-pause-training-ai-beyond-gpt-4.html
8   Sally Davies: Hawking warns on rise of the machines. 2.12.2014; https://www.ft.com/content/9943bee8-7a25-11e4-8958-00144feabdc0; sowie Jay Tuck mit Armin Fuhrer: Evolution ohne uns. Wird Künstliche Intelligenz uns töten? Kulmbach, 2016.

· Endnoten/Referenzen ·

9   Bernhard A. Sabel, Emely Knaack, Gerd Gigerenzer, Mirela Bilc: Fake Publications in Biomedical Science: Red-flagging Method Indicates Mass Production. 2023, publiziert in folgendem Pre-print Server: https://www.medrxiv.org/content/10.1101/2023.05.06.23289563.

10 https://res6.info.wiley.com/res/tracking/Wiley_State_of_the_Future_2024-Digital_Transformation.pdf

11 Jennifer A. Byrne, Jana Christopher: Digital magic, or the dark arts of the 21st century – how can journals and peer reviewers detect manuscripts and publications from paper mills? 17.2.2020; https://febs.onlinelibrary.wiley.com/doi/full/10.1002/1873-3468.13747

12 Richard Van Noorden: More than 10.000 research papers were retracted in 2023 – a new record. The number of articles being retracted rose sharply this year. Integrity experts say that this is only the tip of the iceberg. https://www.nature.com/articles/d41586-023-03974-8

13 https://de.finance.yahoo.com/quote/WLYB/?guccounter=1

14 https://www.uksg.org/newsletter/uksg-enews-525/hindawi-and-wiley-retract-over-500-papers-linked-peer-review-rings

15 Robert John Russel: The crime of Claudius Ptolemy. New York, 1977; dazu auch: http://www.dioi.org/vols/w80.pdf

16 Federico di Trocchio: Der große Schwindel. Betrug und Fälschung in der Wissenschaft. Reinbek, 1999.

17 Joachim Huber: Gefälschte Auschwitz-Tagebücher. Dreiste Fälschung. In: Tagesspiegel v. 02.12.2020: https://www.tagesspiegel.de/gesellschaft/medien/dreiste-falschung-7694557.html

18 Omer Benjakob: The Fake Nazi Death Camp: Wikipedia's longest hoax exposed. In: Haaretz vom 4.10.2019; https://www.haaretz.com/israel-news/2019-10-04/ty-article-magazine/.premium/the-fake-nazi-death-camp-wikipedias-longest-hoax-exposed/0000017f-e367-d568-ad7f-f36f77000000 sowie Pavel Richter: Die erfundenen Gaskammern in der Wikipedia. Spiegel.de vom 25.11.2020: https://www.spiegel.de/netzwelt/web/wikipedia-wie-sich-ein-erfundenes-vernichtungslager-15-jahre-lang-im-online-lexikon-halten-konnte-a-22f8b5f6-fc26-4794-b8a4-19bf8ab09638

19 Kristin M. Roomey: „God's Hand did the Devil's Work". In: Newsbrief Vol. 54, 1, Januar/Februar 2001: https://archive.archaeology.org/0101/newsbriefs/godshands.html sowie Hyung-Jin Kim: South Korean biotech professor faked data https://www.seattletimes.com/nation-world/south-korean-biotech-professor-faked-data/

20 https://www.evolution-mensch.de/Anthropologie/Cardiff_Giant sowie https://www.cnyhistory.org/2014/10/cardiff-giant/

21 Richard Hemmer, Daniel Meßner: Kleine Geschichte einer miesen Fälschung – oder: der Piltdown-Mensch: https://www.spektrum.de/kolumne/piltdown-mensch-kleine-geschichte-einer-miesen-faelschung/1965292 sowie die entsprechende Seite des britischen National History Museums: https://www.nhm.ac.uk/our-science/services/library/collections/piltdown-man.html

22 Vishaka Chaman: Journal club for Panjab University researchers likely. In: The Time India v. 28.10.2017

23 https://ori.hhs.gov/case-summary-murthy-krishna-hm

24 Brendan Borell: Fraud rocks protein community. In: Nature, Band 462, 2009, S. 970.

· Endnoten/Referenzen ·

25 Professor caught faking breakthrough research: https://koreajoongangdaily.joins.com/2008/03/01/socialAffairs/Professor-caught-faking-breakthrough-research/2886848.html

26 Chrisopher DeFrancesco: Scientific Journals notified following research misconduct investigation. In: Uconn Today vom 11.12.2012: https://today.uconn.edu/2012/01/scientific-journals-notified-following-research-misconduct-investigation/#

27 Hanno Charisius: Weltweit beachtete Studie nach Täuschungsverdacht zurückgezogen. In: Süddeutsche Zeitung v. 18.5.2017: https://www.sueddeutsche.de/wissen/wissenschaftspolitik-weltweit-beachtete-studie-nach-taeuschungsverdacht-zurueckgezogen-1.3509598-0#seite-2 sowie Julianna LeMieux: A long time oming: Two Swedish scientists are found guilty of scientific misconduct. In: American Council on Science and Health v. 8.12.2017: https://www.acsh.org/news/2017/12/08/long-time-coming-two-swedish-scientists-are-found-guilty-scientific-misconduct-12256

28 Stella Elaine-Urban: Forschungsbetrug in der Medizin, Frankfurt am Main, 2015, S. 14.

29 24 Ebd., sowie: Russel T. Warne: Unfinished Businenss: Breuning Fraud case left articles unretracted: https://russellwarne.com/2022/01/25/unfinished-business-breuning-fraud-case-left-articles-unretracted/

30 Claudia Wallis: Medicine: Fraud in a Harvard Lab. In: Time v. 28.02.1983; https://content.time.com/time/subscriber/article/0,33009,955142,00.html

31 Arnold S. Relman: Lessons from the Darsee Affair. In: The New England Journal of Medicine v. 09.06.1983. DOI: 10.1056/NEJM198306093082311

32 Fraudulent Harvard Researcher Loses Medical Practice License. In: The Harvard Crimson v. 28.09.1984; https://www.thecrimson.com/article/1984/9/28/fraudulent-harvard-researcher-loses-medical-practice/?print=1

33 Joachim Müller-Jung: Krebsforscher gesteht mehrere Fälschungen. In: F.A.Z. v. 25.01.2006; https://www.faz.net/aktuell/wissen/faelschungen-krebsforscher-gesteht-mehrere-faelschungen-1306363.html und Stella Elaine-Urban, Forschungsbetrug in der Medizin, Frankfurt am Main, 2015, S. 21 f.

34 Gina Kolata: Scandal for Cloning Embryos: "A tragic turn" for Science. In: The New York Times v. 16.12.2005; https://www.nytimes.com/2005/12/16/science/scandal-for-cloning-embryos-a-tragic-turn-for-science.html

35 Beide Stammzell-Studien gefälscht. In: Stern.de vom 10.01.2006; https://www.stern.de/gesundheit/hwang-woo-suk-beide-stammzell-studien-gefaelscht-3504212.html

36 Ladies and gentlemen, we have an apparent retraction record holder: Joachim Boldt, at 89; https://retractionwatch.com/2011/03/02/ladies-and-gentlemen-we-have-an-apparent-retraction-record-holder-joachim-boldt-at-89/

37 Joseph Stromberg: Yoshitaka Fuji, the most prolific fraudster in modern science. In: Vox v. 21.05.2015; https://www.vox.com/2015/5/21/8636569/retraction-yoshitaka-fujii sowie Nautilus: How the biggest Fabricator in Science got caught: https://medium.com/nautilus-magazine/how-the-biggest-fabricator-in-science-got-caught-19700cb7023d und Stella Elaine-Urban, Forschungsbetrug in der Medizin, Frankfurt am Main, 2015, S. 26 f.

38 Richard Sietmann: Fehlverhalten in der Forschung weitaus häufiger als vermutet. Heise.de v. 18.06.2008; https://www.heise.de/news/Fehlverhalten-in-der-Forschung-weitaus-haeufiger-als-vermutet-215042.html

39 Daniele Fanelli (2009): How many scientists fabricate and falsify research? A systematic review and meta-analysis of survey data. In: PloS One 4(5): e5738. Doi: 10.1371/journal.pone.0005738

40 Lulin Chen, Yizhao Li, Jie Wang, Yue Li, Xiaoli Tan, Xiaoyan Guo (2023): Knowledge, attitudes and practices about research misconduct among medical residents in Southwest China: a cross-sectional study. Preprint: https://www.researchsquare.com/article/rs-3418686

41 Ombudsmann für die Wissenschaft. Jahresbericht 2021 an den Senat der DFG und die Öffentlichkeit: https://ombudsman-fuer-die-wissenschaft.de/wp-content/uploads/2022/10/Jahresbericht-2021-Ombudsman.pdf

42 Peter Schneider: Das Wissen der Menschheit: Darum wächst es immer schneller. 04.07.2022: https://www.prosieben.de/serien/galileo/news/wissen-der-menscheit-studien-informationen-singularitaet-331712

43 Gerd Gigerenzer: Risiko – wie man die richtigen Entscheidungen trifft. Gütersloh, 2013.

44 https://www.ars-ge.de/wp-content/uploads/2020/05/M-2B%C3%9C-12_-_Exponentielles_Wachstum_-_Einf%C3%BChrungsbeispiel.pdf

45 Leibniz-Direktor verliert seinen Posten. Spiegel.de v. 27.07.2017: https://www.spiegel.de/wissenschaft/mensch/karl-lenhard-rudolph-leibniz-direktor-verliert-seinen-posten-a-1160041.html sowie Alison Abbott: The Integrity Inspectors. Some research institutes now pay for independent screening their scientists' manuscripts. In: Nature Vol. 575, v. 21.11.2019, S. 430 ff.

46 Ian Sample: How Computer-generated fake papers are flooding academia. In: The Guardian v. 26.02.2014; https://www.theguardian.com/technology/shortcuts/2014/feb/26/how-computer-generated-fake-papers-flooding-academia

47 Ebd.

48 Ebd.; vgl. Auch Richard Van Noorden, Publishers withdraw more than 120 gibberish papers. In: Nature, 25 February 2014; https://www.nature.com/articles/nature.2014.14763

49 Ebd.

50 Jane Qiu: Publish or perish in China. In: Nature 463, 142 (2010); https://www.nature.com/articles/463142a

51 Ebd.

52 Ebd.

53 Mara Hvistendahl: China's Publication Bazaar. In: Science, Vol. 342, issue 6162, 29.11.2013; https://www.science.org/doi/10.1126/science.342.6162.1035

54 https://retractionwatch.com/the-center-for-scientific-integrity/

55 Holly Else, Richard Van Noorden: The fight against fake-paper factories that churn out sham science; https://www.nature.com/articles/d41586-021-00733-5

56 https://foster.house.gov/media/in-the-news/us-lawmakers-turn-attention-to-plague-of-fake-journal-papers

57 64 more papers retracted for fake reviews, this time from Springer journals; https://retractionwatch.com/2015/08/17/64-more-papers-retracted-for-fake-reviews-this-time-from-springer-journals/

58 Fraud Scandals Sap China's Dream of Becoming a Science Superpower. In: New York Times v. 27.10.2013; https://www.nytimes.com/2017/10/13/world/asia/china-science-fraud-scandals.html

· Endnoten/Referenzen ·

59 Cristina Candal-Pedreira, Joseph S Ross, Alberto Ruano-Ravina, David S Egilman, Esteve Fernández, Mónica Pérez-Ríos: Retracted papers originating from paper mills: cross sectional study. In: The BMJ v. 11.07.2022; https://www.bmj.com/content/379/bmj-2022-071517

60 C. Behl (2021): Science integrity has been never more important: It's all about trust. In: Journal of Cellular Biochemistry 122:694–695; https://pubmed.ncbi.nlm.nih.gov/33559144/

61 Retraction Watch, 23.02.2023: Publisher retracts 350 Papers at once; https://retractionwatch.com/2022/02/23/publisher-retracts-350-papers-at-once/

62 Retraction Watch, 28.10.2022: Exclusive: Elsevier retracting 500 papers for shoddy peer review; https://retractionwatch.com/2022/10/28/exclusive-elsevier-retracting-500-papers-for-shoddy-peer-review/

63 https://retractionwatch.com/2022/10/28/exclusive-elsevier-retracting-500-Publikationen-for-shoddy-peer-review/#more-125947

64 Retraction Watch, 13.10.2015: Elsevier retracting nine papers for fake peer review; https://retractionwatch.com/2015/10/13/elsevier-retracting-nine-papers-for-fake-peer-review/

65 The Retraction Watch Database. http://retractiondatabase.org/RetractionSearch.aspx

66 RSC Advances, 20.01.2021; https://www.rsc.org/news-events/articles/2021/jan/paper-mill-response

67 Gerd Gigerenzer: Klick. Gütersloh, 2022 (Englischsprachige Ausgabe: „How to stay smart in a smart World", 2023)

68 Interview mit Ulrich Dirnagl in der F.A.Z. v. 19.06.2024; https://www.faz.net/aktuell/wissen/medizin-ernaehrung/viele-publikationen-werden-zurueckgezogen-sind-die-fehler-in-studien-vermeidbar-19795731.html

69 https://sfdora.org/read/read-the-declaration-deutsch/

70 Kyle Siler, Vincent Larivière (2022): Who games metrics and rankings? Institutional niches and journal impact factor inflation. Research Policy 51 (2022) 104608)

71 Retraction Watch, 02.05.2023: Hindawi shuttering four journals overrun by paper mills; https://retractionwatch.com/2023/05/02/hindawi-shuttering-four-journals-overrun-by-paper-mills/

72 Retraction Watch 19.12.2023: Hindawi reveals process for retracting more than 8.000 paper mill articles; https://retractionwatch.com/2023/12/19/hindawi-reveals-process-for-retracting-more-than-8000-paper-mill-articles/

73 Ebd.

74 Ebd.

75 Frauke Zbikowski: Paper Mills produzieren Fälschungen am laufenden Band. In: F.A.Z., 05.01.2024; https://www.faz.net/aktuell/wissen/forschung-politik/gefaelschte-forschung-wie-organisationen-ergebnisse-fuer-profit-erfinden-19416217.html

76 The Wiles Network: Tackling Manipulation at Scale: Hindawi's Journey and Lessons for Academic Publishing. 12.12.2023; https://www.wiley.com/en-us/network/publishing/research-publishing/open-access/hindawi-publication-manipulation-whitepaper

77 Retraction Watch, 19.12.2023: Hindawi reveals process for retracting more than 8,000 paper mill articles; https://retractionwatch.com/2023/12/19/hindawi-reveals-process-for-retracting-more-than-8000-paper-mill-articles/

· Endnoten/Referenzen ·

78 Faye Holst, IOP Publishing v. 28.04.2022: Increasing confidence and trust in research: cracking down on misconduct; https://ioppublishing.org/news/increasing-confidence-and-trust-in-research/
79 Frauke Zbikowski: Paper Mills produzieren Fälschungen am laufenden Band. In: F.A.Z., 05.01.2024; https://www.faz.net/aktuell/wissen/forschung-politik/gefaelschte-forschung-wie-organisationen-ergebnisse-fuer-profit-erfinden-19416217.html
80 Retraction Watch, 19.12.2023: Hindawi reveals process for retracting more than 8.000 paper mill articles; https://retractionwatch.com/2023/12/19/hindawi-reveals-process-for-retracting-more-than-8000-paper-mill-articles/
81 Teixeira da Silva, J.A. (2021): Paper mill-derived cancer research: the improbability of prostate cancer in women, and ovarian and breast cancer in men. In: Nowotwory Journal of Oncology 2021, volume 71, number 4, 255–256. DOI: 10.5603/NJO.a2021.0039
82 https://www.scimagojr.com/
83 https://www.elsevier.com/de-de/products/scopus/scopus-ai
    Retraction Watch, 19.12.2023: Hindawi reveals process for retracting more than 8.000 paper mill articles; https://retractionwatch.com/2023/12/19/hindawi-reveals-process-for-retracting-more-than-8000-paper-mill-articles/
84 ebd.
85 https://www.scimagojr.com/
86 Bernhard A. Sabel, Emely Knaack, Gerd Gigerenzer, Mirela Bilc: Fake Publications in Biomedical Science: Red-flagging Method Indicates Mass Production. 2023, publiziert in folgendem Pre-print Server: https://www.medrxiv.org/content/10.1101/2023.05.06.23289563
87 Retraction Watch Database; http://retractiondatabase.org/RetractionSearch.aspx
88 https://docs.google.com/spreadsheets/d/1KXqTAyl4j-jVorFPMD2XRpr76LcIKJ0CVyIvRjOexYQ/edit#gid=0
89 https://dbrech.irit.fr/pls/apex/f?p=9999:28
90 Konstantinos V. Katsikopoulos, Özgür Şimşek, Marcus Buckmann, Gerd Gigerenzer: Classification in the wild – The Science and Art of Transparent Decision Making. Boston, MIT Press, 2020.
91 Meine Daten dieser Mehrfaktoren-Analyse sind in einer Revision des in der Endnote #9 erwähnten Artikels enthalten, der zum Zeitpunkt der Drucklegung des Buches noch nicht veröffentlicht wurde.
92 Quelle: Eigene Daten, vgl. ebd.
93 Daniele Fanelli (2009) How many scientists fabricate and falsify research? A systematic review and meta-analysis of survey data. In: PloS One 4(5): e5738. Doi: 10.1371/journal.pone.0005738
94 Nidhi Subbaraman: Flood of Fake Science Forces Multiple Journal Closures. In: The Wall Street Journal, 14.05.2024; https://www.wsj.com/science/academic-studies-research-paper-mills-journals-publishing-f5a3d4bc
95 Cochrane Database of Systematic Reviews: editorial policies; https://www.cochranelibrary.com/cdsr/editorial-policies
96 Beatriz Olaizola in El Pais, 26.04.2024: Elisabeth Bik, expert in scientific integrity: "We need to slow down scientific publishing"; https://english.elpais.com/science-tech/2024-04-26/elisabeth-bik-expert-in-scientific-integrity-we-need-to-slow-down-scientific-publishing.html#

· Endnoten/Referenzen ·

97 Bernhard A. Sabel, Emely Knaack, Gerd Gigerenzer, Mirela Bilc: Fake Publications in Biomedical Science: Red-flagging Method Indicates Mass Production. 2023, publiziert in folgendem Pre-print Server: www.medrxiv.org/content/10.1101/2023.05.06.23289563

98 Jeffrey Brainhard: Fake scientific papers are alarmingly common. Science.org v. 09.05.2023; https://www.science.org/content/article/fake-scientific-papers-are-alarmingly-common

99 https://www.faz.net/aktuell/karriere-hochschule/gefaelschte-publikationen-Fake-Publikationen-mit-ki-wird-laut-studie-zu-problem-18877448.html

100 Study reveals scale of of 'science scam' in academic publishing. Financial Times; https://www.ft.com/content/76abf920-effb-4d66-8fb2-3ff842150297

101 Richard Van Noorden (2023): How big is science's fake-paper problem? An unpublished analysis suggests that there are hundreds of thousands of bogus 'paper-mill' articles lurking in the literature. In: Nature News, 06.11.2023; https://www.nature.com/articles/d41586-023-03464-x).

102 Berichte erschienen unter anderem in „Forschung & Lehre" des Deutschen Hochschulverbandes (DHV): https://www.forschung-und-lehre.de/forschung/Fake-Publikationen-und-moeglichkeiten-sie-zu-erkennen-5623, in dem Fachjournal „Deutsches Ärzteblatt": https://www.aerzteblatt.de/nachrichten/143133/Paper-Mills-Faelschungen-von-wissenschaftlichen-Publikationen-nehmen-zu, in der F.A.Z.: https://www.faz.net/aktuell/karriere-hochschule/gefaelschte-publikationen-Fake-Publikationen-mit-ki-wird-laut-studie-zu-problem-18877448.html, in der Berliner Zeitung (BZ): https://www.berliner-zeitung.de/open-source/fake-artikel-warum-kuenstliche-intelligenz-ki-fuer-wissenschaftsverlage-ein-problem-und-fuer-die-wissenschaft-eine-grosse-gefahr-ist-li.350137?id=2cd068b9d81645d9b867d38871834914, im Rundfunk (Deutschlandfunk): https://www.deutschlandfunk.de/fake-forschung-wie-verbreitet-sind-erfundene-wissenschaftliche-publikationen-dlf-6b8708b5-100.html, sowie im Fernsehen (ZDF-3Sat Nano): https://www.3sat.de/wissen/nano/231005-sendung-fake-news-aus-sogeannten-papiermuehlen-nano-100.html. Auch andere Länder berichteten: Frankreich: https://www.lesechos.fr/tech-medias/medias/les-fausses-etudes-pululent-dans-les-revues-scientifiques-1950292, das Vereinigte Königreich (UK) durch Nature: https://www.nature.com/articles/d41586-023-03464-x, die USA im National Public Radio (NPR): https://www.npr.org/2023/05/14/1176062276/fake-studies-in-academic-journals-may-be-more-common-than-previously-thought, die chinesische Ausgabe von Voice of America: https://www.voachinese.com/a/academics-worry-paper-mill-production-becomes-alarmingly-common-20230511/7088300.html, und selbst China erreichte die „nicht-so-frohe" Botschaft: https://finance.sina.com.cn/tech/discovery/2023-05-18/doc-imyufcvu8196201.shtml

103 https://de.wikipedia.org/wiki/Mafia

104 Bernhard A. Sabel, Emely Knaack, Gerd Gigerenzer, Mirela Bilc: Fake Publications in Biomedical Science: Red-flagging Method Indicates Mass Production. 2023, publiziert in einen Pre-print Server: https://www.medrxiv.org/content/10.1101/2023.05.06.23289563.

105 Bernhard A. Sabel, Roland Seifert: How criminal science publishing gangs damage the genesis of knowledge and technology – a call to action to restore trust. In: Naunyn-Schmiedeberg's Archives of Pharmacology, 2021, 394(11):2147–2151.

106 Frederik Joelving: Paper Trail – In the latest twist of the publishing arms race, firms churning out fake papers have taken to bribing journal editors. Science (News), 18.01.2024, Vol. 383, Issue 6680, https://www.science.org/content/article/paper-mills-bribing-editors-scholarly-journals-science-investigation-finds

· Endnoten/Referenzen ·

107 Jennifer Byrne, Jana Christopher: Digital magic, or the dark arts of the 21st century – how can journals and peer reviewers detect manuscripts and publications from paper mills? 17.02.2020; https://febs.onlinelibrary.wiley.com/doi/full/10.1002/1873-3468.13747
108 Mike Rossner, Figure manipulation: assessing what is acceptable. In: Journal of Cell Biology (2202) 158 (7): 1151; https://rupress.org/jcb/article/158/7/1151/32970/Figure-manipulation-assessing-what-is-acceptable
109 Andrew Joseph: Stanford is investigating its president over allegations of research misconduct. In: Statnews.com vom 30.11.2022; https://www.statnews.com/2022/11/30/stanford-tessier-lavigne-research-misconduct/
110 Theo Baker: Stanford president resigns over manipulated research, will retract at least three papers. In: The Stanford Daily v. 19.07.2023; https://stanforddaily.com/2023/07/19/stanford-president-resigns-over-manipulated-research-will-retract-at-least-3-papers/
111 Adam Marcus, Ivan Oransky: Imagine manipulation in science is suddenly in the news. But these cases are hardly rare. In: Statnews.com v. 02.12.2022; https://www.statnews.com/2022/12/02/image-manipulation-in-science-is-suddenly-in-the-news-but-these-cases-are-hardly-rare/
112 Elisabeth Bik: The Stock Photo Paper Mill. In: Science Integrity Digest v. 05.07.2020; https://scienceintegritydigest.com/2020/07/05/the-stock-photo-paper-mill/
113 Adam Marcus, Ivan Oransky: Imagine manipulation in science is suddenly in the news. But these cases are hardly rare. In: Statnews.com v. 02.12.2022; https://www.statnews.com/2022/12/02/image-manipulation-in-science-is-suddenly-in-the-news-but-these-cases-are-hardly-rare/
114 Elisabeth Bik: The Prevalence of Inappropriate Image Duplication in Biomedical Research Publications. DOI: https://doi.org/10.1101/049452
115 https://scienceintegritydigest.com/about/
116 Ingfei Chen: How a sharp-eyed Scientist became biology's Image Detective. In: The New Yorker, Juni 2021; https://www.newyorker.com/science/elements/how-a-sharp-eyed-scientist-became-biologys-image-detective
117 https://www.nytimes.com/interactive/2022/10/29/opinion/science-fraud-image-manipulation-photoshop.html
118 Elisabeth Bik: The Stock Photo Paper Mill. In: Science Integrity Digest v. 05.07.2020; https://scienceintegritydigest.com/2020/07/05/the-stock-photo-paper-mill/
119 Ebd.
120 Dabei handelt es sich um: 3 Kaplan-Meier-Überlebenskurven (KM1-3); 15 Fotos des Koloniebildungstests (CF1-15); 7 EdU-Assay-Mikroskopiebilder (Edu1-7); 13 Fotos des Wundheilungstests (Kratzer) (WH01-13); 8 Durchflusszytometriebilder (FC1-8); 23 Transwell-Assay-Fotos – zeigen Invasion oder Migration (TW01-23); 8 Western-Blot-Fotos (eines davon ist ein Set aus vielen Blots) (sWB1-4, gWB1-3, mWB); 9 Korrelationsdiagramme (positiv oder negativ) (oben 1–5, unten 1–4).
121 Elisabeth Bik: The Stock Photo Paper Mill. In: Science Integrity Digest vom 5.7.2020; https://scienceintegritydigest.com/2020/07/05/the-stock-photo-paper-mill/
122 https://foster.house.gov/media/in-the-news/us-lawmakers-turn-attention-to-plague-of-fake-journal-papers
123 Anna Abalkina: Publication and collaboration anomalies in academic papers originating from a paper mill: Evidence from a Russia-based paper mill. Zuerst veröffentlicht am 01.09.2023; https://onlinelibrary.wiley.com/doi/full/10.1002/leap.1574

· Endnoten/Referenzen ·

124 Brian E. Perron, PhD, ist Professor für Sozialarbeit an der University of Michigan. Bryan G. Victor, PhD, ist Assistenzprofessor für Sozialarbeit an der Wayne State University. Zu der Gruppe gehörte auch Oliver T. Hiltz-Perron, Schüler der Community High School in Ann Arbor, Michigan.

125 http://buy-sell-article.com/coauthorship.php#banner

126 Anna Abalkina: Publication and collaboration anomalies in academic papers originating from a paper mill: Evidence from a Russia-based paper mill. Zuerst veröffentlicht am 01.09.2023.; https://onlinelibrary.wiley.com/doi/full/10.1002/leap.1574

127 Jennifer Byrne, Jana Christopher: Digital magic, or the dark arts of the 21st century – how can journals and peer reviewers detect manuscripts and publications from paper mills? 17.02.2020; https://febs.onlinelibrary.wiley.com/doi/full/10.1002/1873-3468.13747

128 Ebd.

129 Roland Seifert: Entschlossen handeln gegen systematische Forschungsfälschung durch Paper Mills. In: Laborjournal.de; https://www.laborjournal.de/rubric/essays/essays2021/e21_08.php

130 Ulrich Dirnagl: Wie die akademische Reputationsökonomie Papiermühlen antreibt. In: Laborjournal.de. 10.03.2022; https://www.laborjournal.de/rubric/narr/narr/n_22_03.php

131 Elisabeth Bik: The Tadpole Paper Mill. In: Science Integrity Digest, 21.02.2021; https://scienceintegritydigest.com/2020/02/21/the-tadpole-paper-mill/

132 David Bimler: Better Living through Coordination Chemistry: A descriptive study of a prolific papermill that combines crystallography and medicine. In: Research Square, 15.04.2022; https://www.researchsquare.com/article/rs-1537438/v1

133 Ebd.

134 Ebd.

135 Ebd.

136 https://aclanthology.org/P19-1191.pdf

137 Ebd.

138 Hu-Zi Cheng et al.: Have AI-Generated Texts from LLM Infiltrated the Realm of Scientific Writing? A Large-Scale Analysis of Preprint Platforms; https://doi.org/10.1101/2024.03.25.586710

139 Ebd.

140 Andrew Gray (2024): ChatGPT "contamination": estimating the prevalence of LLMs in the scholarly literature; https://doi.org/10.48550/arXiv.2403.16887

141 Heather Desaire, Aleesa E. Chua, Min-Gyu Kim, David Hua: Accurately detecting AI text when ChatGPT is told to write like a chemist. Cell Rep. Phys. Sci. 2023; https://doi.org/10.1016/j.xcrp.2023.101672

142 https://buzzmatic.net/ai-tools-die-ultimative-liste

143 Teixeira da Silva, J.A., Daly, T., Türp, J.C., Sabel, B.A., Kendall. G. (2024): The undeclared use of third-party service providers in academic publishing is unethical: An epistemic reflection and scoping review. In: Naunyn-Schmiedeberg's Archives of Pharmacology, bei Erscheinen dieses Buches in Druck.

144 Heather Desaire, Aleesa E. Chua, Madeline Isom, Romana Jarosova, David Hua: ChatGPT or academic scientist? Distinguishing authorship with over 99 % accuracy using off-the-shelf machine learning tools; https://arxiv.org/abs/2303.16352

145 https://www.elsevier.com/de-de/products/scopus/scopus-ai

· Endnoten/Referenzen ·

146 BMBF-Aktionsplan "Künstliche Intelligenz". https://www.bmbf.de/bmbf/de/forschung/digitale-wirtschaft-und-gesellschaft/kuenstliche-intelligenz/ki-aktionsplan.html. Das Zitat in der zum Download angebotenen Broschüre findet sich auf Seite 19.
147 https://www.youtube.com/watch?v=8JNguGW6BVM
148 Predatory Journals: Wie erkennt man unseriöse Zeitschriften? https://www.ub.tum.de/aktuelles/predatory-journals
149 Schlag gegen Pseudowirtschaft. In: Süddeutsche Zeitung v. 04.04.2019; https://www.sueddeutsche.de/wissen/fakescience-raubjournal-omics-verlag-forschung-veroeffentlichung-1.4396731
150 https://www.readfearn.com/2018/01/all-those-omics-linked-companies-in-one-place/k
151 https://www.nytimes.com/2019/04/03/science/predatory-journals-ftc-omics.html. Das Urteil im Wortlaut: https://www.ftc.gov/system/files/documents/cases/de_121_-_omics_order_granting_summary_judgment.pdf
152 Siehe: Simon Linacre: The Predator Effect. Understanding the Past, Present and Future of Deceptice academic Journals. Mountain View 2022.
153 Figure 1-5 Open access license types for open access articles (lens.org, 2022) page 18 (footnote reference 24) in: https://figshare.com/articles/online_resource/CAST_STM_Open_Access_Publishing_in_China_2022-EnglishEdition-final/21708113?file=38608100
154 "Combatting predatory academic journals and conferences" der InterAcademy Partnership (IAP): https://www.interacademies.org/publication/predatory-practices-report-English
155 C. Shen, B.C. Björk: 'Predatory' open access: a longitudinal study of article volumes and market characteristics. In: BMC Med 13, 230 (2015); https://doi.org/10.1186/s12916-015-0469-2
156 Bo Christer Björk, Sari Kanto-Karvonen, J. Tuomas Harvianen: How Frequently Are Articles in Predatory Open Access Journals Cited.
157 What lies beneath. 04.08.2021; https://blog.cabells.com/2021/08/04/what-lies-beneath-2/
158 Bo Christer Björk, Sari Kanto-Karvonen, . Tuomas Harvianen: How Frequently Are Articles in Predatory Open Access Journals Cited.
159 Combatting Predatory Academic Journals and Conferences. https://www.interacademies.org/project/predatorypublishing (S. 14)
160 Ebd.
161 Ebd.
162 Ebd., S. 18
163 Ebd., S. 21
164 Ebd.
165 Anna Abalkina: Detecting a network of hijacked journals by its archive. Scientometrics, Springer; Akadémiai Kiadó, vol. 126(8), pages 7123–7148, DOI: 10.1007/s11192-021-04056-0; https://ideas.repec.org/a/spr/scient/v126y2021i8d10.1007_s11192-021-04056-0.html
166 Ebd.
167 Ebd.

· Endnoten/Referenzen ·

168 Dimitrije Curcic: Academic Publishers Statistics. https://wordsrated.com/academic-publishers-statistics/

169 Booth CM, Ross JS, Detsky AS. (2023): The changing medical publishing industry: economics, expansion, and equity. J Gen Intern Med. 38 (14): 3242–3246.

170 https://richardswsmith.wordpress.com/2024/03/26/insatiable-pursuit-of-the-two-currencies-of-science-publishing-money-and-publications-have-corrupted-scientific-time-for-a-major-rethink/; abweichend von dem im Blog genannten Titel ist das Buch unter dem Titel "Sul pubblicare in medicina. Impact factor, open access, peer review, predatory journal e altre creature misteriose" im März 2024 im Verlag Il Pensiero Scientifico in Italien erschienen.

171 https://global.oup.com/academic/aboutus/?lang=en&cc=de; https://de.wikipedia.org/wiki/Oxford_University_Press

172 https://scholarlykitchen.sspnet.org/

173 „Springer Nature steigert Gewinn – Wissenschaftsverlag investiert in Betrugserkennung". In: Frankfurter Allgemeine Zeitung, v. 19.07.2024

174 https://openaccess.mpg.de/Berliner-Erklaerung

175 https://open-access.network/informieren/open-access-grundlagen/open-access-gruen-und-gold; https://www.bildung-forschung.digital/digitalezukunft/de/wissen/open-access/open-access-publizieren/open-access-publizieren.html

176 https://doaj.org/

177 Bohannon, J.: Who's afraid of peer review? In: Science 2013; 342: 60–65.

178 Interview mit Ulrich Dirnagl in der F.A.Z. v. 19.06.2024; https://www.faz.net/aktuell/wissen/medizin-ernaehrung/viele-publikationen-werden-zurueckgezogen-sind-die-fehler-in-studien-vermeidbar-19795731.html

179 https://www.mpg.de/13823829/projekt-deal-springer-nature-open-access-transformationsvertrag; https://deal-konsortium.de/

180 Alle Zahlen aus: Henrik Müller: Das Preisschild am Wissen. In: Laborjournal 6/2023, S. 14–16; https://www.laborjournal.de/rubric/hintergrund/hg/hg_23_06_02.php

181 Quelle: Die Zahlen sind angelehnt an die CAST-STM Publikation: https://figshare.com/articles/online_resource/CAST_STM_Open_Access_Publishing_in_China_2022-EnglishEdition-final/21708113

182 Nicko Goncharoff, in: https://scholarlykitchen.sspnet.org/2023/11/15/guest-post-mind-the-gap-understanding-chinas-perspective-on-research-integrity-and-open-access/

183 Ebd., deutsche Übersetzung durch den Verfasser.

184 https://scholarlykitchen.sspnet.org/2023/12/07/where-did-the-open-access-movement-go-wrong-an-interview-with-richard-poynder/

185 https://data.worldbank.org/indicator/GB.XPD.RSDV.GD.ZS

186 Quelle: Daten aus Scimago „Journal & Country Rank"-Datenbank extrahiert: https://www.scimagojr.com/countryrank.php

187 https://publicationethics.org/files/paper-mills-cope-stm-research-report.pdf

188 Bernhard A. Sabel, Emely Knaack, Gerd Gigerenzer, Mirela Bilc: Fake Publications in Biomedical Science: Red-flagging Method Indicates Mass Production. 2023, publiziert in einen Pre-print Server; https://www.medrxiv.org/content/10.1101/2023.05.06.23289563

189 Ebd.

· Endnoten/Referenzen ·

190 https://richardswsmith.wordpress.com/2024/03/26/insatiable-pursuit-of-the-two-currencies-of-science-publishing-money-and-publications-have-corrupted-scientific-time-for-a-major-rethink/

191 Das Schreiben war betitelt mit "Integrity Reminder about Common Problems or Errors in Academic Paper Attribution", und ist nur in Chinesischer Sprache abrufbar; https://www.cas.cn/jh/201804/t20180424_4643181.shtml

192 Mallapaty, S.: China's research-misconduct rules target 'paper mills' that churn out fake studies. In: Nature, 2020; https://www.nature.com/articles/d41586-020-02445-8.

193 https://de.wikipedia.org/wiki/Liste_der_L%C3%A4nder_nach_Ausgaben_f%C3%BCr_Forschung_und_Entwicklung#cite_note-1

194 Quelle: WIPO IP Statistics Data Center, Dezember 2023

195 Lei, Suny, Wrighty: "Are Chinese Patent Applications Politically Driven? Evidence from China's Domestic Patent Applications presented at USPTO-UCSD Workshop, 19.05.2015; https://www.oecd.org/site/stipatents/4-3-Lei-Sun-Wright.pdf

196 R. Claessen, A. Hüttermann, D. Syal: PCT-Nutzungsverhalten von chinesischen Patentanmeldern. In: Festschrift für Thomas Kühnen, hrsg. Harmsen/Verhauwen, Carl Heymanns Verlag, 2024, S. 195.

197 F. Maennig-Fortmann, K., Hopp: China auf dem Weg zur internationalen Wissenschaftsmacht. Hrsg. v. der Konrad-Adenauer-Stiftung. Berlin, 2020; https://www.kas.de/documents/252038/7995358/China+auf+dem+Weg+zur+internationalen+Wissenschaftsmacht.pdf/b2ced3d1-9cf8-df90-87d2-fb361016d96c?version=1.0&t=1595858941686 (Letzter Seitenaufruf: 21.06.2024)

198 https://www.kas.de/documents/252038/7995358/China+auf+dem+Weg+zur+internationalen+Wissenschaftsmacht.pdf/b2ced3d1-9cf8-df90-87d2-fb361016d96c?version=1.0&t=1595858941686

199 Ch. Giesen: Wie China mit Macht seine Forschung ausbaut. In: Süddeutsche Zeitung, 14.06.2019; https://www.sueddeutsche.de/wissen/china-wissenschaftspolitik-raumfahrt-genforschung-1.4486440

200 Quelle: Daten aus Scimago „Journal & Country Rank"-Datenbank extrahiert von: https://www.scimagojr.com/countryrank.php

201 https://www.nytimes.com/2017/10/13/world/asia/china-science-fraud-scandals.html 2

202 Isobel Cockerell: China's ‚paper mills' are grinding out fake scientific research at an alarming rate. 09.11.2020; https://www.codastory.com/waronscience/china-fake-scientific-research/

203 W. Quan, B. Chen, F. Shu: Publish or impoverish: An investigation of the monetary reward system of science in China (1999–2016). In: Aslib Journal of Information Management 69(2), July 2017; DOI:10.1108/AJIM-01-2017-0014; https://arxiv.org/pdf/1707.01162.pdf

204 Ebd.; Allerdings existieren über andere Forschungsbereiche wie die Sozial- und Geisteswissenschaften keine belastbaren Erkenntnisse.

205 Quan, Bikun Chen, Fei Shu: Publish or impoverish: An investigation of the monetary reward system of science in China (1999–2016); https://arxiv.org/pdf/1707.01162

206 Holly Else, Richard van Noorden: The fight against fake-paper factories that churn out sham science. In: Nature News Feature v. 23.03.2021; https://www.nature.com/articles/d41586-021-00733-5

· Endnoten/Referenzen ·

207 S. Mallapaty: China conducts first nationwide review of retractions and research misconduct. Nature, vol. 626, pages 700–701, 12.02.2024; DOI: 10.1038/d41586-024-00397-x
208 Anna Abalkina: Publication and collaboration anomalies in academic papers originating from a paper mill: evidence from a Russia-based paper mill. Cornell University 26.12.2021; https://arxiv.org/abs/2112.13322v2
209 Ebd.
210 http://123mi.ru/
211 Anna Abalkina: Publication and collaboration anomalies in academic papers originating from a paper mill: evidence from a Russia-based paper mill. Cornell University 26.12.2021; https://arxiv.org/abs/2112.13322v2
212 Exclusive: Russian site says it has brockered authorship for more than 10,000 researchers; https://retractionwatch.com/2019/07/18/exclusive-russian-site-says-it-has-brokered-authorships-for-more-than-10000-researchers/
213 https://www.linkedin.com/in/ksenia-badziun-a60438127/?originalSubdomain=ua
214 https://studyinrussia.ru/en/actual/5top100/
215 Andrej Rostovtsef: Plagiarism in the dissertations and scientific publications in Russia; https://academicintegrity.eu/conference/proceedings/2017/Rostovtsev_Plagiarism.pdf; Anna Abalkina: Publication and collaboration anomalies in academic papers originating from a paper mill: evidence from a Russia-based paper mill. Cornell University 26.12.2021; https://arxiv.org/abs/2112.13322v2
216 Ebd.
217 https://www.deutschlandfunk.de/tuerkei-20-jahre-akp-regierung-erdogan-100.html
218 https://publicationethics.org/files/paper-mills-cope-stm-research-report.pdf
219 https://www.osc.uni-muenchen.de/news/symposium_20_06_22/index.html.
220 Paper Mills. Research report from COPE & STM, S. 8; https://publicationethics.org/files/paper-mills-cope-stm-research-report.pdf
221 E-Mail an den Verfasser v. 30.08.2023
222 Jochen Zenthöfer: Falschinformationen für Schwangere. In: F.A.Z. vom 13.03.2024; https://www.faz.net/aktuell/karriere-hochschule/forschungsbetrug-falschinformationen-fuer-schwangere-19579798.html sowie: https://bmjopen.bmj.com/content/12/12/e056878
223 United2act, Consensus Statement, https://united2act.org/
224 Ebd.
225 https://www.stm-assoc.org/2017_09_05_STM_Guide_Preserving_the_Record_of_Science_5_September_2017.pdf; Committee on Publication Ethics (COPE) https://publicationethics.org/; U.S. National Library of Medicine Fact Sheet about Errata, Retractions, Corrected and Republished Articles, Duplicate Publications, Comments, Updates, Patient Summaries, and Republished (Reprinted) Articles Policy for MEDLINE (last updated 29 March 2017): https://www.nlm.nih.gov/pubs/factsheets/errata.html; International Committee of Medical Journal Editors (ICMJE) Recommendations on Publishing & Editorial Issues such as Corrections, Retractions, Republications and Version Control, and Scientific Misconduct, Expressions of Concern and Retraction (accessed August 2017): http://www.icmje.org/recommendations/browse/publishing-and-editorial-issues/; Committee on Publication Ethics (COPE) Retraction Guidelines (2009): https://publicationethics.org/files/retraction%20guidelines_0.pdf.

· Endnoten/Referenzen ·

226 Reese Richardson: The king of curcumin: a case study in the consequences of large scale research fraud. 30.01.2024; https://reeserichardson.blog/2024/01/30/the-king-of-curcumin-a-case-study-in-the-consequences-of-large-scale-research-fraud/
227 Ebd.
228 Ebd.
229 Ebd.
230 Ebd.
231 https://retractionwatch.com/the-retraction-watch-leaderboard/top-10-most-highly-cited-retracted-papers/
232 D. Vervoort, X. Ma, M.G. Shrime: Money down the drain: predatory publishing in the COVID-19 era. Can J Public Health. 2020 Oct; 111(5): 665–666; doi: 10.17269/s41997-020-00411-5; https://www.ncbi.nlm.nih.gov/pmc/articles/PMC7472937/
233 Dominique Vervoort, Xiya Ma, Mark G. Shrime: Money down the drain: predatory publishing in the COVID-19 era. In: Canadian Journal of Public Health, 2020, Vol. 111, S. 665 f.; https://link.springer.com/article/10.17269/s41997-020-00411-5
234 https://www.fda.gov/medical-devices/industry-medical-devices/fraudulent-and-unreliable-laboratory-testing-data-premarket-submissions-fda-reminds-medical-device
235 https://www.elsevier.com/academic-and-government/academic-leader-challenges-report-2024
236 Bernhard A. Sabel, Roland Seifert: How criminal science publishing gangs damage the genesis of knowledge and technology – a call to action to restore trust. In: Naunyn-Schmiedeberg's Archives of Pharmacology, 2021, 394(11):2147–2151.
237 Follow the Science? Zum Verhältnis von Wissenschaft und Politik. Positionspapier Deutscher Hochschulverband (DHV), April 2023; https://www.hochschulverband.de/fileadmin/redaktion/download/pdf/resolutionen/Resolution-Follow-the-Science.pdf
238 Interview mit Ulrich Dirnagl in der F.A.Z. v. 19.06.2024; https://www.faz.net/aktuell/wissen/medizin-ernaehrung/viele-publikationen-werden-zurueckgezogen-sind-die-fehler-in-studien-vermeidbar-19795731.html
239 DFG, Kodex – Leitlinien zur Sicherung guter wissenschaftlicher Praxis; https://wissenschaftliche-integritaet.de/
240 https://www.dfg.de/de/grundlagen-rahmenbedingungen/entwicklungen-im-wissenschaftssystem/publikationswesen
241 Informationen zum QUEST Center for Resonsible Research des Berlin Institute of Health@ Charité: https://www.bihealth.org/de/translation/innovationstreiber/quest-center; Informationen zum Einstein Foundation Award: https://award.einsteinfoundation.de/
242 Eric Hilgendorf: Künstliche Intelligenz, Papiermühlen und „fake research papers". Neue Formen der Wissenschaftskriminalität in strafrechtlicher Perspektive. In: Ordnung der Wissenschaft 2 (2024), S. 113–124; https://ordnungderwissenschaft.de/wp-content/uploads/2024/03/Druckfahne-Hilgendorf.pdf
243 Bisher unveröffentlichte Daten einer in 2024 aktualisierten Version der Berechnung des 2023 über einen Preprint-Server publizierten Beitrags: Bernhard A. Sabel, Emely Knaack, Gerd Gigerenzer, Mirela Bilc: Fake Publications in Biomedical Science: Red-flagging Method Indicates Mass Production. 2023; https://www.medrxiv.org/content/10.1101/2023.05.06.23289563.